承门中医针灸宝典

王占伟　主编

辽宁科学技术出版社
·沈　阳·

主　编　王占伟
副主编　刘　芳　卢光磊
编　委　王洪波　孙良珍　黄河清　戴正兵　高　跃
　　　　周小鹏　宛明明　刘诗洋　陈　龙　王琪艳

图文编辑　刘　实　王　颖　刘立克　刘美思　林　玉
　　　　　张　宏　韩莲玉

图书在版编目（CIP）数据

承门中医针灸宝典／王占伟主编. —沈阳：辽宁科学技术出版社，2016.4
ISBN 978-7-5381-9712-9

Ⅰ.①承…　Ⅱ.①王…　Ⅲ.①针灸疗法　Ⅳ.①R245

中国版本图书馆CIP数据核字（2016）第037297号

出版发行：辽宁科学技术出版社
（地址：沈阳市和平区十一纬路29号　邮编：110003）
印 刷 者：沈阳新天地印刷有限公司
经 销 者：各地新华书店
幅面尺寸：170 mm × 240 mm
印　　张：16
字　　数：300千字
出版时间：2016年4月第1版
印刷时间：2016年4月第1次印刷
责任编辑：寿亚荷
封面设计：翰鼎文化/达达
版式设计：袁　舒
责任校对：李　霞

书　号：ISBN 978-7-5381-9712-9
定　价：50.00元

联系电话：024-23284370　13904057705
邮购热线：024-23284502
E-mail：syh324115@126.com

前言 / Preface

笔者于2006年主编的《承门中医针经宝典图谱》一书，深受广大读者的欢迎。时至今日，仍有人索要此书。有鉴于此，笔者重新整理了近年的临床经验，编写了此书。本次出版整改了版面，在原书基础上，增加了承门绝技部分。

本书重点整理收录了承淡安先生和陈昕先生对中医经络穴位的独特见解和注释，也编录了承淡安先生对古代针灸家一些经典论著的注释、解析，最后把师门对灵龟八法的临床经验应用、各种常见疾病的经验治疗处方及绝招，一一简述。另外，把古今医家的治验方法也收录书中，供各位同仁及针灸爱好者借鉴、参考。需要说明的是，书中对古代文献名称多以简称著录；在引用古代文献时，为保持原著原貌，有些术语名词，仍维持原状。

多年来，唯恐辱没师门名声，勤耕不辍，潜心研究灵龟八法，现已将其演化灵龟八卦针法、元极针法等，临床应用，取效迅速，尤其对中风偏瘫、各种疼痛疾病，效果神奇。

王占伟

目录 / Contents

承门中医针灸宝典

一、针经杂说

ZHENJING ZASHUO

导　言

上自春秋《灵枢》问世，晋代皇甫谧著《针灸甲乙经》，唐代王焘著《外台秘要》，宋代王维一著《铜人针灸腧穴图经》，定针灸穴位名，以此为准绳。宋代王执中著《针灸资生经》，金代窦汉卿著《针经指南》，元代杜思敬著《针灸摘英集》《针灸捷要》二本。明代徐凤著《针灸大全》，明代高式著《针灸聚英》《针灸节要》二本。明代杨继洲著《针灸大成》。清代至今，著针灸者不止千万。

唯有承氏谵庵针灸学阴阳学说有序，经络分明，辨证有条，配穴施治井然，颇有独到之风，实为应用启蒙之明珠。吾所著“针经杂说”，是共弟子探讨穴位的命名，每穴主治与配方，经络之交会，布行内外之所用所见之疗效，细细记述，以志师徒这段因缘。

弟子向好，然吾已逾古稀，才学浅薄，错误必多。上恐有辱先师、承氏之尊，下恐误人子弟。

敬请诸君指正。

陈昕

手太阴肺经

《灵枢·经脉》：肺手太阴之脉，起于中焦，下络大肠，还循胃口，上膈属肺，从肺系。横出腋下，循臑内行少阴心主之前，下肘中，循臂内上骨下廉，入寸口，上鱼际，循鱼际出大指端，多气少血，寅时注此。

1. 中府穴（一名膺俞） 云门穴下 1.6 寸，乳上三肋间动脉应手陷中，去胸中行各 1.6 寸。足厥阴肝经之气内循上膈属肺，出表肝经会。本穴原名腑中俞，是肺之募府者之府，募者气之会也，气之招募也，故名中府穴。

《铜人》：针三分，留五呼，灸七壮。

《大成》：主治腹胀，食不下，喘气胸满，肩背痛，呕吐，咳逆上气，肺系急，肺寒热，胸悚悚，胆热呕吐，咳唾浊涕，风汗出，皮痛面肿，少气不得卧，伤寒胸中热。

杂说：肺内通达诸脏，外主皮毛，肺为五脏之华盖，声音之所出，皮肤之润泽。内伤七情，外感六淫，肺金则不清。刺此穴可使郁气结散，补之可使气升降得平。

2. 云门穴 中府上 1.6 寸，去中行 6 寸，侠气户旁 2 寸陷中，动脉应手，举臂取之。此穴在于肺气化布于表，气出入之门户，使太阴之气，通达于表阳，气在表行肺主皮毛之功，故名云门穴也。

《铜人》：针三分，灸五壮。

《素注》：针七分。

《大成》：主治伤寒四肢热不已，咳逆，喘不得息，气上冲心，瘿气。

杂说：云门深针人晕倒，胸膜刺伤须慎防，此穴针灸切莫用，中府代劳气便畅。

3. 天府穴 腋下 3 寸，肘腕上 5 寸。天者肺居其上，府乃气之聚散，化布升降之处，故名天府穴。

《铜人》：针四分，禁灸。

《大成》：主暴痹，中风邪，泣出，目眩。

杂说：正气不摄身虚症，虚汗盗汗风汗出，此穴莫灸宜针补，气不守中配合谷，身肿气逆针可补。

4. 侠白穴 肘上 5 寸，穴在上膊内侧腋下，膊内白肉处，故名侠白穴也。是肺经行循之夹道也。

《铜人》：针三分，灸五壮。

《素注》：针二分，灸五壮。

《大成》：主治心痛，烦满，短气，呕逆。

杂说：结气烦满心不畅，气短胸闷心悸恍，行针得气天府至，心胸烦满立通畅。

5. 尺泽穴 自肘横纹至手腕横纹同身1.3尺，寸关尺三部脉候取3寸，尺脉至上肘横纹为同身寸1尺，手太阴肺脉所入为合水，泽者水也，故名尺泽穴。

《铜人》：针五分，灸七壮。

《明堂》：针三分，灸七壮。

《大成》：主治肩臂痛，汗出中风，小便数，善嚏，悲哭，寒热风痹，臑肘挛，手臂不举，喉痹，口干，四肢暴肿，心疼臂寒，短气，肺膨胀，心烦闷，少气劳热，喘满，腰臂强痛。小儿惊风。

杂说：咽干，舌燥，通身津液失调，所谓之干燥综合征患者，泻尺泽、委中，补合谷、承浆其效良好。急性腹痛，上吐下泻，胃肠炎，尺泽、委中放血，其痛立止，上吐下泻顿消。

6. 孔最穴 去腕上7寸，侧取之。本穴是肺经之郄穴，孔者洞有通也，上达云门中府之气，下通少商之气，是肺经行本经之气上承下达之要穴，故名孔最穴。

《铜人》：针三分，灸五壮。

《大成》：主治热病汗不出，呕逆，肘臂厥痛伸屈难，手不及头，手不握，吐血，失音，咽肿头痛。

杂说：上达天府下通商，肺金之别称肺也。身热疼痛孔最当，失语配穴天突好，咽肿喉燥配少商。

7. 列缺穴 以两手交叉，食指尽处，两筋骨罅中。手太阴之络，别走阳明。穴在少阴，别走阳明，大有阳刚制约阴柔之象。古人雷电二神为列缺神，虽是阴经穴，却有阳刚之功，治巅顶诸疾，故名列缺穴。

《铜人》：针二分，留五呼，泻五吸，灸五壮。

《大成》：主治偏风口面㖞斜，手腕无力，半身不遂，掌中热，口噤不开，寒热疟，呕沫，咳嗽，善笑纵唇口，健忘，溺血精出，阴茎痛，小便热，痫惊妄见，面目四肢臃肿，肩痹，胸背寒栗，少气不足以息，尸厥寒热，交两手而瞀。实则胸背热，汗出，四肢暴肿；虚则胸背寒栗，少气不足以息。

杂说：偏头风痛病难医，留针风池列缺泻，翳风听宫任君用，补泻分明痛立止。

8. 经渠穴 寸口动脉陷中。经者肺脉之行径，渠乃通而诸气会集之处，上疏肺气与足厥阴之气布于阳经而交会，故名经渠穴。

《铜人》：针二分，留三呼，禁灸。

《甲乙》：针三分，禁灸。

《大成》：主治疟寒热，胸臂拘急，胸满胀，喉痹，掌中热，咳逆上气，伤寒，热病汗不出，暴痹喘促，心痛呕吐。

杂说：阴经入阳承刚气，五心烦热补莫迟，胸背拘急楚酸痛，经渠肺俞泻即愈。

9. 太渊穴（一名太泉） 穴在掌后内侧横纹头。太者大也，渊者，江河渠水之聚处曰湖，《难经》曰：脉会太渊，太渊是十二经之总汇，汇后而溢，分布诸经而运行，故名太渊穴。

《铜人》：针二分，灸三壮。

《大成》：主治胸痹逆气，呕饮食，烦闷不得眠，肺胀膨，臂内廉痛，目生白翳，眼赤痛，乍寒乍热，缺盆中引痛，肩背酸痛，掌中热。

杂说：肺脉所注为俞土，十二经脉气血会，咽干舌燥效果好，乳肿乳痛立见消。

10. 鱼际穴 大指本节后，散脉中。拇指后肉，其形如鱼腹，上承泽渊、经渠，肺气会诸经之气于太渊，如龙入海，鱼归水渠，畅行无息之势，行而无端之长，故名鱼际穴。

《铜人》：针二分，禁灸。

《大成》：主治酒病，恶风寒，心烦少气，乳痛，胃气下溜，五脏气乱。

杂说：宗气不足胃气溜，心烦气闷喉中干，痹走胸背痛不止，鱼际取后痛便安。

11. 少商穴 大指内侧，去爪甲角如韭叶。肺经所出为井木。肺在形为金，在时为秋，在声为商，故名少商穴。

《铜人》：轻刺微出血，不宜灸。

《大成》：主治咽肿喉闭，汗出而寒，喉痛，小儿乳蛾（即口疮）。

杂说：酒后狂淫声嘶哑，咽干喉痛症立消。妇人乳头如针刺，少商放血即安宁。

手阳明大肠经

《灵枢·经脉》：大肠手阳明之脉，起于大拇指外侧出其端，循指上廉出合谷上两骨之间，入两筋之中，循臂上廉，入肘外廉，上循臑外前廉，上肩，出髃骨之前廉，上出柱骨之会上，下入缺盆络肺，下膈属大肠，其支者，从缺盆上颈贯颊，入下齿缝中，还出挟口，交人中左之右，右之左上挟鼻孔，循禾髎，迎香而终，以交于阳明。本经气血俱多，卯时气血注此，受手太阴之交。

1. 商阳穴（一名绝阳） 手大指次指内侧，去爪甲角如韭叶。手阳明大肠脉所出为井金。手阳明大肠经与手太阴肺经合谷会，肺金之气传入阳明，故阳中有阴，命名商阳穴。

《铜人》：针一分，灸三壮，留一呼。

《甲乙》：针一分，灸七壮。

《素注》：针一分，留二呼。

《大成》：主治肺中气满，咳喘中满，热病汗不出，耳鸣聋，寒热痎疟，口干颌颔肿，肩背急相引，缺盆中痛，目青盲，灸三壮，左取右，右取左，如食顷立已。

杂说：庚金之腑乃大肠，脉在右寸阴阳泽。实则脉实，因伤热肠满不通，用药辛温可泻，然天枢、三里速泻引以气海而便立通。虚脉则虚，伤寒而肠鸣泻痛，补以酸凉，补三里泻阴交而痛止，取长强而泻止。解酒毒，蒸黄连甚好，商阳尺泽放血更妙。炒厚朴而止便红，温灸天枢关元中极大肠俞，红止腹胀亦轻。肠风用川乌荆芥，灸神阙天枢更灵。脏毒寄卷柏黄芪，气海灸委中放血可行。痢中六神丸有效，温灸八髎大肠俞立效。润肠通秘，麻仁丸果有神效，行滞推坚六磨汤岂无奇神之功，大小肠俞针补，天枢归来也妙。当泻则泻，当补则补。针药源一理，辨标本识阴阳，自得其妙。

2. 二间穴（一名间谷穴） 穴在食指本节前陷中。商阳在次指内侧，而二间之意是手指二节间，故名二间穴。

《铜人》：针三分，留六呼，灸五壮。

《大成》：主治喉痹，颌肿，肩背痛，振寒，鼻鼽衄出血，多惊，齿痛，口干口歪，急食不通，伤寒口结。

杂说：肺与大肠配表里，爆结不通实肺火，泄泻不止肺寒虚，二间内庭牙痛止。

3. 三间穴（又名小谷，一名少谷） 食指本节后内侧陷中。谷乃肉也。意同二间，故名三间穴。手阳明大肠脉所注为俞木。

《铜人》：针三分，留三呼，灸三壮。

《大成》：主治喉痹，咽中如鲠，下齿龋痛，嗜卧，胸腹满，肠鸣洞泄，寒热唇焦口干，气喘，目眦急痛。吐舌，戾颈，伤寒气热，身寒结水。

杂说：东垣曰：气在臂足取之，先出血脉，后深取手阳明之荥俞二间三间。大肠之疾寒热虚实，宜先诊肺气之虚实，配大肠俞穴，合足阳明之三里穴，虚则补之，实则泻之，胀满则配中脘尤效。

4. 合谷穴（又名虎口） 少阴、阳明在此相会，故名合谷穴。次指岐骨间陷中，手阳明大肠脉所过为原，虚实皆拔之。

《铜人》：针三分，留六呼，灸三壮。

《大成》：主治伤寒大渴，脉浮在表，发热恶寒，头痛脊强，无汗，寒热疟，鼻衄不止，热病汗不出，目视不明，生白翳，头痛，下齿龋痛，耳聋，喉痹咽肿，面肿，唇吻不收，喑不能言，口噤不开，偏风，风疹，痂疥，偏正头痛，腰脊内引痛，小儿单乳蛾。

杂说：合谷手阳明大肠脉之要穴，承肺金之气而上行，肺主皮毛，故为外感风寒内秘结不通，口面诸患之主穴。

合谷、太冲各二穴名曰四关，合谷、足三里相配，表里诸症可取，扶正祛邪。

5. 阳溪穴（一名中魁） 腕中上侧两筋陷中。手阳明大肠脉所行为经火。《内经》云：“肉之小会曰溪。”穴在阳明，故命名阳溪穴。

《铜人》：针三分，留七呼，灸七壮。

《大成》：主治狂言喜笑见鬼，热病烦心，目风赤烂有翳，厥逆头痛，胸满不得息，寒热疟疾，寒嗽呕沫，耳鸣，耳聋，惊掣肘臂不举。

杂说：耳鸣如啸兮，阳溪听宫翳风能医，狂言无眠兮，取阳溪肝俞。臂不举兮，阳溪曲池补肩髃。

6. 偏历穴 穴在腕中后 3 寸。手阳明络脉，别走太阴，手太阴阳明之络穴，阴气盛而阳气不足，则手指皆冷，反之掌指皆热，经络之通处，故名偏历穴。

《铜人》：针三分，留三呼，灸三壮。

《明下》：灸五壮。

《针灸聚英》：针三分，灸五壮。

《大成》：主治肩膊肘腕酸痛，齿痛，鼻衄寒热疟，癫疾多言，喉痹，耳鸣，汗不出，利小便。实则龋聋，泻之；虚则齿寒痹膈，补之。

杂说：手指皆冷偏历补，泻治指掌热有余，阳气不足手厥冷，阴气虚时热掌心。

7. 温溜穴（一名逆注，又名池头） 穴在腕后 5.5 寸。偏历穴承上启下，温溜承偏历经气，络脉温和而畅，故名温溜穴。

《铜人》：针三分，灸三壮。

《大成》：主治肠鸣腹痛，伤寒哕逆噫。膈中气闭，寒热头痛，喜哭狂言，风逆四肢肿，吐舌口舌痛，喉痹。

杂说：散寒结膊臂酸痛，化郁结三焦畅通，寒厥头痛效果好，治肠鸣更有奇功。

8. 下廉穴 辅骨下，上廉下 1 寸。廉是侧边，两肌之交处，称为廉，故名下廉穴。

《铜人》：斜针五分，留三呼，灸五壮。

《大成》：主治泄泻，劳瘵。小腹满，小便黄，便血，狂言，偏风热风，冷痹不遂，风湿痹，小肠气不足，面无颜色，痃痹，腹痛如刀刺难忍，腹胁痛满，狂走，挟脐痛，食不化，唇干涎出，乳痛。

杂说：独取下廉治腹痛有效，若配天枢阴交关元，针灸大肠俞足三里，其效更佳。手臂麻木不仁，先取井穴而后取合谷曲池更妙。

9. 上廉穴 手三里下 1 寸处。下廉上廉穴之名意相同，故名上廉穴。

《铜人》：斜针五分，灸五壮。

《大成》：主治小便难，黄赤，肠鸣，胸痛，偏风半身不遂，骨髓冷，手足不仁，喘息，大肠气，脑风头痛。

杂说：治手足不仁，配后溪合谷曲池均补，下肢需配照海昆仑，点刺井穴效更佳。

10. 三里穴（又名手三里，因足有三里） 穴在曲池下 2 寸处。里者实乃同身寸也，谓里之意经络循行如人行程迢迢万里，周而复始不息而行，故名三里穴。

《铜人》：针二分，灸三壮。

《大成》：主治霍乱遗矢，失音，齿痛，颊颔肿，瘰疬，手臂不仁，肘挛不伸，手足不遂。

杂说：经络如流水交会，行程之循如山如谷，渊川泉溪海，水河之流，万里形成而后归任督一统。

《内经》云："天枢之上天气主之，天枢地令主之，令交之分人气主之，万物由之。"天枢之分乃三焦之分，故三里能治三焦之疾。

11. 曲池穴 曲肘纹头尽陷中。以手拱胸取之。手阳明大肠经所入为合土。曲肘而取穴气之会处，故名曲池穴。

《铜人》：针七分，得气先泻后补，灸三壮。

《素注》：针五分，留三呼。

《明堂》：日灸七壮至二百壮。

《大成》：主治绕踝风，手臂红肿，肘中痛，偏风半身不遂，恶风邪气，泣出善忘，风瘾疹、喉痹不能言，胸中烦满，臂膊疼痛，筋缓提物不得，挽弓不开，屈伸难，肘细无力，伤寒余热不尽，皮肤干燥，瘛疭癫疾。举身痛痒如虫嗑，皮脱作疮，妇人经脉不调。

杂说：伤寒热不退曲池大椎配。臂膊不举肘不伸，曲池泻，合谷肩髃针泻，气至肘痛消，秉风曲垣来相配。筋缓无力上穴补，应手立见气力还。

12. 肘髎穴 肘外廉陷中，肘是人身大关节之一，处肘尖端窝中，肘外缘曰"按"，内缘曰拿。髎者大骨也，故名肘髎穴。

《铜人》：针三分，灸三壮。

《大成》：主治风劳嗜卧，肘关节风痹，臂痛不举，屈伸挛急，肘臂麻木不仁。

杂说：肘关节挛急，伸屈不利针肘髎。外关泻温灸半小时，其效颇佳。

13. 手五里穴 肘上 3 寸，行向里大脉中央。肘尖上 5 寸处，故名五里穴。

《铜人》：灸三壮，禁针。

《素注》：灸五壮，禁针。

《大成》：主治风劳惊恐，吐血咳嗽，肘臂痛，嗜卧，四肢不得动，心下胀满上气，身黄，时有微热，瘰疬。

杂说：余从针药五十余载，尚遵古训，五里穴下有曲池可通达肩髃，肩髃上联阳维、阳明。不取此穴。

14. 臂臑穴（一名肩臑） 穴在䐃肉端，肘上 7 寸，肩髃下 1 寸。筋两骨陷中。凡肌肉不贴于骨者曰臑肉。举臂取之，故名臂臑穴。臂臑穴是手阳明之络，手足太阳、阳维之会穴。

《铜人》：针三分，灸三壮。

《明堂》：宜灸不宜针，日灸七壮至二百壮。若针不过三五分。

《大成》：主治寒热臂痛，颈项拘急。

杂说：针伤骨膜，遗痛良久。臂肩胛引项强痛有奇效。

15. 肩髃穴（一名中肩井，一名偏肩） 穴在膊骨头，肩端上，两骨肩陷中。髃者腢也，肩头曰腢。故名肩髃穴。

《铜人》：七壮，至二七壮。

《素注》：针一寸，灸七壮。

《明堂》：针八分，灸不如针。

《大成》：中风手足不遂，偏风，风瘫，风痿，风病，半身不遂，热风肩中热。头不可回顾，肩臂疼痛臂无力，手不能向头，挛急，风热瘾疹，颜色枯焦，劳气泄精，伤寒热不已，四肢热。

杂说：论肩髃、曲池、合谷：肩髃为手阳明、跷脉之会，虽此一穴达颈而入脑，下通阳明合穴，借足阳明之气走太阳自风池直通昆仑；合谷手阳明原穴，气之虚实，血之盈亏皆可取之。故此经多言中风、半身不遂，固华盖之清气主之，肺之气内通三焦脏腑，外联筋骨皮毛，配穴有方，补泻分明，针出即效。

16. 巨骨穴 肩尖端上行，两叉骨罅陷中，巨者，方圆方规曰巨，古矩字。穴在锁骨、肩胛骨、膊骨之间，故名巨骨穴。

《铜人》：针寸半，灸五壮。

《明堂》：灸三壮至七壮。

《素注》：禁针。

《大成》：主治吐血，臂膊疼痛，肩臂不得伸屈。

杂说：肩胛拘急颈强痛，手不及头肩胛痛，风池秉风肩髃取，慎事谨行巨骨禁。

17. 天鼎穴 颈缺盆上，直扶突后1寸处（又名天盖穴)。鼎者：古代庙堂宫殿，殿前三脚之祭器，天鼎天者头也，左右天鼎穴和督脉大椎穴形如三脚，故名天鼎穴。

《铜人》：针三分，灸三壮。

《素注》：针四分。

《明堂》：灸七壮。

《大成》：暴喑气哽，喉痹嗌肿，不得息，喉中鸣，饮食不下。

杂说：取天鼎穴，穴近颈动脉，下针时应倍加小心刺伤动脉，如出血数日红肿胀痛，最好不取此穴。

18. 扶突穴（又名水穴） 气舍上1.5寸，在颈当曲颊下1寸，人迎后1.5寸，仰而取之。此穴所谓之水穴，水者泉，泉水涌出奔跳如颈动脉突突应手，故名扶突穴。

《铜人》：针三分，灸三壮。

《素注》：针四分。

《大成》：主治同天鼎穴。

杂说：解同天鼎穴。

19. 口禾髎穴（一名长颊） 鼻孔下，水沟内旁5分处，穴在齿根，食谷物必先以牙齿咀嚼而后咽下，所食之物由此而过，谷物之髎乃精华，故名禾髎穴。

《铜人》：针三分，禁灸。

《大成》：口不可开，鼻衄。

杂说：针后牙龈易出血，不用此穴。

20. 迎香穴 穴在鼻孔旁5分，又有8分之说。鼻主呼吸辨别诸味，其穴在鼻旁，故名迎香穴。手足阳明之会穴。

《铜人》：针三分，禁灸。

《素注》：针四分。

《大成》：主治不闻香臭，偏风口歪，面痒浮肿，面唇如虫行。

杂说：嗅觉障碍味不辨，先取合谷泻迎香，上星百会须针补，针出方知有奇术。

足阳明胃经

《灵枢·经脉》：胃足阳明之脉，起于鼻旁凹陷中，旁纳太阳之脉，下循鼻外，上入齿中，环出挟口还唇，下交承浆穴，却循颐后下廉，出大迎循颊车过客主人，循发际，至额颅，其支者，从大迎下人迎，循喉咙入缺盆，下膈，属胃，络脾。其支者，从缺盆下乳内廉，下挟脐入气街中。其支者，起于胃口下，下循腹里，下至气街中而合。以髀关抵伏兔，下膝髌中，下循胫外廉，下足背，入中趾内侧，其支者，从下廉别跗上，入大趾间，出其端。多血多气，辰时气血注此。

1. 头维穴 神庭旁4.5寸。此穴是足阳明、足少阳二脉之会。两角鬓发如生双角，护头及前额，故名头维穴。

《铜人》：针三分。

《素注》：针三分，禁灸。

《大成》：头痛如破，目痛如脱，目瞤，迎风泪出，偏风，视物不明。

杂说：头偏痛头维风池，泻列缺痛立止消，口眼㖞斜颊车配，地仓翳风合谷穴。

2. 下关穴 上关下，耳前动脉下廉，开口有空，闭口则无，侧卧取之。下关穴是足阳明、少阳之会穴。关者开闭，枢机，枢纽曰关，上下牙齿闭合无不牵动上下二关，故名下关穴。

《铜人》：针四分，禁灸。

《素注》：针三分，灸三壮。

《大成》：主治耳有脓汁出，偏风口目歪，牙车脱臼。

杂说：口噤牙关不开，先取上下二关穴，后针颊车，牙关即开。

3. 颊车穴（一名机关，又名曲牙） 穴在耳下8分处，曲颊端近前陷中。辅乃古之颊骨名，下颌骨其形如车，擿迎上腭，如车之辅，辅者车之轴也。古人下颌称辅车，故名颊车穴。

《铜人》：针四分，灸七壮至七七壮。

《素注》：针三分。

《明堂》：灸三壮。

《大成》：主治中风牙关不开，口噤不语，失音，牙车疼痛，颔颊肿，牙不可嚼物，颈强不得回顾，口眼歪。

杂说：合谷颊车配内庭，牙车牙痛有奇功。听宫翳风颊车用，耳如蝉鸣针即平。

4. 承泣穴 目下7分，直瞳子陷中。此穴是足阳明、阳跷、任脉之会穴。或悲或喜，心痛如绝而泪皆出，泪出必经此穴处，故名承泣穴。

《铜人》：灸三壮，禁针。

《素注》：无记。

《明堂》：针四分半，禁穴。

《资生经》：当不针不灸。

《大成》：无论。

杂说：中风偏瘫面中风，口㖞眼斜垂涎出，上下眼皮合不得，眉上三针上皮动，睛明承泣丝竹空，能医下眼皮不动，久治偏瘫熟生巧，良医取穴轻渺渺。

5. 四白穴 直瞳子目下1寸。目下1寸处，人之面部正谓之脸，七情六欲，无不由之表情而见，四白之意，一目了然，故名四白穴。

《铜人》：针三分，灸七壮。又云：凡用稳当，方可下针，刺太深，令人目乌色。

《甲乙》：针三分。

《素注》：针四分。

《大成》：主治头痛目眩，目赤痛，僻泪不明，目痒目肤翳，口眼歪僻，不能言。

杂说：欲疗口眼㖞斜症，承泣四白不可少，下针常思古训道，聚精会神针方妙。

6. 巨髎穴 直瞳子，平人中，鼻孔旁8分。手足阳明、阳跷脉之会穴。髎者骨之缝隙也，此在颧骨与腭骨交接处，骨骨相交有大缝隙而得名，故名巨髎穴。

《铜人》：针三分，灸七壮。

《素注》：针三分，灸七七壮。

《明堂》：灸七七壮。

《大成》：主治瘛疭，唇颊肿痛，口歪僻，目障无见，远视不明，淫肤白膜，翳复童子，面风鼻颊肿，脚气膝肿。

杂说：巨髎腭颧骨相处，针宜斜刺4～5分，得气多酸胀，治面瘫奇效。

7. 地仓穴 侠口吻旁4分处，如近下脉微动。手足阳明、阳跷之会穴。万物生于大地，人食五谷山野畜禽皆从口入，两腮如仓之蓄，故名地仓穴。此穴也是手足阳明之会，阳跷脉也会此穴，承泣巨髎地仓连会手足阳明经与阳跷脉三会于口颊，尽言跷之跷捷超越之意。

《铜人》：针三分。

《明堂》：针三分半，日灸二七壮。

《大成》：主治偏风口歪，目不得闭，脚肿，失音不语，饮水不收，水浆漏落，目瞤动不止，瞳子痒，远视不明，昏夜无见，病左针右，病右针左，频针风尽为止。以正为度。

杂说：治诸瘫，风池风府百会中，患侧宜补，痉侧翳风风池宜泻，留地仓大迎颊车取，上下二关迎香妙，虚补实泻莫颠倒。

8. 大迎穴 颔前寸3分，骨陷中有动脉是穴。《灵枢·寒热》云："阳明有刁颃遍齿者，名曰大迎。"颃：颧骨也。对面为迎同向曰随，说话时下腭骨先动，穴在口角下颔前，又面先觉，故名大迎穴。

《铜人》：针三分，灸五壮。

《素注》：针三分，灸三壮。

《大成》：主治风痉，口噤不开，唇吻瞤动，颊肿牙痛，寒热，颈痛瘰疬，齿龋面浮肿，目痛不得闭。

杂说：治面瘫，大迎、迎香为上下唇之要穴。

9. 人迎穴 又名五会。穴在颈大动脉应手，挟结喉两旁1.5寸处。人迎穴是天窗、天牖、天鼎、天容、天突之会穴。内应五脏外应五行，故名人迎穴。足阳明、少阳之会穴。

《铜人》：禁针。

《明堂》：针四分。

《素注》：刺过深杀人。

《大成》：主治胸中满，咽喉肿痛。

杂说：禁针。

10. 水突穴 又名水门。颈大筋前，直下人迎，气舍上。饮、吞、咽、吐，喉必动饮咽下，吐上逆如泉水涌出，故名水突穴。

《铜人》：针三分，灸三壮。

《明堂》：针三分。

《素注》：针三分，灸七壮。

《大成》：主治咳逆上气，咽喉肿痛，瘰疬。

杂说：天突配内关治瘿瘤奇效。

11. 气舍穴 颈直人迎下，挟天突陷中。古人谓提气入舍，舍者君室也，故名气舍穴。

《铜人》：针三分，灸三壮。

《素注》：针二分。

《大成》：主治咳逆上气，颈项强不得回顾，咽肿不消，瘿瘤。

杂说：天突气舍治瘿瘤奇效，但需小心用针，以防刺入动脉，出血。

12. 缺盆穴（又名天盖穴） 穴在肩下横骨陷中，穴在锁骨陷中，形如盆半，故名缺盆穴也。

《铜人》：针三分，灸三壮。

《素注》：针二分，留七呼，不宜大深，深则使人逆气。

《素问》：刺缺盆中内陷，气泄令人喘咳。

《大成》：主治息奔，胸满，喘急，水肿，瘰疬、喉痹，汗出寒热，缺盆中肿，胸中热满，伤寒胸热不已。

杂说：良医术精慎而取之，不刺为宜。

13. 气户穴 俞府两旁各 2 寸陷中，去中行各 4 寸，仰而取之。气户穴虽是阳明经，穴在肺脏上，又与云门穴平，故名气户也。

《铜人》：针三分，灸五壮。

《素注》：针三分。

《大成》：主治咳逆上气，胸背痛，咳不得息，食不知味，胸胁支满，喘急。

杂说：胸胁苦满，胸痛配内关，背痛配委中泻颇有良效。

14. 库房穴 穴在气户穴下 1.6 寸，去中行 4 寸。乳汁后天婴儿之粮，库者存也，穴在母乳上，故名库房也。

《铜人》：针三分，灸五壮。

《素注》：针三分，灸七壮。

《大成》：主治胸胁满，咳气上逆，气短唾脓血浊沫。

杂说：因惊吓或气怒乳闭，取肩井得气至乳中。补库房穴，乳汁即滴出，速效。

15. 屋翳穴 穴在库房下 1.6 寸，去中行各 4 寸。屋者居室也，翳者华盖也，以显妇人乳房之尊贵，故曰屋翳穴。

《铜人》：针二分，灸三壮。

《素注》：针四分。

《大成》：主治咳气上逆，唾血多浊沫脓血，痰饮，身体肿，皮肤痛不可近衣淫泺，瘛疭不仁。

杂说：泻三里（足）肩井泻，屋翳泻，治乳腺增生奇效。

16. 膺窗穴 屋翳下 1.6 寸，去中行各 4 寸。膺也。言乳房丰隆雍满。小儿哺乳时，横卧母怀中，口含乳头，眼正对母乳此穴。婴儿眼睛如同从窗内外视，故名膺窗穴。

《铜人》：针四分，灸五壮。

《素注》：针三分，灸七壮。

《大成》：主治胸满气短，唇肿肠鸣泄泻，乳痈寒热卧不安。

杂说：膺窗，乳中气血旺盛处或针或灸宜慎，最好不取此二穴。

17. 乳中穴 穴在乳头正中，故名乳中穴。

《铜人》：微刺三分，禁灸。

《大成》：主治引丹溪乳房论说。

18. 乳根穴 乳中下 1.6 寸，去中行各 4 寸。妇人乳房，乳汁之仓，上有库房穴，乳下如基，故名乳根穴。

《铜人》：针三分，灸五壮。

《素注》：针四分，灸三壮。

《大成》：主治胸下满闷，胸痛膈气。不下食，噎病，臂痛肿，乳痛，乳痈，凄惨寒热，痛不可安，咳逆，四肢厥。

杂说：针肩井泻留针，灸乳根，治乳房肿痛速效。

19. 不容穴　幽门旁相去 1.5 寸，去中行各 2 寸。胃不容纳食，呕吐，胀满反胃，消化不良，针后灸其效尤佳，故名不容穴。

《铜人》：灸五壮。

《素注》：针五分。

《明堂》：针八分。

《大成》：主治腹满痃癖，吐血，肩胁痛，口干，心痛，胸背相引痛，喘咳，不嗜食，腹虚鸣，呕吐，痰癖，疝瘕。

杂说：腹胀满，腹胸背相引痛，足三里针补，泻左右不容穴，神效。

20. 承满穴　不容下 1 寸，去中行 3 寸。此穴能治胀满吐泻，胃逆，胸胀满，故名承满穴。

《铜人》：针三分，灸五壮。

《明堂》：针三分，灸五壮。

《素注》：针五分，灸七壮。

《大成》：肠鸣腹胀，上气喘逆，饮食不下，肩息唾血。

杂说：肠鸣阵阵，补三焦俞承满针泻，立效。

21. 梁门穴　承满下 1 寸，去中行 3 寸处。消化不良，乃谷气寒凝，诸肠痉拘之象曰横梁，故名梁门穴。

《铜人》：针三分，灸五壮。

《大成》：主治胁下积气，食饮不思，大肠滑泄，完谷不化。

杂说：寒积肠鸣泻泄，肠拘腹痛皆宜温补，补三里梁门温灸其效颇显。

22. 关门穴　梁门下 1 寸，去中行 3 寸处。任脉建里穴与关门平，胃之两侧，形如关隘关口，故名关门穴。

《铜人》：针八分，灸五壮。

《大成》：主治善满气积，肠鸣卒痛，泄利不欲食，腹中气走，挟脐急痛，身肿，痰疟振寒，遗溺。

杂说：于梁门同功异穴而已。

23. 太乙门　关门下 1 寸，去中行各 3 寸。此穴太乙之谓是数也，太乙数（多门相连）言之多也，故名太乙穴。非太乙针法。

24. 滑肉门穴　太乙下 1 寸，去中行 3 寸处。此穴在脐上 1 寸，腹隆起处，脂雍之所，故名滑肉门也。

《铜人》：针八分，灸五壮。

《大成》：主治癫狂，吐舌，呕逆，舌强。

杂说：以上四门，皆处于横结肠、升结肠、降结肠处，治寒凝腹痛，运化失调。滑肉门浅刺通胃经，深刺通肾经。

25. 天枢穴（一名长溪穴，又名谷门穴） 去肓俞1寸挟脐两旁各2寸陷中。大肠之募穴。此穴平脐（神阙穴），神阙乃先天之根，枢者枢机，胃肠疏泄功能，言枢机之要，以天字应神阙，故名天枢穴。

天枢穴《千金》云："魂魄之舍不可针。"

《铜人》：针五分，灸百壮。

《大成》：主治奔豚，泄泻，胀疝，赤白痢，水痢不止，食不下，水肿腹胀，肠鸣，上气冲胸，不能久立，久积寒气，绕脐切痛，时上冲心，烦满呕吐，霍乱，冬月感寒泄痢，疟寒热狂燥，伤寒饮水过多，腹胀气喘，妇人女子癥瘕，血结成块漏下赤白，月事不时。

杂说：天枢配水道，得气久留针，灸条各灸半小时，立见腹中肠鸣哗哗有声，治腹胀满、大网膜积水奇效。

26. 外陵穴 天枢下1寸，去中行各2寸。陵者，平碕也，天枢之外承四门天枢之功能上承下达之穴，故名外陵穴。

《大成》：心下如悬，下引脐痛。

《铜人》：针三分，灸五壮。

杂说：天枢外陵二穴均泻留针温灸，治腹中绞痛有奇效。

27. 大巨穴 外陵下1寸，去中行2寸。巨乃聚字，大巨穴是小肠、膀胱诸疾之主穴，小肠、膀胱二经实为阳中之阳，阳中之最，故名大巨穴。

《铜人》：针五分，灸五壮。

《素注》：针八分。

《大成》：主治小腹胀满，烦渴，小便难，寒疝，偏枯，四肢不收，惊悸不眠。

杂说：补合谷泻三阴交，水道大巨二穴泻，灸半小时，治腹水速效。

28. 水道穴 大巨下3寸，去中行2寸。

膀胱乃州都之官，津液藏焉，气化则能出，穴在膀胱处，故名水道穴。

《铜人》：针三分，灸五壮。

《素注》：针二分。

《大成》：主治，腰骨强脊，膀胱有寒，三焦结热，妇人小腹胀满，痛引阴中，胞中瘕，子门寒，大小便不通。

杂说：《素问》云："三焦者决渎之官，水道出焉，上焦不治水溢高原，中焦不治水停中脘，下焦不治水溢膀胱。"

故水道、水分、水突 3 穴是治腹水之要穴。针宜补气之运行，温灸用之更为上策。

29. 归来穴 水道下 2 寸，去中行各 2 寸。老子养生之道纳气法即气功之术，深吸气时元气上升吸入之气下沉气海、关元处，老子所言之丹田，呼而出之宗归来丹田处，故名归来穴。

《铜人》：针五分，灸五壮。

《素注》：针八分。

《大成》：主治小腹奔豚卵上腹中，引茎中痛，七疝，妇女血脏积冷。

杂说：归来针补法，灸半小时，治女子子宫脱出，男子提睾症奇效，用纳气法每日半小时相助其效尤佳。

30. 气冲穴（又名气街） 归来下 1 寸，去中行各 2 寸。冲为归来之气上行而冲上，凭借气冲之功，故名气冲穴。

《铜人》：灸七壮，禁针。

《素问》：刺中脉血不出，则为鼠仆。

《明堂》：针三分，留七呼，灸三壮。

《大成》：主治腹满不得正卧，癫疝，大肠中热，身热腹痛，阳痿茎痛，小腹奔豚，腹有逆气上攻心，腹胀满，上抢心，痛不得息，腰痛不得仰卧，淫泺，伤寒胃中热，妇人无子，小腹痛，月水不利，妊娠子上冲心，产难胞衣不下。

《铜人》：禁针，其意为勿伤元气。

杂说：东垣云：脾胃虚弱，感湿成痿，汗大泄，妨食，三里、气冲以三棱针出血，立愈。

31. 髀关穴 伏兔后交叉中是穴。此穴在足阳明胃经出少腹之阴斜出髀股外侧，达于股阳前下行处，故名髀关穴。

《铜人》：针六分，灸三壮。

《大成》：主治腰痛，足麻木不仁，膝寒不仁，痿痹，股内筋络急，不伸屈，小腹引喉痛。

杂说：髀关配内庭治足麻木不仁，针后即效。配三里、丰隆穴治小腿拘紧麻木，立效。

32. 伏兔穴 膝外侧上 6 寸处。正跪坐时股大肌形如兔卧之势，故名伏兔穴。

《大成》：引用《此事难知》云：定痈疽死地分有九，伏兔居一。又引：刘宗厚曰：脉络所会也。主膝冷不得温，风劳痹逆，狂邪，手挛缩，身瘾疹，腹胀少气。头重脚气，妇人诸疾。

《铜人》：针五分，禁灸。

杂说：两腿股直肌麻木不仁，酸楚疼痛，风痹，虚补实泻，配风市得气至膝立愈。

33. 阴市穴（又名阴鼎） 膝上3寸，伏兔下陷中，拜而取之。阳明经穴，阴字何来？此穴主治腰腿膝如在冷水之中，寒痹，风湿诸疾，主治阴性寒疾，故名阴市穴。

《铜人》：针三分，禁灸。

《大成》：主治脚如冷水，膝寒，痿痹不仁，不屈伸，卒寒疝，力痿少气，小腹痛，胀满，脚气，伏兔止寒消渴。

杂说：《甲乙经》《大成》等诸著皆言勿灸过多，其因胃与脾为表里，此穴与脾经内侧血海相对，表里互病，灸多则血滞，妇人月事不调，气不疏畅，虽治阴性之疾奇效，然必详查。

34. 梁丘穴 膝上2寸两筋间。骨高如山脊，俗称山梁，两筋起伏如山丘，故名梁丘穴。

《铜人》：针三分，灸三壮。

《明堂》：针五分。

《大成》：主治膝脚腰痛，冷痹不仁，跪难屈伸，足寒大惊，乳肿痛。

杂说：膝关节不能伸屈有特效，风市、梁丘、犊鼻、阳陵泉针后温灸治膝风湿性关节炎奇效。

35. 犊鼻穴 膝髌下，挟解两筋陷中。两筋陷中形如犊鼻，故名犊鼻穴。

《铜人》：针三分，灸三壮。

《素问》：刺犊鼻出液为跛。

《大成》：主治膝中痛不仁，跪难起，足寒，脚气，膝中肿溃者不可治，不溃者可治，此穴肿而坚硬者不可攻。先洗熨而后微刺可愈。

杂说：膝关节肿痛、风湿、类风湿，浅刺加灸，约一小时，不宜过热。其效尤佳。

36. 足三里穴 膝眼下3寸两筋间。膝下3寸，故名足三里穴。属足阳明胃经，所入为合穴为土。

《铜人》：针五分，灸三壮。

《素注》：针一寸，灸三壮。

《明堂》：针八分，灸百壮。

《千金》：灸五百壮，少则一至二百壮。

《大成》：主治胃中寒，心腹胀满，肠鸣脏气虚惫，真气不足，腹痛食不下，大便不通，心闷不已，卒心痛，腹有逆气上攻，腰痛不得仰伸，小肠气，水气蛊毒，鬼击，痃痹，四肢满，膝胫酸痛，目不明，产妇血晕。

杂说：三里之功马丹阳天星十二穴述之备矣。如中药之甘草合诸药而解百毒，犯大戟之忌，而三里气血皆虚而补，实泻则脏腑通，虽为阳明经穴能上达百会，下至诸阴阳之井穴。依法取之治病神效。

37. 上廉穴（一名上巨虚） 三里下 3 寸，两筋骨罅中。廉者侧也，隅也，两大肌之隙缝中，故名上廉穴。两大肌缝长而大（故又名巨虚也）。

《铜人》：针三分，灸三壮。

《明堂》：针八分，得气即泻，日灸七壮。

《大成》：主脏气不足，偏风脚气，脚胫酸痛伸屈难，久立不能，风水膝肿，骨髓冷痛，大肠冷，食不化，泄泻，痨瘵，挟脐腹两胁痛，肠中切痛雷鸣，气上冲胸，喘息不能行。伤寒胃中热。

杂说：下肢麻木不仁，足趾疼痛麻木不仁配井穴速愈。

38. 条口穴 膝下 8 寸，下廉上 1 寸处。上有上廉，下有下廉，中有条口，条者直也，三穴一线，口者合也，条口居中，上廉合大肠经，下廉合小肠经，口乃众合之意，故名条口穴。

《铜人》：针五分。

《明堂》：针八分，灸三壮。

《大成》：主治小肠气不足，面无颜色，偏风腿痿，足不履地，热风冷痹不遂，风湿痹，喉痹，转筋，足缓不收。

杂说：条口与上下二廉一脉相承，主治下肢痿证、麻木、酸疼之外，调和大小肠之运行功能显著。

39. 下廉穴（又名下巨虚） 上廉下 3 寸，骨外缘陷中，下廉穴意与上廉同，故名下廉穴。

《铜人》：针八分，灸三壮。

《素注》：针三分。

《明堂》：针六分，得气即泻。

《甲乙》：日灸七七壮。

《大成》：小肠诸疾，脚气不足，沉重，唇干，涎出不觉，不得汗出，毛发焦内脱，伤寒胃中热，不嗜食，泄浓血，胸胁小腹控睾而痛。寒甚，独肩上热甚小指次指间热痛，女子乳痛，足跗不收，跟痛。

杂说：其功主小肠诸患外，治提睾症颇效。

40. 丰隆穴 外踝上 8 寸，下胫外廉陷中。此主气之升降，丰隆是代雷神之名，丰隆借雷鸣之声而得名丰隆穴。

《铜人》：针三分，灸七壮。

《明堂》：灸七壮。

《大成》：主治厥逆，大小便难，怠惰，腿膝酸，屈伸难，胸痛如刺，腹若刀切痛，风痰头痛，风逆四肢肿，足青身寒湿，喉痹不能言，登高而歌，弃衣而走，见鬼好哭，气逆喉痹卒喑，实刚狂癫，泻之。虚则足不收，胫枯补之。

杂说：丰隆穴及足阳明之大承，上可升诸阳之气如云，下则沛润成雨，此穴升降之功颇大，《淮南子》："季春三月，丰隆乃出。"《楚词·天问》："召丰隆使先导兮！吾令丰隆乘云兮。"古谕此穴气之升隆如雷鸣沛雨，气血实虚，补泻分明，其功效可见。

41. 解溪穴 冲阳后1.5寸，腕上陷中。穴在胫骨巨骨足上连接凹处，高处曰山，底处曰溪，解者开也，脱也，散开也，此穴处易脱臼，故名解溪穴也。

《铜人》：针五分，灸三壮。

《大成》：主治风面浮肿，颜黑，厥气上冲，腹胀，大便下重，瘛惊，膝骨胫痛肿，转筋，目眩，头痛，癫疾，心烦悲泣。霍乱，头风面赤，眉攒疼不可忍。

杂说：泻解溪，能引上冲之郁热下行，配风池泻留针，治偏头风、头痛难忍，针下立愈。

42. 冲阳穴 足跗上5寸，去陷谷2寸骨间动脉处，足阳明之原穴。此穴乃足阳明阳纲之穴，冲者猛也，穴在阳中之脉，故名冲阳穴。

《铜人》：针五分，留三壮。

《素注》：针三分。

《素问》：刺跗上动脉出血不止死。

《大成》：主治偏风口眼歪，跗肿，齿龋，发寒热，腹坚大，不嗜食，伤寒振寒而欠，癫狂奔走，身前痛。

杂说：治寒热往来奇效，配大椎穴。

43. 陷谷穴 足大趾次趾外间，内庭后2寸，足阳明所注为俞木。岐骨凹处是穴，凹者陷也，故名陷谷穴。

《铜人》：针三分。

《素注》：针五分，灸三壮。

《大成》：主治面目浮肿善噫，肠鸣腹痛，热病无度，汗不出，振寒疟疾。

杂说：治同冲阳穴。

44. 内庭穴 足大趾次趾外间陷中。足阳明经所溜为荥穴。前穴厉兑：兑者门也，先入门而后曰庭，故名内庭穴。

《铜人》：针三分，灸三壮，留十呼。

《大成》：四肢厥逆，腹胀满，数欠恶闻人声，振寒，咽中引痛，口歪，上齿龋，疟不嗜食，脑皮肤痛，鼻衄不止，伤寒，手足逆冷，汗不出，赤白痢。

杂说：内庭之功天星十二善尽。上下门牙痛泻合谷，内庭泻留针，针下即愈。

45. 厉兑穴 足大趾次趾之端，去瓜甲如韭叶，足阳明胃经所示为井穴。厉者《说文》曰：磨石也，悍石旱石皆也，磨厉钝刃磨之以利。《师古》曰：厉疾飞也，诸疾从兑（兑，门也）而脱出，厉兑百疾愈之门户也，故名厉兑穴。

《铜人》：针一分，灸十壮。

《大成》：尸厥，口噤气绝，状如中恶，水肿，热病汗不出，寒疟不嗜食，面肿，足胫寒，喉痹，上齿龋，恶寒鼻不利，多惊好卧，狂欲登高而歌，弃衣而走，黄疸鼽衄，口歪唇裂，颈痛，膝髌肿痛，循胸乳气街、伏兔、胫外廉、足跗上皆痛。

杂说：厉疾磨难疴难医，经络十四皆通此。合会制约荣与损，后天之本气血根。匡正祛邪君自知。

足太阴脾经

《灵枢·经脉》：脾太阴之脉，起于大趾之端，循趾内侧白肉际，过核骨后，上内踝前廉，上小腿内，循胫骨后，交出厥阴之前，上膝骨前内廉，入腹，属脾，络胃，上膈，抵咽，连舌本，散舌下。其支者，复从胃别上膈，注心中。少血多气，巳时气血注此。

1. 隐白穴 足大趾端内侧，去爪甲如韭叶。脾脉所出为井木。隐者藏也，脉藏胃阳之兑气金，故名隐白穴。

《铜人》：针三分，灸三壮。

《素注》：针一分，留三呼。

《大成》：主治腹胀，喘满不得安卧，呕吐食不下，胸中热暴泄，衄血，尸厥不识人，足寒不能温，妇人月事过时不止，小儿客忤，慢惊风。

杂说：补三里、灸隐白 15～20 分钟，治月经过多、淋漓不断有奇效。

2. 大都穴 足大趾本节后，内侧陷中，骨缝赤白肉际处。脾脉所留为荥火。大都之意，病之所以起人之所以治，脾胃之疾多会聚于此，故名大都穴。

《铜人》：针三分，灸三壮。

《大成》：热证汗不出不得卧，身重骨痛，伤寒四肢冷，腹满善呕，烦热闷乱，吐逆，目眩，腰痛不可俯仰，绕踝风，胃心痛，腹胀胸满，心蛔痛，小儿客忤。

杂说：腹胀气满，消化不良，反胃，呕吐，妇人痛经，经少，脾胃二俞均补，灸大都其效神明。

3. 太白穴 足大趾内侧，足大趾本节后下方赤白肉际凹陷处，脾脉所注为俞土。

太白金星也，金乃兵也刃也，如果脾胃不和，表里失调，脾胃诸病丛生，当先用此穴，故名太白穴也。

《铜人》：针三分，灸三壮。

《大成》：主治身热烦满，腹胀食不化，呕吐，泄泻脓血，腰痛大便难，气逆，霍乱，腹中切痛，肠鸣，膝股胫痛酸转筋，身重骨痛，胃心痛，腹胀胸满，心痛缓。

杂说：大小腹疼痛，泻痢，里急后重，取此穴立效。妇人女子赤白带下，配关元、气海均灸，先灸太白穴半小时双侧后灸配穴，立效。

4. 公孙穴　足大趾本节后1寸，内踝前。足太阴络脉，别走足阳明胃经，足太阴之络穴，支而横者为络而别者为孙，每经都有它的配穴，故名公孙穴。

《铜人》：针四分，灸三壮。

《大成》：主治寒疟，不嗜食，好太息，多寒热汗出，病至则喜呕，呕已乃衰，头面肿起，烦心狂言，多饮，胆虚。厥气上逆则霍乱，实者肠中切痛泻之，虚则鼓胀补之。

杂说：补三阴泻公孙痛经立止。

5. 商丘穴　足内踝骨微前陷中，前有中封，后有照海，其穴居中。脾脉所行为经金。商为秋季，在形为金，肃杀之气秋之状也，踝骨如山，穴在底处，故名商丘穴也。

《铜人》：针三分，灸三壮。

《大成》：主治腹胀，肠中鸣，不便，脾虚令人不乐，身寒善太息，心悲骨痹，气逆，痔疾，骨疽蚀，魇恶梦，寒热好呕，阴股内痛，气壅，狐疝走上下，引小腹痛，不可俯仰，痞积于脾，黄疸，舌本强痛，腹胀，寒疟，溏泄，面黄，善思，善味，食不消，体重节重，怠惰嗜卧，妇人绝子，小儿惊风。

杂说：肠鸣如雷商丘补，归来天枢久留针，虚补实泻应手到，立见奇功肠鸣消。

6. 三阴交穴　内踝上3寸，骨下陷中。足太阴、少阴、厥阴之会，故名三阴交穴。

《铜人》：针三分，灸三壮。

《大成》：主治脾胃虚弱，心腹胀满，不思饮食，脾痛身重，四肢不举，腹胀腹鸣，溏泄食不化，痃痹，腹寒，小便不利，阴茎痛，足痿不能行，疝气，小便遗，胆虚，食后吐水，梦遗失精，霍乱，手足逆冷，呵欠，颊车蹉开，张口不合。脐下痛不可忍，漏血不止，经脉闭塞不通，泻之立通。

《铜人》：又云：针三分（灸百壮补气血不足）。

杂说：经闭腹胀腰酸痛，八髎腰俞志室行，腰酸背痛应针解，三阴一针经脉通。

7. 漏谷穴（一名太阴络）　内踝上6寸，漏者，隐也，《白虎通·圣人》说：

禹耳三漏是谓大通。脾主血，血行周身内外如沛润，穴在两肌之间，故名漏谷穴。

《铜人》：针三分，禁灸。

《大成》：主治肠鸣，强欠，心悲逆气，腹胀满急，痃癖冷气，饮食不为肌肤，膝痹足不能行。

杂说：漏谷补，泻内庭，治疗狂躁不安效果佳。

8. 地机穴（一名脾舍） 足内侧辅骨下陷中，伸足取之，足太阴郄穴，别走上1寸有空。脾为中央，五行为土，穴处阴陵泉合穴枢机之下，故名地机穴。

《铜人》：针三分，灸三壮。

《大成》：主治腰痛不可俯仰，溏泄，腹胁胀，水肿腹坚，不嗜食，小便不利，精不足，女子症癖。

杂说：灸地机、针补长强，腹胀溏泄立见效。

9. 阴陵泉穴 膝下内侧辅骨下陷中，屈膝取之，与阳陵泉相对。足太阴脾脉所入为合水穴。穴上辅骨端处山陵之高，下陷处是穴，合为水，脾属太阴，故名阴陵泉穴。

《铜人》：针五分。

《大成》：主治腹中寒不嗜食，胁下满，水胀腹坚，喘逆不得卧，腰痛不可俯仰，霍乱，疝瘕，遗精，尿失禁不利，气淋，寒热不节，阴痛，暴泄。

杂说：针泻阴陵治尿闭，奇效。

10. 血海穴（又名百虫窠） 膝髌内廉，白肉际2.5寸处。脾统血，此穴善治男女血分之疾，故名血海穴。痒时如百虫在皮下爬行蠕动，方知古人谓百虫窠之深意。

《铜人》：针五分，灸三壮。

《大成》：气逆腹胀，女子月事不调，漏不恶血。

杂说：皮肤瘙痒症，痒甚钻心，诸药难医，血海刺出血，日灸百壮，瘙痒止心神安。

11. 箕门穴 鱼腹上越筋间，一云：股上起筋间。箕门者，星座名，北有北斗，南有箕门，前两星宽，后两星巨小，形如簸箕，膝上肌肉丰腴前大后小，门者开盍之意，谓脾经之气出入处，故名箕门穴。

《铜人》：灸三壮。

《大成》：主淋，小便不通，遗尿，鼠鼷肿痛。

杂说：伏兔风市泻，箕门穴针补，治膝上肌麻木不仁，针下即愈。

12. 冲门穴（一名慈宫） 府舍下1寸，横骨两端约纹中有动脉应手，去腹中行各4.5寸。此穴能升降脾脉本经之气，并上冲入腹，故名冲门穴。

《铜人》：针五分，灸七壮。

《大成》：主治腹寒气满，腹中积聚痛，瘥，淫泺，阴疝，妇人乳痛，妊娠子冲心，不得息。

杂说：冲门与外侧气冲平，冲门气冲针泻治腹满胀痛，奇效。

13. 府舍穴 腹结下 2 寸，去腹中行各 4.5 寸。穴在丹田少腹下，诸腑之气藏之，故名府舍也。

《铜人》：针七分，灸五壮。

《大成》：主治疝瘕，痹中急痛，循胁上下抢心，腹满积气。

杂说：府舍穴是足太阴、厥阴、阴维之会。以上三脉入腹处，络肝脾，结心肺，从胁至肩上，太阴之郄，三阴、阳明之别，故治诸腑之疾。

14. 腹结穴（一名肠窟） 大横下 1.3 寸，去腹中行各 4.5 寸。

《铜人》：针七分，灸五壮。

《大成》：主治绕脐痛，咳逆。

杂说：取腹结配天枢、气海泻，治肠鸣颇效。配天枢、支沟、足三里，治便秘，神效。

15. 大横穴 腹哀下 3.5 寸，去腹中行各 4.5 寸。大横穴与足阳明胃脉天枢平，脾胃表里相属，横与天枢平，故名大横穴也。

16. 腹哀穴 日月下 1.5 寸，去腹中行各 4.5 寸。肠鸣辘辘，如哭如诉如叹息之音，故名腹哀穴。

《铜人》：针三分。

《大成》：主治寒中食不化，腹中痛。

杂说：此穴足太阴、阴维之会。故腹中不通，下焦结痛，先泻三里、后泻腹哀，功效可见。

17. 食窦穴 天溪下 1.6 寸，去腹中行各 6 寸。举臂取之。窦者留也，不通畅曰窦，此穴能治消化不良，胃下不畅，故名食窦穴。

《铜人》：针四分，灸五壮。

《大成》：主治胸胁支满，膈间雷鸣，常有水声，膈痛。

杂说：胃下水声肠鸣动，膈逆气冲不能通。先针膈俞通内窍，食窦泻之疾可消。

18. 天溪穴 胸乡下 1.6 寸陷中，去胸中行各 6 寸，仰而取之。

三焦上焦为泻，曰天。天溪平乳中，乳汁如溪之水，故名天溪穴。

《铜人》：针四分，灸五壮。

《大成》：主治胸中满痛，贲膺咳逆上气，喉中作声，妇人乳肿，溃痈。

杂说：治肋间痛其效果好。

19. 胸乡穴 周荣下 1.6 寸，去胸中行各 6 寸。

肺如华盖居上，心藏神明旷而广，故胸之宽大如乡，故名胸乡也。

《铜人》：针四分，灸五壮。

《大成》：主治胸胁支满，转侧难。

杂说：胸胁苦满引背痛，气郁填胸侧身疼。周荣大包亦相同，应手取穴有神功。

20. 周荣穴 中府下 1.6 寸，去胸中行各 6 寸。仰而取之，脾统血，荥全身，合诸经，通脏腑，荣皮肤，润发毛，故名周荣也。

《铜人》：针四分。

《大成》：胸胁满不得仰卧，食不下，喜饮。

杂说：治同胸乡，针莫过三分。

21. 大包穴 渊液下 3 寸。

大者，内连脏腑，外达皮毛，诸经络无一不贯通，故名大包也。

《铜人》：针三分，灸三壮。

《大成》：主治胸胁中痛，喘气，实则身痛泻之，虚则百节皆纵补之。

杂说：百节皆痛配曲池委中，妇人乳痛须配肩井。胁痛满肝俞及胆，虚补实泻古之尽然。

手少阴心经

《灵枢·经脉》：心手少阴之脉，起于心中，出属心系，下膈络小肠。其支者，从心系上挟咽，出目系，其直者，复从心系却上肺，出腋下，下循臑内后廉，行太阴心主之后，下肘内廉，循臂内后廉，抵掌后锐骨之端，入掌内后廉循小指之内，出其端。多气少血，午时气血注此。丁火之脏，脉在左寸。

1. 极泉穴 臂内腋下筋间，动脉入胸。心血如泉水涌灌全身，故名极泉穴。

《铜人》：灸三壮。

《明堂》：灸七壮。

《甲乙》：针二分，留三呼。

《素注》：灸五壮。

《大成》：主治臂肘寒厥，四肢不收，心痛，干呕，烦渴，目黄，胁满痛，悲愁不乐。

杂说：此穴左穴近心脏及包络，不用为上。

2. 青灵穴 肘上 3 寸，举臂取之。少阴在卦为震，春生万物复苏青色满地，少阴君火，故名青灵穴。

《铜人》：灸七壮。

《明堂》：灸三壮。

《大成》：主治目黄头痛，振寒胁痛，肩臂不举，衣不能带。

杂说：青灵配曲垣曲池均泻，肩背肘痛，即止。

3. 少海穴（一名曲节） 肘内廉节后，去大骨后5分，屈肘向头得之。所入为合水。海者，诸气多汇于此，曰海，少阴君主之穴，故名少海也。

《铜人》：针三分，灸三壮。

《甲乙》：针三分，留三呼五吸。

《大成》：主寒热，龋齿痛，目眩发狂，呕吐涎沫，项不得回，肘挛腋下痛，四肢不得举。

杂说：针少海肩髃治臂膊酸痛难忍，奇效。

4. 灵道穴 掌后1.5寸。手少阴心经所行为经金。

《铜人》：针三分，灸三壮。

《大成》：主治心痛，干呕悲恐，相引瘛疭，肘挛暴喑不能言。

杂说：欲治暴喑还须配合谷涌泉。

5. 通里穴 掌后1寸陷中。少阴心脉之络，别走太阳小肠经。心与小肠为表里，通里络穴，别走小肠，表里相通，故名通里穴，又值掌1寸。

《铜人》：针三分，灸三壮。

《大成》：主治目眩，头痛，热病先不乐，面热无汗头风，暴喑不言，目痛心悸，肘臂酸痛，苦呕喉痹，少气遗尿，妇人经血过多崩中。实则支满膈肿，泻之；虚则不能言，补之。

杂说：少阴君火，口苦、咽干、喉肿痛，配少商针，奇效。

6. 阴郄穴 掌后脉中，去腕5分。郄者，是隙也，缝也。穴在小指骨本节后陷中，少阴经脉，故名阴郄穴。注：郄即郤，后转为郄。

《铜人》：针三分，灸七壮。

《大成》：鼻衄吐，洒淅畏寒，厥逆气惊，心痛霍乱，胸中满。

杂说：气虚盗汗无气衰，合谷阴郄补莫迟，补则盛过参芪药，泻则明目清脑胜羚黄。

7. 神门穴（一名锐中，一名中都） 掌后锐骨陷中。手少阴心脉所注为俞土。"玉房之中神门户"道家称心房为玉房，神之门，神之户居也，少阴经心脉，故名神门穴。

《铜人》：针三分，灸七壮。

《大成》：主疟心烦，喜得冷饮，恶寒欲处温中，咽干不嗜食，心痛数噫，恐悸，少气不足，手臂寒，面赤喜笑，掌中热，目黄胁痛，喘逆身热，狂悲狂笑，呕血吐血，振寒上气，遗溺失音，心性痴呆，健忘，心积伏梁，五痫。

杂说：神门合谷配肝俞泻，治不寐，神效。

8. 少府穴 手小指本节后，骨缝陷中，平劳宫穴。手少阴心脉所溜为荥火。少乃少阴心经之意，心神本经之气由神门入而府居，故名少府穴。

《铜人》：针二分，灸七壮。

《明堂》：灸三壮。

《大成》：烦满少气，悲恐畏人，掌中热臂酸，肘腋挛急，胸中痛，手蜷不伸，痎疟久不愈，振寒，阴挺出，阴痒，阴痛，遗尿偏坠，小便不利，太息。

杂说：少府归来补，百会灸百壮（艾灸），治子宫脱垂奇效。

9. 少冲穴（一名经始） 手小指内侧去爪甲如韭叶。手少阴心脉所出为井木。少阴心脉之气由井而出至通里横络小肠手太阳脉，阴阳合而平泌，少为少阴，冲者上也，故名少冲穴。故古人称此穴曰经始也。

手太阳小肠经

《灵枢·经脉》：小肠手太阳之脉，循手外侧上腕，出髁中直上，循臑外后廉，出肘内侧当两筋之间，上循臑外后廉出肩胛交肩上，入缺盆络心，循咽下膈抵胃，属小肠。其支者，从缺盆循颈上颊，至目锐眦，入耳中。其支者，别颊上䪼，抵鼻，至目内眦，斜络于颧。多血少气，未时气血注此。

1. 少泽穴（又名小吉） 颊上。小指端外侧，去爪甲角下 1 分。手太阳小肠脉所出为井金。泽者，水也，大水曰江河湖泽，沛也润也，少阴心络之气冲入太阳之脉，气血入沛（沛者雾也，细雨如霏之状也），周布全身，在针为兑，故名少泽穴。

《铜人》：针一分，灸一壮。

《素注》：灸三壮。

《大成》：寒疟，汗不出，舌强，喉痹，口干心烦，臂痛瘛疭，咳嗽，口中涎唾，颈项急，不得回顾，目生肤翳复童子，头痛。

杂说：泻中脘、针少泽治口臭奇效。

2. 前谷穴 手小指本节前陷中。手太阳小肠脉，所溜为荥水。小指本节骨后有后溪，故前陷处当称为谷，故名前谷穴。

《铜人》：针一分，灸一壮。

《明堂》：灸三壮。

《大成》：热病汗不出，咳疟癫疾，耳鸣项肿喉痹，颊肿引耳后，鼻寒不利，咳嗽吐衄，臂不能举，妇人产后无乳。

杂说：补前谷泻肩井气感至乳中，乳汁即出。

3. 后溪穴　小指外侧本节后陷中，握拳取之，手太阳小肠脉所注为俞木。小指本节末骨高处为分界，前为前谷，后陷中为后溪穴，手太阳脉之气润泽，如溪涓涓长流，故名后溪穴。

《铜人》：针一分，灸一壮。

《大成》：主疟寒热，目赤生翳，鼻衄，耳鸣，胸满颈项强，不得回顾，癫疾，臂肘挛急，痂疥。

杂说：补后溪、泻风池大杼，治背肩挛急、颈项强，立效。

4. 腕骨穴　手外侧腕前起骨下陷中。手太阳小肠经所过为原。本穴在腕处，故名腕骨穴。

《铜人》：针二分，灸三壮。

《大成》：主治热病汗不出，胁痛不得息，颈颔肿，寒热，耳鸣，目冷，目生翳，狂惕，偏枯，肘不得伸屈，痎痔，头痛，烦闷，惊风，头痛，五指掣，瘛疭。

杂说：泻腕骨、内关，医治胸胁苦痛，其效神。

5. 阳谷穴　手外侧腕中，锐骨下陷中。手太阳之脉，故名阳谷穴。手太阳小肠经所行为经火。《内经》云：肉之大会为谷，小会曰溪。

《铜人》：针三分，灸七壮。

《素注》：针二分，灸三壮。

《甲乙》：针二分，留二呼。

《大成》：主治癫疾狂走，热症汗不出，胁痛，颈颔肿，寒热，耳聋耳鸣，齿龋痛，肩外侧痛不举，吐舌戾颈，妄言，左右顾，目眩，小儿瘛疭，舌强不嗍乳。

杂说：口舌生疮、舌强肥大、舌肿、舌不利、中风舌痽，针之有特效。

6. 养老穴　腕骨后 1 寸，手太阳郄穴。小肠者“盛受之官”，摄取本之精华，少阴行君主之职，供养身躯气血畅通，行太阳经脉气血，有承上启下之功，故名养老穴。

《铜人》：针三分，灸三壮。

《大成》：主治肩臂酸痛欲折。

杂说：养老穴曲指转腕取穴方准，故名暗穴。治肩胛诸疾，养老配秉风、肩髃针之，甚妙。

7. 支正穴　腕后 5 寸处。手太阳脉之络，别走少阴。支者使也，支指五指其病时手指不得伸屈摄取，又居肘腕之中，故名支正穴。

《铜人》：针三分，灸三壮。

《明堂》：针二分，灸三壮。

《大成》：主治风虚，惊恐悲愁，癫狂五劳，四肢虚弱，肘臂挛难屈伸，手不握，十指尽痛，热痛，先腰颈酸，喜渴，强项，疣目，实者节弛肘废，泻之，虚者生疣，痂疥，补之。

杂说：针支正（补）、手之诸井穴点刺，治指不能伸屈、麻木，神效。麻木、偏风、偏瘫之疾取支正有奇效。

8. 小海穴 肘内大骨外，去肘端5分陷中。手太阳小肠脉所入为合土。太阳脉合少阴脉会于此，海者气聚之处也，故名小海穴。

《铜人》：针三分。

《素注》：针二分，留七呼。

《大成》：主治颔肿肩臑，肘臂外后廉痛。寒热，齿龈肿，目眩，项颈痛，疡肿振寒，肘腋痛肿，小腹痛，痫发羊鸣，戾项，瘈疭狂走，颔肿不可回顾，肩似拔，臑似折，耳鸣，目黄，颊肿。

杂说：小海治偏瘫，臂举不能，配颊车、秉风、风池、合谷虚补实泻，其效尤佳。

9. 肩贞穴 曲胛下两骨解间，肩髃后陷中。贞者操也，不二曰贞，指、手、臂、肩胛每动必用，操劳之所，故名肩贞穴。

《铜人》：针五分。

《素注》：针八分，灸三壮。

《大成》：主治伤寒寒热，耳聋耳鸣，风痹，缺盆中痛，手足麻木不仁。

杂说：手指麻木不仁者，取肩贞、秉风、曲池、三间均泻，麻木之感立消。

10. 臑俞穴 在肩部，肩胛上廉陷中。举臂取之。肉者臑也，肌肉不着骨处之肉曰臑。穴在肩胛下肉隙中，故名臑俞也。此穴是阳维、阳跷、太阳脉之会穴。

《铜人》：针八分，灸三壮。

《大成》：主治臂酸无力，肩痛引胛，寒热气肿颈痛。

杂说：取照海、昆仑、风池、臑俞穴，治半身麻木、半身不遂有奇效。

11. 天宗穴 秉风后大骨下陷中。古文献称：日月星为天宗，河海岱为地宗。天宗曲垣秉风三穴位，如天宗星、宗正星、宗人星之排列，故名天宗穴。

《铜人》：针六分，留六呼。

《大成》：主治肩臂酸痛，肘后外廉痛，颊颔肿痛。

杂说：手臂不能举，臂膊反背，曲垣秉风天宗均泻、补曲池，臂能立举，效验如神。

12. 秉风穴 天髎外肩上小髃后，举臂有空。秉者：刚直不乱，耿耿于职，承本经太阳、阳明之气会手少阳、足少阳，四脉相会上达巅顶下抵足趾，秉阳跷阳维超越之正气，贯上下通内外，其穴之要可知也，故名秉风穴。

《铜人》：针五分，灸五壮。

《大成》：主治臂肩不能举。

杂说：诸风之疾病，秉风先觉不适之感，此乃正气相维之功，故秉风乃治风疾要穴。

13. 曲垣穴　肩中央曲胛陷中，按之应手痛。直曰曲，居肩之中央平而且垣，故名曲垣穴。

《铜人》：针五分，灸三壮。

《明堂》：针八分。

《大成》：主肩胛痛。

杂说：拘急寒痹、肩酸痛钻心，其穴必用，多灸为善。

14. 肩外俞穴　肩胛上廉陷中，去脊 3 寸处。俞则输之变，运也，通也，穴近膀胱经之俞穴，故名肩外俞穴也。

《铜人》：针六分，灸三壮。

《明堂》：灸一壮。

《大成》：主治胛骨寒痛，湿痹寒至肘。

杂说：风寒湿痹灸半小时有奇效。

15. 肩中俞穴　大椎旁去脊 2 寸陷中。中者不偏，此穴近膀胱经之俞，位于大杼俞、肩外俞之中，故名肩中俞穴。

《铜人》：针六分，灸三壮。

《素注》：灸三壮。

《明堂》：灸一壮。

《大成》：寒热目视不明。

杂说：肩胛背酸痛，久咳不止之疾，针灸之奇效。

16. 天窗穴（又名天空一名窗笼）　颈大筋间前曲颊下，扶突后动脉应手陷中。上巅通七窍如窗，故名天窗穴。

《铜人》：针三分，灸三壮。

《素注》：针六分。

《大成》：主治痔瘘，颈痛，肩痛引颈不回顾，耳聋颊肿，喉中痛，暴喑不能言，齿噤中风。

杂说：先取天窗穴泻后取颊车，开牙关奇效。

17. 天容穴　耳后曲颊下即是穴。尖巅曰天容者纳也，盛也，转承容纳交会诸经之职，故名天容穴。

《铜人》：针一灸，灸二壮。

《大成》：主治喉耳项诸疾。

杂说：取听宫天容治耳鸣特效。

18. 颧髎穴 颧骨下廉锐骨端陷中。张口取陷中即穴。穴在颧骨下隙中，因位得名颧髎穴。

《铜人》：针二分。

《素注》：针三分。

《大成》：主治龋齿肿痛。

杂说：颧髎治面瘫症不可不用。

19. 听宫穴（一名所闻） 平外眦耳缺前陷中。耳外轮纳盈诸之声入内宫而辨其音，故名听宫穴。

《铜人》：针三分，灸三壮。

《甲乙》：针二分。

《素注》：针一分。

《明堂》：针一分。

《大成》：耳塞，耳聋，耳鸣，失音。

杂说：听宫穴是手足少阳、手太阳三脉之会，故三焦经穴、胆经穴皆有治耳疾之功。

足太阳膀胱经

《灵枢·经脉》：膀胱足太阳之脉，起于目内眦，上额交巅上。其支者，从巅至耳上角，其直行者，从巅入络脑，还出别下项，循肩髆内挟脊抵腰中，入循膂，络肾属膀胱；其支者，从腰中下挟脊，贯臀入腘中。其支者，从髆内左右别下贯胛，挟脊内，过髀枢，循髀外后廉，下合腘中，以下贯腨内，出外踝之后，循京骨，至小趾外侧，出其端。多血少气，申时气血注此。

1. 睛明穴 穴在目内眦眼上（又名泪孔）。膀胱经之起处，治眼诸疾，故名睛明穴。

《铜人》：针一分，禁灸。

《明堂》：针一分五，禁灸。

《大成》：主治近视，恶风泪出，憎寒头痛，目眩内眦赤肿，视目不明，眦痒，淫肤白翳，大眦攀睛胬肉，侵睛雀目，瞳子生瘴，小儿疳眼，大人气眼冷泪。

杂说：夫膀胱经之睛明穴乃五经之总会处，气盈血盛之所，阴跷阳跷自足上巅会于睛明，手足太阳、足之阳明会此，治眼疾勿忘诸经之穴，三里明目疗眼疾可考可证，其余可类推。

2. 攒竹穴（一名始光，一名员柱，又名光明） 两眉头陷中。攒者捻也抚也，目上之眉形如竹叶，清而且秀，雅而端庄。清头之诸风，目之诸疾，故名攒竹穴也。

《铜人》：针一分，留三呼，泻三吸。

《素注》：针二分，留三呼，灸二壮。

《大成》：主治视物不明，泪出目眩，瞳子痒，目瞢，眼中赤痛，眼瞤动不得卧，颊痛，面痛，尸厥癫邪，神狂鬼魅，风眩。

杂说：攒竹鱼腰丝竹空，偏瘫眉眼皮不动，轻捻银针取穴正，补泻分明眉头动。

3. 眉冲穴 直眉头上神庭、曲差之间。睛明始出上攒竹直上曰冲，故名眉冲穴。

《铜人》：针二分。

《大成》：主治五癫，头痛鼻塞。

杂说：治面瘫奇效。

4. 曲差穴 入发际神庭旁 1.5 寸。曲乃不直，差指前额发乃鬓角而言，故名曲差穴。

《铜人》：针二分，灸三壮。

《大成》：主治，脊强反张，目不明。

杂说：治头风目赤颇效。

5. 五处穴 上星旁 1.5 寸。睛明、攒竹、眉冲、曲差直上五穴，故名五处穴。

《铜人》：针三分，留七呼，灸三壮。

《明堂》：灸五壮。

《大成》：目不明，头痛，瘛疭癫疾。

杂说：手太阳、足太阳、足阳明三经而代双跷上巅顶挟背下腰间，故五处穴有治头诸疾、偏头风、头痛之功。

6. 承光穴 五处后 1.5 寸处。五经会于睛明上光明（攒竹穴），前五穴多治眼疾，眼明则物见，承本经之正气上行于巅，故名承光穴。

《铜人》：针三分，禁灸。

《大成》：主治风眩头痛，呕吐心烦，鼻塞不闻香臭，口歪，鼻多清涕，目生白翳。

杂说：配合谷、风池上星留针，治鼻炎特效。

7. 通天穴 承光后 1.5 寸。目为心灵之窗，头为天万灵源，由睛明上巅顶，故名通天穴。

《铜人》：针三分，留七呼，灸三壮。

《大成》：主治颈项转动难，鼻衄，鼻疮，鼻窒，鼻多清涕，鼻旋。

杂说：此穴配上星治鼻诸疾。

8. 络却穴（一名强阳，又名脑盖） 通天后 1.5 寸。却即郤字，后变为却又转为郄（出版年代不同用字不一之因）。本穴横络督之大会百会穴，却者祛邪扶正之意，故名络却穴。

《铜人》：灸三壮。

《素注》：针三分，留五呼。

《大成》：主治头痛耳鸣，狂走瘛疭，腹胀，目无所见，青盲内障。

杂说：项颈拘紧背痛，头不能转者，络却、风池、百会泻即愈。

9. 玉枕穴 络却后 1.5 寸，脑户旁 1.3 寸，起肉枕骨上。入发际 2 寸。枕骨坚如玉，故名玉枕穴。

《铜人》：针三分，灸三壮，留三呼。

《大成》：主治目痛欲脱，不能远视，内连系急，头风痛不可忍，鼻窒不闻。

杂说：膀胱经主周身之表正气，清肺主皮毛。风池、丝竹空、玉枕泻，治偏头风奇效。

10. 天柱穴 后发际，大筋外廉陷中。头为天，颈项如柱如擎天之柱，故名天柱穴。

《铜人》：针五分，得气即泻。

《素注》：针二分，留二呼。

《大成》：主治足不任其身，肩背痛欲折，目瞑视，目如脱，项如拔，头风，项强不得回顾。

杂说：天柱横络百会，大杼会督脉之大椎，承督脉与本经之气上行下达，故治颈椎病之要穴。

11. 大杼穴 项后第一椎下，去脊去中行 1.5 寸陷中。正坐取之督脉别络手足太阳、少阳之会。《难经》曰：骨会大杼。颈项左右前后俯仰自如，其形如杼，故名大杼穴。

《铜人》：针五分，灸七壮。

《素注》：针三分，留七呼，灸七壮。

《明堂》：禁灸。

《资生经》：非大急不灸。

《大成》：主治膝痛不得伸屈，伤寒汗不出，腰背痛，胸中郁郁，热甚不已，头风振寒，项强不可俯仰，痎疟，头眩，劳气咳嗽，身热目眩，腹痛，僵卧不能久立，烦满里急，身不安，筋挛癫疾，身蜷挛急脉大。

杂说：背项强，热不休，汗不出者泻大杼、大椎、身柱、命门。灸大椎、大杼汗出热退。

12. 风门穴（一名热府） 二椎下，去脊中行 1.5 寸。风门穴与督脉陶道乃督脉上之气之动穴，导本经与肺气外行周表皮毛，内养诸之需，故名风门穴。

《铜人》：针五分。

《明堂》：灸五壮。

《素注》：针三分，留七呼。

《大成》：主治发背痈疽，身热，气喘，咳逆，胸背痛，风劳呕吐，鼻衄出清涕，伤寒头项强，目瞑，胸中热，卧不安。

杂说：风池、风门均泻，治项强、背痛尤效，伤风发热不退时补三里、灸大椎风门汗出热消。

13. 肺俞穴 三椎下，去脊中行 1.5 寸。俞者，通达也，肺之通达于表之所，故名肺俞穴。

《素问》：刺中肺三日死，动则为咳。

《铜人》：漏。无可考。

《明下》：灸三壮。甄权氏：灸百壮。

《大成》：主治瘿气，黄疸，劳瘵，口舌干，劳热上气，腰脊强痛，寒热喘满虚烦，传尸蒸骨，肺痿咳嗽，肉痛皮痒，呕吐，支满不嗜食，狂欲自杀，背痿，肺中风，偃卧，胸满气短，食后吐水，小儿龟背。

杂说：风门、肺俞左右穴各灸百壮治气喘，对过敏性哮喘、支气管炎、支气管扩张有特效。

14. 厥阴俞穴（一名厥俞） 四椎下，去脊各 1.5 寸。少阴者心也，心之护神包络也，阴中之阴乃厥阴也，故名厥阴穴。

《铜人》：针三分，灸七壮。

《大成》：主咳逆牙痛，心痛，心满呕吐。

杂说：背痛气短，连腰脊酸痛有奇效。

15. 心俞穴 去脊中行各 1.5 寸，五椎下。神为心主，与督脉神道平，心主之通路，故名心俞穴。

《铜人》：针三分，不可灸。

《明堂》：灸三壮。

《千金》：中风心急可灸。

《大成》：偏风半身不遂，心气乱恍惚，心中风，偃卧不得倾侧，汗出唇赤，狂走发痫，语悲泣，心胸闷乱，咳吐血，鼻衄，目瞤目昏，呕吐不下食，健忘。小儿心气不足，数岁不语。

16. 督俞穴 六椎下，去脊中行各 1.5 寸，督之俞穴，故名督俞穴。

《铜人》：灸三壮。

《大成》：主治寒热心痛，肠鸣气逆。

杂说：督脉拘急，大椎、命门泻，连背腰痛者配督俞。

17. 膈俞穴　去脊中行各 1.5 寸七椎下，其名意同膀胱经之他俞，故名膈俞穴。

《铜人》：针三分，留七呼，灸三壮。

《素问》：刺中膈心伤肝，其病难愈，不过一岁必死。

《大成》：主治心痛周痹，吐食，反胃，自汗盗汗。

杂说：《难经》血会膈俞。上心俞，心生血，下则肝俞，肝藏血，故太阳经多血。治膈逆颇效。

18. 肝俞穴　九椎下，去中行脊各 1.5 寸，本脏之俞，故名肝俞穴。

《铜人》：针三分，灸三壮。

《素问》：刺中肝五日死，其动为欠。

《明堂》：灸七壮。

《大成》：主治多怒黄疸，热病目暗泪出。目眩，气短咳逆，目上视，口干，寒疝，热痉，筋急相引，转筋入腹将死。

杂说：阳陵泉、昆仑肝俞泻，治腿转筋及腹肌挛拘急奇效。

19. 胆俞穴　十椎下，去中行脊各 1.5 寸，俞者通也，胆之通道，故名胆俞穴。

《铜人》：针五分，灸三壮。

《明堂》：针三分。

《素问》：刺中胆一日半死，其动呕。

《大成》：主治头痛，振寒汗不出，腋下肿，口苦舌干，咽痛干呕吐，目黄，骨蒸劳热食不下。

杂说：治劳瘵平取四花穴。四花者，上二穴即膈俞，下二穴是胆俞穴，治血之疾，皆可取之，肝胆相连一病俱损。取膈肝胆三俞穴，不可过，深刺不可。

20. 脾俞穴　十一椎下，去脊旁开各 1.5 寸。内通脾，故得名脾俞穴。

《铜人》：针三分，灸三壮。

《明堂》：灸五壮。

《素问》：刺中脾十日死，其动为吞。

《大成》：主治引胸背痛，多食身瘦，痃癖积聚，胁下满，泻痢，痰疟寒热。水肿气胀引脊痛。

杂说：腹胀满，肠鸣，消化不良，补脾俞，泻三里颇效。

21. 胃俞穴　十二椎下，去脊中行各 1.5 寸，通胃之俞，故名胃俞穴。

《铜人》：针三分，灸随年为壮。

《明堂》：灸三壮。

《大成》：主治霍乱，胃寒，腹胀而鸣，反胃呕吐，多食羸瘦，目不明，腹痛，胸胁支满，脊筋挛，小儿羸瘦，不生肌肉。

杂说：脾胃不和，取二俞配三里、公孙，疗经痛、腹痛良效。

22. 三焦俞穴 十三椎下，去脊旁开 1.5 寸，手少阳三焦经之俞穴，故名三焦俞穴。

《铜人》：针五分，灸三壮。

《明堂》：针三分，灸五壮。

《大成》：主治脏腑积聚，胀满羸瘦，不能饮食，伤寒头痛，饮食吐逆，肩背急、脊强不得俯仰，水谷不化，泄注下利，腹胀肠鸣，目眩头痛。

杂说：三焦经虽无形，然上中下三焦各焦之症虚。补虚实泻依法而调三焦则和顺，补中焦益脾胃，清上焦心肺明，滋下焦阴平阳泌，上焦虚火平。应慎之。

23. 肾俞穴 十四椎下，去脊中行各 1.5 寸。肾之俞门户也，故名肾俞穴。

《铜人》：针三分，灸以年为壮。

《明堂》：灸三壮。

《素问》：刺中肾六日死，其动为嚏。

《大成》：治虚劳羸瘦，耳聋肾虚，水脏久冷，心腹膜满胀急，两胁引小腹急痛，胀热，小便淋，目视不明，溺血，少气，小便浊，出精梦遗，肾中风踞坐腰痛，消渴，五劳七伤，虚惫，脚膝拘急，腰寒如冰，头重身热，振栗，食多羸瘦，面黄黑，肠鸣，腰中四肢淫泺，洞泄食不化，身肿如水，女人积冷气成劳，寒热往来。

杂说：肾为先天之本，腰背强直，小便不利诸淋症，女子赤白带下，月经不调痛经，不孕症皆可用，灸效尤佳。

24. 气海俞穴 十五椎下，去脊中行各 1.5 寸。气海穴之俞穴，故名气海俞穴。

《铜人》：针三分，灸五壮。

《大成》：主治腰痛，痔漏。

杂说：本穴与任脉气海穴相应，气海乃气之会穴，气入丹田与肺气相通，有前呼后应之功，虚补实泻，久灸多功。

25. 大肠俞穴 十六椎下，去脊中行各 1.5 寸。伏而取之。内应大肠，故名大肠俞穴。

《铜人》：针三分，留六呼，灸三壮。

《大成》：主治脊强不得仰卧，腰痛，腹中气胀，绕脐切痛，多食身瘦，肠鸣，大小便不利，洞泄食不化，小腹绞痛。

杂说：东垣云：大肠俞治中燥。大便秘结，干燥数日不便者，虚补实泻，日灸百壮，其效佳也。

26. 关元俞穴 十七椎下，去脊中行各 1.5 寸。应关元，故名关元俞穴。

《铜人》：针三针，灸三壮。

《大成》：主治风劳腰痛，泄痢，虚胀，小便难，妇人腹痛、癥瘕。

杂说：治元气不足，任督不交，宗气下陷，男子遗精、早泄，女子月经诸病。

27. 小肠俞穴　十八椎下，去脊中行各 1.5 寸。内应小肠，故名小肠俞穴。

《铜人》：针三分，留六呼，灸三壮。

《大成》：主治膀胱，三焦津液少，大小肠寒热，小便赤不利，淋沥遗溺，小腹胀痛，泄痢浓血，五色赤痢下重，肿痛，脚肿，五痔，头痛，虚乏，消渴，口干不可忍，妇人带下。

杂说：本穴医治头足之疾，理三焦失调，虚补实泻，调阴阳，合气血，三焦之气阴平阳泌。其效佳也。

28. 膀胱俞穴　十九椎下，去脊中行各 1.5 寸。内应膀胱，故名膀胱俞穴。

《铜人》：针三分，灸三壮。

《明堂》：灸七壮。

《大成》：主治风劳脊急强，小便赤黄，遗溺，阴生疮，少气胫寒拘急，不得屈伸，腹满，大便难，泄痢腹痛，脚膝无力，女子瘕聚。

杂说：尿热小腹急痛，其痛如裂，膀胱俞、气海、中极均泻，针后神效。

29. 中膂俞穴（一名脊内俞）　二十椎下，去脊中行各 1.5 寸。注：膂音书也。脊旁之肉日膂肉，腰肌中乃折中之意，身长之半，故名中膂俞穴。

《铜人》：针三分，灸三壮。

《明堂》：腰挟脊里痛，上下按之应者，从项至此穴，皆宜灸。

《大成》：主治肾虚、消渴，腰脊强不能俯仰，肠冷，赤白痢，疝痛，汗不出，腹胀胁痛。

杂说：八髎、中膂俞、肾俞、命门多灸治疗腰背酸痛，腰急拘紧，尿频，短赤有特效。

30. 白环俞穴　二十一椎下，去脊中行各 1.5 寸。白者洁而精，玉之魂也，太阳主周身之表，自大杼穴至白环穴内连脏腑，经络通气血行如环无端，皮肤白而洁如美玉之坚，如人之魂魄无瑕，故名白环俞穴。

《铜人》：针五分，灸三壮。

《素注》：针五分。

《明堂》：灸三壮。

《大成》：手足不仁，腰脊痛，疝痛，大小便不利，腰髋痛，脚膝不遂，温疟，腰脊冷痛不得卧，劳损虚风，腰脊不便，筋缩挛痹，虚热闭塞。

杂说：治妇女月事不调，痛经，赤白带下，针补，灸效尤佳。

31. 上髎穴　第一空腰髁下 1 寸，挟脊陷中，足太阳、少阳之络。髎者骨空，隙，缝之称，在荐骨上，上下排列有序，左右各四孔，故名上、次、中、下四髎，左右其八穴，共称为八髎穴。中髎为足厥阴、少阳所结之会穴。

杂说：针后加灸，治腰痛、妇科疾患、盆腔积液（多灸）其效颇好。

32. 会阳穴（一名利机） 阴尾尻骨两旁。会阴穴是诸阴之会，此穴在督脉为诸阳之会，故名会阳穴。

《铜人》：针八分，灸五壮。

《大成》：主治腹寒，热气冷气，泄泻，肠癖下血，阳气虚乏，阴汗湿，久痔。

杂说：治久痔奇效。针刺二分善补诸阳之虚，小儿泄痢按摩即效。成人按摩此穴，蕴热上至神阙觉有热冲之气，治少腹痛奇效。

33. 附分穴（一名附阳穴） 与大椎穴平，旁开 3 寸，平大杼。附者副也，依附俞穴排列，故名附分穴。

《铜人》：针三分。

《素注》：针八分，灸五壮。

《大成》：治肘不仁，肩背拘急，风冷客于腠理，项痛不得回顾。

杂说：取风池大杼附分，颈项拘急奇效。

34. 魄户穴 三椎下，去脊旁各 3 寸处。肺藏魄平肺俞，故名魄户穴也。

《铜人》：针五分，日灸七壮至百壮，针时得气即泻，宜久留针。

《素注》：灸七壮。

《大成》：主治背膊痛，虚劳肺痿，项强急不得回顾，喘息咳逆，呕吐烦满。

杂说：大杼肺俞魄户久留针，补三里治哮喘、气管炎、呼吸不利奇效。

35. 膏肓穴 四椎下，两旁去脊各 3 寸。经云："肓，鬲也，又云：连心脂膏也。"心俞上，厥阴俞下，穴处二阴之间，故名膏肓穴。

《铜人》：灸百壮至五百壮。

《大成》：主无所不疗。羸瘦，虚损，传尸蒸骨，梦中遗精，上气咳逆，发狂，健忘，痰病。

杂说：膏肓穴将两臂后背齐腰正坐，穴在三肋四肋之间去脊四寸处，斜针五至六分得气出针，灸百壮，遗精加三阴交（补）、气海、关元针后灸其效颇佳。气虚劳损配三里脾俞胃俞针补。补脾俞胃俞足三里，补气活血助消化有良好效果。

36. 神堂穴 去脊中行各 3 寸，五椎下。心藏神，故名神堂穴。

《铜人》：针三分，灸五壮。

《素注》：针五分。

《明堂》：灸五壮。

《大成》：主治腰背脊强急不得俯仰，洒淅寒热，胸满气逆上攻，时噎。

杂说：神堂志室配委中泻，治腰痛背强急神效。

37. 譩譆穴 肩膊内廉，六椎下，去脊各 3 寸。譩者，长叹呻吟之声；譆者，痛吟之音。穴平督俞，心俞之下，故名譩譆穴。

《铜人》：针六分，灸二七壮至百壮。

《明堂》：针五壮。

《大成》：主治大风汗不出，劳损不得卧，温疟寒疟，背闷气满，腹胀气眩，胸中痛引腰背，腋拘胁痛，目眩，目痛，鼻衄，喘逆，臂膊内廉痛，不得俯仰，小儿食时头痛。

杂说：譩譆穴配肝俞针泻，得气后留针半小时，治失眠奇效。

38. 膈关穴　七椎下，去脊中行各 3 寸处。穴处胸腹之交叉平膈俞穴，故名膈关穴也。

《铜人》：针五分，灸三壮。

《大成》：主背痛恶寒，脊强俯仰难，饮食不下，呕哕多涎唾。胸中噎闷，大便不节，小便黄。

杂说：此穴处胸腹之交，中上二焦之分，膈逆胸满配内关立效，腹胀胸闷三里中脘并取，立见其功。

39. 魂门穴　九椎下，去脊中行旁 3 寸。平肝俞，肝藏魂，故名魂门穴。

《铜人》：针五分，灸三壮。

《大成》：主治尸厥走疰，胸背连心痛，饮食不下，腹中雷鸣，大便不节，小便赤黄。

杂说：注：尸厥走疰，疰音主。

尸有气曰体，无气曰尸，疰乃疾病，尸厥走疰其意：因疾病而休克或中风，七情六欲之疾皆能使人尸厥（休克）。故魂魄之俞皆治瘛疭抽搐、昏厥之疾。

40. 阳纲穴　十椎之下，去脊中行旁开各3寸。十椎之下至阳穴为督脉之督纲，该穴平至阳、胆俞二穴，故名阳纲穴。

《铜人》：针五分，灸七壮。

《下经》：灸七壮。

《大成》：主治肠鸣腹痛，饮食不下，小便赤涩，腹胀身热，大便不节，泄痢赤黄，不嗜食，怠惰。

杂说：配三里胆肝二俞穴泻，治胆囊炎效果很好，其痛立消。

41. 意舍穴　十一椎下，去脊中行各3寸。十一椎旁膀胱经之脾俞平，脾主思，思为意之源，故名意舍穴。

《铜人》：针五分，灸五十壮至百壮。

《明堂》：灸五十壮。

《下经》：灸七壮。

《素注》：灸三壮。

《甲乙》：针五分，灸三壮。

《大成》：主治腹满虚胀，大便滑泄，小便赤黄，背痛，恶风寒饮食不下，呕吐消渴，身热目黄。

杂说：补脾胃俞、泻三里治腹鸣虚胀，加配关元中脘治腹痛立效。

42. 胃仓穴　十二椎下，去脊中行各3寸。胃为水谷之海，纳物之腑，平胃俞，故名胃仓穴。

《铜人》：针五分，灸五十壮。

《甲乙》：灸三壮。

《大成》：主治腹满虚胀，水肿，饮食不下，恶寒，背脊痛不得仰卧。

杂说：胃痛引背，泻脾胃二俞、三里，留针一小时，其效尤佳。

43. 肓门穴　十三椎下，去脊中行各3寸。《内经》云：肓者鬲也，心下为肓。上有膏肓，下有胞肓，与三焦俞平，故名肓门穴也。

《铜人》：针五分，灸三壮。

《大成》：主治心下痛，大便坚，妇人乳痛。

杂说：此穴平三焦，太阳主周身之表，内通三焦，故清上焦，治乳疾，下调二便之疾，止腹痛，理下焦不通之症。

44. 志室穴　十四椎下，去脊中行各3寸。《内经》云：肾藏志，此穴平肾俞与命门，故名志室穴。

《铜人》：针九分，灸七壮。

《明堂》：灸七壮。

《大成》：主治阴肿，阴痛，淋痛，背痛腰背强直，仰卧不得，饮食不消，腹强直，梦遗失精，呕逆，两胁急痛，霍乱。

杂说：补三阴交，泻志室灸百壮，治遗精久治不愈奇效。

45. 胞肓穴　十九椎下，去脊中行各3寸。穴与膀胱俞平，肓者膏也，胞者子宫也，胞肓乃膀胱经与人生之本处内通外达之位也，故名胞肓穴。

《铜人》：针七分，灸七壮。

《甲乙》：灸七壮。

《明堂》：灸三壮。

《大成》：主治腰脊急痛，食不消，腹坚急，淋沥，肠鸣，大小便不得，癃闭下肿。

杂说：百会灸五十壮，补三阴交，胞肓针补灸百壮，治子宫脱垂颇效。

46. 秩边穴　二十椎下，去脊中行旁开各3寸，秩者序也，膀胱经于背后左右各排列二行井然有序，并与督脉脏腑命名穴平，故名秩边穴。

《铜人》：针五分，灸五壮。

《明堂》：针三分，灸三壮。

《大成》：主治五痔发肿，小便赤，腰痛。

杂说：针泻委中、秩边穴灸二十壮，治腰痛速效。

47. 承扶穴（一名肉郄，又名阴关，又名皮部） 穴在臀下横纹中央，膀胱经自背入腿第一穴，有承上启下之功，扶者助也，故名承扶穴。

《铜人》：针七分，灸三壮。

《大成》：主治腰脊相引如解，灸痔臀肿，大便难，阴胞有寒，小便不利。

杂说：膀胱脉与少阴经为表里。故治腰腿诸疾委中配承扶为主穴。

48. 殷门穴 肉郄下 6 寸处。穴在臀下肉多之处，殷多也，实也。此穴内达少阴，故名殷门穴。

《铜人》：针七分。

《大成》：主治腰脊不可仰俯，举重，恶血，泄注，外股肿。

杂说：肉多之处，风痹证多，凡腰腿风痹皆可用之。

49. 浮郄穴 委阳上 1 寸，展膝取之。膀胱经自承扶至合阳穴，足少阴脉并行膀胱经之下，膀胱经脉行于表谓之浮，深即少阴脉，浅而是之意，故名浮郄穴也。

《铜人》：针五分，灸三壮。

《大成》：主治霍乱转筋，小肠热，大肠结，胫外筋急，髀枢不仁，小便热大便坚。

杂说：浮郄配委中、志室，治久劳腰痛。

50. 委阳穴 在承扶下 1.6 寸，足太阳之前，少阳之后，出腘中外廉两筋间，三焦输（俞）。足太阳之别络。委者托也，委中之上太阳经穴，故名委阳穴。

《铜人》：针五分，灸十壮。

《素注》：针七分，灸三壮。

《大成》：主治腋下肿痛，胸满澎澎，飞尸遁疰，筋急身热，痿厥不仁，小便淋沥。

杂说：肾与膀胱之疾皆可取之。

51. 委中穴（一名血郄） 腘窠中央横纹陷中。下肢以伸屈之功皆在腘之动，腿动无一不托于腘动之功，故名委中穴。委中穴是足太阳经所入为合土。

《铜人》：针八分，留三呼七吸。

《甲乙》：针八分。

《素问》：刺委大脉令人仆脱色。

《素注》：针五分，留七呼。

《大成》：主治腰脊强引腹痛，腰挟脊沉沉然，遗溺，腰重不能举，小腹坚满，体风痹，髀枢痛，刺出血，痼疹皆愈。伤寒四肢热，热病汗不出，取其经血立愈。

杂说：太阳主周身之表，脉通达项背腰腿足而眉巅，内抵少阴协肾经之气周达于四肢，故治半身不遂之主经。委中穴治偏瘫中风之疾是要穴。

52. 合阳穴　膝约纹下 3 寸。足太阳经两支，一支挟脊贯臀入委中，另一支循髀后廉入委中，合阳穴乃本经两支相入委中之穴，故名合阳穴。

《铜人》：针六分，灸五壮。

《大成》：腰背强引腹痛，阴股热，胫酸肿，步履难，寒疝阴偏痛，女子崩中带下。

杂说：太阳本经二脉相合，取委中泻，合阳昆仑补，治中风偏瘫立效。

53. 承筋穴（一名腨肠，一名直肠） 腨肠中央陷中，胫后从脚跟下 7 寸。承者上接下达之意，本穴是足太阳经脉之筋别处，故名承筋穴。

《铜人》：灸三壮，禁针。

《千金》：针五分，多灸治寒腿。

《大成》：主治腰背拘急，大便秘，胀肿，胫痹不仁，腨酸，脚急跟痛，腰痛，鼻鼽衄，霍乱转筋。

杂说：取三里承筋治腹肠痉挛特效。

54. 承山穴（一名鱼腹，一名肉柱，又名肠山） 锐腨肠分肉间陷中。穴在腨肠肌高处陷中，高处曰山，低处曰谷，承膀胱经之正承上启下，故名承山穴。

《铜人》：针七分，灸五壮。

《明堂》：针八分，灸六七壮。

《下经》：灸五壮。

《大成》：主治大便不通，转筋，痔肿，战栗不能立，脚气膝肿，胫酸脚跟痛，筋急痛，霍乱，急食不通，伤寒水结。

杂说：取承山治转筋痔疾良效。

55. 飞扬穴（一名厥阳） 外踝骨上 7 寸。疾走曰飞，抬高曰扬，故名飞扬穴。

《铜人》：针三分，灸五壮。

《明堂》：灸三壮。

《大成》：痔肿痛，体重不能起坐，步履不收，脚腨酸肿，战栗不能久坐立，足趾不能伸屈，目眩目痛，历节风，逆气，癫疾，寒疟。实则鼽窒，头背痛，泻之；虚则鼽衄，补之。

杂说：飞扬穴是足太阳经脉之络穴，别走少阴，故治历节风之酸痛颇效。

56. 附阳穴　外踝上 3 寸处，太阳前，少阳后，筋骨之间。穴平阴经之三阴交穴，穴在阳经，故名附阳穴。

《铜人》：针五分，灸三壮。

《素注》：针六分，灸三壮。

《明堂》：灸五壮。

《大成》：主治霍乱转筋，腰痛不能久立，坐不能起，髀枢股胫痛，痿厥，风痹不仁，头重颈痛，时有寒热，四肢不举。

杂说：附阳穴乃跷脉郄，下即昆仑穴，次申脉穴，即阳跷之起，经在膀胱，卦在坎，数为一，跷者超越也，故能治腰腿背颈头诸疾。

57. 昆仑穴 足外踝后 5 分，跟骨上陷中，细脉动应手，足太阳脉所行为经火。在人身小天地的阴阳学说中，身体腿跟外踝骨凸出最高，故名昆仑穴。

《铜人》：针三分，灸三壮。(妊妇刺之落胎)

《大成》：主治腰尻脚气，足腨肿不得履地，衄衄。腘如结，踝如裂，头痛，肩背拘紧，咳喘满，腰背内引痛，伛偻，阴肿痛，目眩。

杂说：治半身不遂昆仑穴是一大穴。吾所云大，膀胱经自头到足经气布于体表，俞穴内通脏腑，外连肢体。阳跷脉起于申脉过昆仑而上巅入脑，故昆仑穴虚补实泻，为治背腰之疾、半身不遂之要穴。

58. 仆参穴（一名安邪） 足跟骨下陷中，拱足取之，阳跷之本。申脉为阳跷之起穴乃阳跷之根，仆者从也参于阳跷过昆仑而上巅入百会捷行，故名仆参穴。

《铜人》：针三分，灸三壮。

《明堂》：灸三壮。

《大成》：主治足痿，失履不收，足跟痛不得履也，霍乱转筋，尸厥癫痫狂言见鬼，脚气膝肿。

杂说：再言跷脉之要，上巅入脑上百会，会诸脉之会，布周身之气，取申脉仆参而勿忘昆仑。

59. 申脉穴（即跷脉） 外踝下 5 分。申者伊长也，言跷脉生于申脉自胫昆仑直上入巅，申而长也，故名申脉穴。

《铜人》：针三分，灸三壮。

《大成》：主治风眩，腰脚痛，胫酸不能久立，如在舟中，劳极，冷气逆气，腰髋冷痹，脚膝伸屈难，妇人血气痛。

杂说：癫痫抽搐、半身不遂、腰脚诸疾，皆可医。

60. 金门穴（一名梁关） 外踝下少后，丘墟后，申脉前，足太阳郄，阳维别属。少阴与太阳脉相表里，故名金门穴。

《铜人》：针一分，灸三壮。

《大成》：霍乱转筋，尸厥癫痫，暴疝膝胫痛，身战不能久立，小儿张口摇头，身反折。

杂说：金门穴泻、公孙三阴交留针，痛经立止。

61. 京骨穴 足外侧大骨下，赤白肉间陷中，小趾本节后大骨名京骨，形如京鱼脊背，故名京骨穴。

《铜人》：针三分，灸七壮。

《素注》：灸三壮。

《明堂》：灸七壮。

《大成》：头痛如裂，腰痛不能伸屈，身后侧痛，目内眦赤烂，白翳侠内眦起，目反白，目眩，发疟寒热，喜惊，不欲食，筋挛，足胫，髀枢痛，颈项强，妇人孕难，腰背不能俯仰，伛偻，鼻鼽不上，心痛。

杂说：该穴足太阳所过为原穴，本经起于睛明穴，原穴虚补实泻，故能治头项目疾。

62. 束骨穴 足小外侧本节后，赤白肉际陷中。足太阳脉所注为俞木。足五趾骨本节，以筋肉约而如捆，故名束骨穴。

《铜人》：针三分，灸三壮。

《大成》：主治腰痛如折，髀不可屈，腘如结，腨如裂，耳聋，恶风寒，头囟项痛，目眩身热，目黄泪出，肌肉动，项强不能回顾，目内眦赤烂，肠澼，泄，痔，疟癫狂，发背痈疽，背生疔疮。

杂说：针束骨配翳风、听宫，治耳聋、耳鸣有奇效。

63. 足通谷穴 足小趾本节前陷中。足太阳所溜为荥水。通少阴，故名足通谷穴。

《铜人》：针二分，灸三壮。

《大成》：主治头重目眩，善惊，引鼻衄，项痛，目视不明，留饮胸满，食不化，失矢。

杂说：病在上而取下穴，上下交错虚补实泻。依经取之，如八法之妙。东垣云：胃气下留，五脏气乱，在于头，取天柱、大杼，不足深取通谷、束骨之法。

64. 至阴穴 足小趾外侧，去爪甲如韭叶。足太阳脉所出为井金穴。至阴者阳尽少阴生也，《周易》阳尽一阴生之理，故名至阴穴。

《铜人》：针二分，灸三壮。

《素注》：针一分，灸一壮。

《大成》：主目生翳，鼻塞头痛，风寒从足小趾起，脉痹上下带胸胁痛无定处，转筋，寒疟，汗不出，烦心，足下热，小便不利，失精，目痛，内眦痛。

杂说：《根结》：太阳根于至阴，结于命门，命门者，目也。独言穴者，而知经脉之要，慎而行也。

足少阴肾经

《灵枢·经脉》：肾足少阴之脉，起于足小趾之下，斜走足心，出然谷，循内踝之后，别入跟中，以上腨内，出腘内廉，上股内后廉，贯脊属肾，络膀胱。其行者，从肾，上贯肝膈，入肺中，循喉咙挟舌本，其支者从肺出络心，注心中。多气少血，酉时气血注此。

1. 涌泉穴（一名地冲） 足心陷中，屈足蜷趾宛宛中，跪取之，足少阴肾脉所出为井木。如水出地下，故名涌泉穴。

《铜人》：针五分，勿令出血，灸三壮。

《明堂》：针不及灸。

《素注》：针三分，留三呼。

《大成》：主治尸厥、面黑如炭，咳吐出血，渴而喘，善恐，舌干咽肿，上气嗌干，烦心心痛，黄疸，肠澼，股内后廉痛、痿厥，嗜卧，善悲欠，小腹急痛，泄而下重，足胫寒而逆，腰痛，大便难，心中结热，风疹，风痫，心病饥不嗜食，咳嗽身热，喉闭舌急失音，卒心痛，喉痹，胸胁满闷头痛，目眩，五指尽痛，足不践地，足下热，男子如蛊，女子如孕，妇人无子，转胞不得尿。

《千金翼方》：主喜喘，背胁相引，忽忽喜忘，阴痹，腹胀，不欲食，腰痛，足下冷至膝，咽中痛不可纳食，喑不能言，小便不利，小腹痛，风入肠中，癫疾，脐痛，鼻衄不止，五疝，热病先腰痛，喜渴数引饮，头项痛而寒且酸，足热不欲言，头痛癫癫然，少气，寒厥，霍乱转筋，肾积贲脉。

杂说：肾水坎一涌泉出，左精右胞分男女；身热呕吐病难医，五分针泻呕吐止。欲食不进大椎好，脾胃二俞补即愈。

2. 然谷穴（一名龙渊） 足内踝前大骨下陷中。一云内踝前在下 1 寸。别走足太阳之郄，足少阴肾脉所溜为荥火。内踝骨高如山，凹处曰谷，故名然谷穴。

《铜人》：针三分，灸三壮，留三呼。

《明堂》：针二分。

《素注》：针五分，灸七壮。

《大成》：主咽内肿，不能内唾，心恐惧，涎出喘呼少气，足跗肿不能履地，寒疝，小腹胀，上抢胸胁，咳唾血，喉痹，淋沥白浊，胫酸不能久立，足一寒一热，舌纵，烦闷，消渴，自汗，盗汗出，痿厥，洞泄，心痛如锥刺，坠堕恶血留腹中，男子精泄，女子无子，阴挺出，月事不调，阴痒，初生小儿脐风口噤。

杂说：久病身虚不知饥，多因气血不相宜，轻捻银针然谷刺，针出患者立觉饥，君若不信自己试，针出患者称神医。

3. 太溪穴（又名吕细） 足内踝后 5 分，跟骨上动脉陷中。男子，妇人病，有此脉者生，无此脉者死。足少阴肾脉所注为俞土。穴在内踝下、跟骨上陷凹处，足少经之脉出涌泉入然谷注此土，经脉之气，如水流，故名太溪穴。

《铜人》：针三分，灸三壮。

《素注》：针三分，留七呼，灸三壮。

《大成》：主久疟咳逆。心痛，心脉沉，手足寒至节，喘息者死。呕吐，痰实，口中如胶，善噫，寒疝，热病汗不出，寒疝引腹胀肿，默默嗜睡，溺黄，大便难，咽肿唾血，痃癖寒热，咳嗽不嗜食，腹胁痛，瘦脊，伤寒手足厥冷。

杂说：牙痛牵引偏头痛，滋阴抑火乃名医。阳明荥穴少阴俞，泻荥补俞针方奇。

4. 大钟穴 足跟后踵中，大骨上两筋间。足少阴络，别走太阳。钟乃踵也，跟内居少阴肾经，肾为先天之本，先天曰钟，故名大钟穴。

《铜人》：针二分，灸三壮，留七呼。

《素注》：针三分，留三呼。

《大成》：主呕吐，胸胀喘息，腹满便难，腰脊痛，少气，淋沥，腹脊强，嗜卧，口中热，多寒，欲闭户而处，少气不足，舌干，咽中食噎不得下，善惊恐不乐，喉中鸣，咳唾气逆，实则闭癃，泻之。虚则腰痛补之。

杂说：少阴大钟络太阳，七情之疾此穴长，神门百会配穴好，虚补实泻病自消。

5. 水泉穴 太溪下 1 寸，内踝下。少阴郄穴。此穴之经气，上可济三焦，下能调少阴之井穴之气，滋五脏之功，故名水泉穴。

《铜人》：针四分，灸五壮。

《大成》：主目不能远视，女子月事不调，腹痛，阴挺，小便淋沥。

杂说：补水泉气海元，治小便淋沥奇效。

6. 照海穴 足内踝下 4 分，前后有筋，上有踝骨，下有软骨，其穴居中。阴跷起于照海，膀胱经足太阳经主周身之表，肾经足少阴，经气如日照，肾乃先天之本属水属阴。坎一肾水布全身如海泽，肾与膀胱是表里，故名照海穴。

《铜人》：针三分，灸七壮。

《素注》：针四分，留三呼，灸三壮。

《明堂》：灸三壮。

《大成》：主口干，心悲不乐，四肢肿而懈惰，久疟，卒疝，呕吐嗜卧，大风默默不知所痛，视如见星，小腹痛，妇女经逆，阴挺出，月水不调。

杂说：人老小脑多萎证，犹如地上路不平，阴阳二跷风池配，百会针之病可消。

7. 复溜穴（一名昌阳，又名伏白） 足内踝上2寸，筋骨陷中，前旁骨是复溜，后旁筋是交信，二穴只隔一筋。复者往返也，溜者畅无阻也，肾脉之精气上达巅顶，下入涌泉，借膀胱经阳纲之正气布行内外之功，故名复溜穴。足少阴肾脉所行为经金。

《铜人》：针三分，灸三壮。

《素注》：针三分，留七呼，灸三壮。

《明堂》：灸七壮。

《大成》：主肠癖，腰脊内引痛，不得腑仰起坐。目视不明，善怒，舌干，多言，胃热、虫动涎出，足痿不收履，胫寒不自温，腹中雷鸣，腹胀如鼓，四肢肿，五种水病（青赤黄白黑）井荥俞经合五色取五穴。痔血，泄后肿、五淋、血淋、小便如散火，骨寒热，盗汗不止，齿龋，脉微细不见，或时无脉。

杂说：虚汗盗汗何用参黄，欲固表合谷、后溪，阴不足复溜宜补，配双跷阴阳合、气血畅。

8. 交信穴 足内踝上2寸，少阴前、太阴后廉筋骨之间，阴跷之郄也。交者贯也通也，信乃诚使也，少阴之气，在三阴交与太阴、厥阴会，故名交信穴也。

《铜人》：针四分，留十呼，灸七壮。

《素注》：针三分，留五呼。

《大成》：主气淋，疝，阴急、阴汗，泻痢赤白，气热癃，股枢内痛，大小便难，女子漏血不止，阴挺出，月水不来，小腹偏痛，盗汗。

杂说：复溜交信一筋隔，汇集阴经三阴交，泻三阴交补交信治经闭好，月经不来小腹痛，配归来、气海痛消。百壮灸命门、腰俞、八髎，痛经病可痊。

9. 筑宾穴 内踝上腨分中，阴维之郄。筑者建也，宾者髌骨也。此穴近膝关，由膝处分大腿小腿，能伸能屈，多骨集而成之，上有髌骨灵活而劲，如宫殿之雄伟，如筑城墙之坚固也，故名筑宾穴也。

《铜人》：针三分，留五呼，灸五壮。

《素注》：针三分，灸五壮。

《大成》：主癫疝，小儿胎疝，痛不得乳吐舌，呕吐涎沫，足腨痛。

杂说：筑宾宜治膝诸疾，风市血海二陵使，风湿关节病难医，针后多灸疾可除。

10. 阴谷穴 膝下内辅骨后，大筋下，小筋上，按之应手，屈膝乃得之。足少阴肾脉所入为合水。阴者少阴也，谷膝腘内廉凹处，故名阴谷穴。

《铜人》：针四分，留三呼，灸七壮。

《大成》：主膝痛如锥，不得伸屈，舌纵涎下，烦逆，小便急引阴痛，阴痿，股内廉痛，妇人月经不止，小便赤，男子如蛊，女子如娠。

杂说：女子漏血久不止，速灸隐白莫差迟。三阴交补阴谷灸，五十年中得验证。

11. 横骨穴 大赫下 1 寸，阴上横骨中，宛曲如仰月中央，去腹中行各 1 寸，足少阴、冲脉之会。穴处横之上，与任曲骨平，故名横骨穴，因横骨而得名。

《铜人》：灸三壮，禁针。

《大成》：五淋，小便不通，阴器下纵引痛，小腹满，目赤痛从目内眦始，五脏虚竭，失精。

杂说：小腹冷阴寒，白带多而臭，灸中极、关元、横骨甚效。

12. 大赫穴（一名阴维，又名阴关） 气穴下 1 寸，去腹中行各 1 寸。足少阴冲脉也会此穴。大乃太也，太极无穷也，赫者光辉而炽也，大赫穴与中极穴平，肾为先天之本，男子精舍，女子妊胞，人生之天地也，故名大赫穴。

《铜人》：针三分，灸五壮。

《素注》：针一寸，灸三壮。

《大成》：主虚劳失精，男子阴器结缩，妇人赤带。

杂说：固肾气灸大赫横骨，遗精补三阴交气海关元。泻志室灸白环俞疗肾虚。治阳痿须配腰俞八髎。

13. 气穴（一名胞门，又名子户） 四满下 1 寸，去腹中行各 1 寸。足少阴冲脉之会。任脉气海关元乃宗气之宗，精气会于此，穴平关元宗气之本，故名气穴。

《铜人》：针三分，灸五壮。

《素注》：针一寸，灸五壮。

《大成》：主奔豚，气上下引腰脊痛，目赤痛内眦始，妇人月事不调。

杂说：公孙三里三阴交泻，气穴补灸疗痛经妙，脾统血公孙不可少，用三里胃气自调。

14. 四满穴（一名髓府） 中注下 1 寸，去腹中行各 1 寸。足少阴冲脉之会。一名髓府，髓为先天后天之精、气、神、宗气之会，故名四满穴。

《铜人》：针三分，灸三壮。

《大成》：主积聚疝瘕，肠澼，大肠有水，脐下切痛，妇人月事不调，奔豚上下，无子。

杂说：少腹气豚上下串，名为奔豚痛经病。四满针灸二法用，气穴中注配穴全。

15. 中注穴 肓俞下 1 寸，去腹中行各 1 寸。少阴脉、冲脉之会。肾气已达中焦之处，故名中注穴。

《铜人》：针一寸，灸五壮。

《大成》：主小腹有热，大便坚燥，泄气，上下引腰脊痛，目内眦赤肿，女子月事不调。

杂说：中注水分天枢泻，温灸一小时治大网膜积水，奇效。

16. 肓俞穴 商曲下 1 寸，去腹中行各 1 寸。足少阴、冲脉之会。此穴与太阳经之肓门穴平，与任脉神阙平，故名肓俞穴。

《铜人》：针一寸，灸五壮。

《大成》：主腹切痛，寒疝，大便，心下有寒，目赤从内眦始。

杂说：肓俞配天枢大赫均泻，治大便坚而燥甚妙。

17. 商曲穴 石关下 1 寸，去腹中行各 1.5 寸。少阴冲、脉之会。商者音也，曲者乙之象，此穴与胃经太乙门平，乙为肠之象曲曲也，肺与大肠经为表里，故名商曲穴也。

《铜人》：针一寸，灸五壮。

《大成》：主腹痛，腹中积聚，肠中痛不嗜食，目赤从内眦始。

注：自幽门至商曲穴，《铜人》去腹中行 5 分，《素注》为 1 寸。

杂说：商曲配天枢治腹水及腹中积聚，颇效。

18. 石关穴 阴都下 1 寸，去腹中行各 1.5 寸，足少阴、冲脉之会。石者坚也、硬也不通之意，此穴主治便秘肠结不通，又与足阳明关门穴平，故名石关穴。

《铜人》：针一寸，灸三壮。

《大成》：主哕噫呕逆，腹痛气淋，小便赤，大便不通，心下坚满，脊强不利，多唾，目赤从内眦始，妇人无子，脏有恶血，血下冲腹，痛不可忍。

杂说：目赤腹坚大便难，积聚切痛连腰脊，阳明燥热肾水济，四满石关泻便安。

19. 阴都穴（一名食宫） 通谷下 1 寸，去腹中行 1.5 寸。少阴脉、冲脉之会。任脉中脘中气之所，平此穴，足少阴、厥阴、太阴皆会于此，任属阴，四阴之会处，故名阴都穴。

《铜人》：针三分，灸三壮。

《大成》：主身热疟病，心下满，逆气，肠鸣，肺胀气抢，胁下热痛，目赤从内眦开始。

杂说：气逆胁下痛，取三里阴都妙。

20. 腹通谷穴 幽门下 1 寸，去腹中行 1.5 寸。足少阴、冲脉之会。该穴少阴之经气上巅顶，下达三焦，平阴阳，消谷化食，取诸营养以供全身，故得名腹通谷穴。

《铜人》：针五分，灸五壮。

《明堂》：针五分，灸三壮。

《大成》：主失久口歪，食饮善呕，暴喑不能言，结积留饮，痃癖胸满，食不化，心恍惚，目赤从内眦始。

杂说：通谷天枢中脘治腹胀奇效。

21. 幽门穴 巨阙旁 1.5 寸。足少阴冲脉之会。幽乃阴象，少阴经气于上焦入肺腑心脏，下达中下焦，会诸阳行全身，故名幽门穴。

《铜人》：针五分，灸五壮。

《大成》：小腹胀满，心下烦闷，胸中痛。泄痢浓血，目赤从内眦开始。

22. 步廊穴 神封下 1.6 寸陷中，去中行各 2 寸。足少阴，冲脉之会。此穴与任脉中庭平，庭之旁曰走廊，故名步廊穴。

《铜人》：针五分，灸五壮。

《大成》：胸胁支满，痛引胸，鼻塞不通，喘息不得举臂。

杂说：步廊神封灵墟穴，心膈脾胃配伍好，胸胀腹满胁苦痛，先补后泻见奇功。

23. 神封穴 灵墟下 1.6 寸，去腹中行各 2 寸。此穴与任脉之膻中平，女子乳封而藏之，心神之所在，故名神封穴。

《铜人》：针三分，灸五壮。

《素注》：针四分。

《大成》：胸满不得息，咳逆，乳痈，呕吐恶寒。

杂说：治乳痈，针不及灸。

24. 灵墟穴 神封下 1.6 寸，去腹中行各 2 寸。灵墟穴平任脉玉堂穴，玉堂乃精神之所、心神之藏，故名灵墟穴。

《铜人》：针三分，灸五壮。

《素注》：针四分。

《大成》：主呕吐喘息，不嗜食。

杂说：治乳汁少或闭，配肩井颇效。

25. 神藏穴 彧中下 1.6 寸，去腹中行各 2 寸。此穴与任之紫宫平，心藏神，故名神藏穴。

《铜人》：针三分，灸五壮。

《素注》：针四分。

《大成》：主呕吐，逆喘，胸满不嗜食。

26. 彧中穴 俞府下 1.6 寸，去腹中行各 2 寸。此穴与任脉之华盖穴平，上焦为清。华盖之五藏，纳六腑，阴阳之总汇，彧者多也，在华盖之旁先天之本，故名彧中穴。

《铜人》：针四分，灸五壮。

《素注》：灸三壮。

《大成》：胸胁支满，涎出多唾。

杂说：胸胁引背痛可刺（不可深）。

27. 俞府穴 气舍下 1 寸，璇玑旁 2 寸陷中。

《铜人》：针三分，灸五壮。

《大成》：呕吐，胸中痛灸七壮。

杂说：喘而不息者灸五十壮。

手厥阴心包经

《灵枢·经脉》：手厥阴心包络经，起于心中，出属心包，下膈，历络三焦；其支者，循胸去胁，下腋三寸，上抵腋下，下循臑内，行太阴、少阴之间，入肘中，下臂，行两筋之间，入掌中，循中指出其端；其支者，从掌中循小指次指出其端，多血少气，戌时气血注此。

1. 天池穴（一名天会） 腋下 3 寸，着胁直腋撅肋间。手足厥阴、少阴之会。天溪、天池、乳中三穴似乳汁之池，乳流出如溪，故名天池穴。

《铜人》：针二分，灸三壮。

《甲乙》：针七分。

《大成》：主胸中有声，胸膈烦满，热病汗不出，头痛，四肢不举，腋下肿，上气，寒热，痎疟，臂痛，目视不明。

杂说：治乳肿、乳痛配肩井、心俞灸，奇效。

2. 天泉穴（一名天湿穴） 曲腋下 2 寸，举臂取之。少阴之极泉，厥阴之天池、天泉，池储而泉流，言经脉之气络布全身，故名天泉穴也。

《铜人》：针六分，灸三壮。

《大成》：主目视不明，恶心，恶风寒，心病，胸胁支满，咳逆，膺背胛间、臂内廉痛。

杂说：滑氏曰：君火以名，相火以位，二经同源。

3. 曲泽穴 肘内廉陷中、大筋内侧横纹中，动脉是。心包络脉所入为合水。手太阴、少阴、厥阴行于中与曲池、尺泽平，故名曲泽穴。

《铜人》：针三分，留七呼，灸三壮。

《大成》：主心痛善惊，身热烦渴口干，头渍汗水不过肩，心下澹澹，伤寒气逆呕吐。

杂说：身热汗出而痛引头胸背，取委中、曲泽、大椎，刺之，其痛立止。

4. 郄门穴 掌后去腕 5 寸。手厥阴心包络脉郄。筋骨缝处曰郄，故名郄门穴。

《铜人》：针三分，灸五壮。

《大成》：呕吐鼻衄，心痛呕哕，惊恐畏人，神气不足。

杂说：吐衄，少商、郄门补即效。

5. 间使穴 掌后3寸，两筋陷中，心包络脉所行为经金。间者深而浅出，使乃行也，由郄而入而浅出于表，故名间使穴。

《铜人》：针三分，灸五壮。

《素注》：针六分，留七呼。

《明堂》：灸七壮。

《甲乙》：灸三壮。

《大成》：主伤寒结胸，心悬如饥，卒狂胸中澹澹，恶风寒吐沫，怵惕，寒中少气，掌中热，腋肿肘挛，卒心痛，多惊，中风气塞，涎上昏危，喑不得语，咽中如鲠，鬼邪，霍乱干呕，妇人月水不调，血结成块，小儿客忤。

杂说：神门间使二穴补，治神志不清，效佳。

6. 内关穴 掌后2寸去腕两筋间，与外关相抵，手心主之络，别走少阳，此穴上接三阴之经气于胸，下络三焦诸疾，故名内关穴。

《铜人》：针五分，灸三壮。

《大成》：主手中风热，失志、心痛，目赤，支满，肘挛。实则心暴痛泻之，虚则头强补之。

杂说：血压高者泻足三里并内关，厥阴、少阴乃君火名位之分。故四总穴歌曰“胸部内关谋”。

7. 大陵穴 掌后骨下，两筋陷中，手厥阴心包络脉所注为俞土。大陵两侧骨高如丘，此穴居中，故名大陵穴。

《铜人》：针五分。

《素注》：针六分，留七呼，灸三壮。

《大成》：主热病汗不出，掌心热，肘臂挛痛，腋肿，善笑不休，烦心，心若悬针，心痛掌热，悲喜泣惊恐，目赤目黄，小便如血。

杂说：心烦意乱，喜怒无常，惊恐，虚补泻实即效。

8. 劳宫穴（一名五里，又名掌中穴） 滑氏曰：以今观之屈中指无名指两者之间为允。心包络经所溜为荥火。宫应心，包络脉主君神之位，有动必劳其掌与十指及心主之灵，故称劳宫穴。

《铜人》：屈无名指中指取之。

《资生》：屈中指取之。

《素注》：针三分，不留呼。

《明堂》：针二分，得气即泻，只一度，针过二度令人虚，禁灸。

《大成》：主中风善怒，悲笑不休，手痹，大小便血，衄血不止，气逆呕哕。

杂说：手厥阴和手少阳三焦为表里。精气散在三焦，三焦者“决渎之官”。劳宫有医心神无主输下之功。

9. 中冲穴 中指之端，白肉际处。中者中指之端，冲者入心主心包，络三阴注三焦，故名中冲穴。

《铜人》：针二分。

《大成》：主中风，血热，卒中。

杂说：癫狂、神志不清、失眠、气血虚弱者补之，即效。

手少阳三焦经

《灵枢·经脉》：三焦手少阳之脉，起于小指次指之端（间）。上贯肘，循臑外，上肩而交出足少阳之后，入缺盆，布膻中，散络心包，下膈属三焦。其支者，从缺盆上项系耳后，直上耳角，以屈下颊，至䪼。其支者，从耳后入耳中，出走耳前，过客主人（上关穴），交颊至目眦。

1. 关冲穴 手小指次指外侧，去爪甲如韭叶。手少阳三焦脉所出为井金。多气少血，亥时气血注此。少阴末端有少冲，厥阴末端为中冲，手少阳三焦经脉自关冲而上统三阴，下注三焦，调诸阴阳，阴平而阳泌，精神乃治，布全身气血之畅行，故名关冲穴。

《铜人》：针一分，留三呼，灸一壮。

《素注》：灸三壮。

《大成》：主喉痹喉闭，舌着口干，头痛霍乱，胸中气噎，不嗜食，臂肘痛不可举，目生翳膜，视物不明。

杂说：三焦者“决渎之官”，《内经》云：“受君火相之经气于三焦运行，行沛润之职。”故取关冲、液门或中渚治咽干奇效。

2. 液门穴 小指次指岐骨间陷中，握拳取之。手少阳三焦脉溜为荥水。手厥阴相火少阳三焦决渎之官，津液之本运行三焦，津液之门户，故名液门穴。

《铜人》：针二分，留二呼，灸三壮。

《大成》：主惊悸妄言，咽外肿，寒厥，手臂痛，不能自上下，痎疟寒热，目赤涩，头痛，暴得耳聋，齿龈痛。

杂说：耳聋耳鸣虚实有之，少阴虚则耳鸣，照海液门补之。实配听宫翳风而泻之。

3. 中渚穴 手小指次指本节后陷中，液门下 1 寸。手少阳三焦经所注为俞木。三焦虚补之。渚者水也少阳居中，故名中渚穴。

《铜人》：针三分，灸二壮，留二呼。

《明堂》：灸二壮。

《大成》：主热病汗不出，目眩头痛，耳聋，目生翳膜，久疟，咽肿，肘臂痛，手五指不得伸屈。

杂说：补中渚、泻睛明而目翳消。泻中渚、补耳门，耳自聪。皆以水济火之功。

4. 阳池穴（一名别阳） 手表腕上陷中，从指本节直摸到腕中心，手少阳对应三焦脉所过为原穴。阳者手阳面而陷中，继中渚之经气而上行，故名阳池穴。

《铜人》：针二分，禁灸。

《素注》：针二分，留六呼。

《大成》：主消渴，口干烦闷，寒疟，因折伤手腕，捉物不得。

杂说：阳池、大陵可治心烦口干舌燥。

5. 外关穴 腕后 2 寸，两骨间，与内关相对，手少阳络，别走手心主。包络三焦为表里，厥阴掌后 2 寸内关三焦经脉腕后 2 寸，内有内关，外自得命名外关穴也。

《铜人》：针三分，留七呼，灸三壮。

《明堂》：灸三壮。

《大成》：主耳聋，浑浑焞焞无闻，五指尽痛，不能握物。实则泻之，虚则补之，手臂不得伸屈。

杂说：补手诸阳之井，君火则明。补内外二关，阴阳平脉自通，手臂乃用。

6. 支沟穴（一名飞虎） 腕后臂外 3 寸，两骨间陷中。手少阳脉所行为经火。穴在尺骨桡骨之间而经气上行，其形如沟，故名支沟穴。

《铜人》：针三分，灸二七壮。

《明堂》：灸五壮。

《素注》：针二分，留七呼，灸五壮。

《大成》：热病汗不出，肩臂酸痛，胁腋痛，四肢不举，霍乱呕吐，口噤不开，暴喑不能言，心闷不已，卒心痛。

杂说：凡四肢不举，非中风也，欲举无力，而心怵怵者心主之疾，内关补之。包络、少阴心脉实一脏二名，心脉气血不通，肢不为用，内关一补能助三阴之精还阳于表，神志坚而气畅顺，故为救治之心得。

7. 会宗穴 腕后 3 寸空中，宗者本，始也，三焦经“决渎之官”，行水泉水道运行之职，居三阳之中，会三阳之经气，故名会宗穴。

《铜人》：禁针，灸五壮。

《大成》：主五痫，肌肤痛，耳聋。

杂说：此穴余从医五十余载，愚而守古训，以法治疾，未敢盲从，故此穴未用也。

8. 三阳络穴 三焦经居中，手太阳、阳明二经络此穴，故名三阳络穴。穴在臂上大交脉，支沟上 1 寸。

《铜人》：灸七壮，禁针。

《明堂》：灸五壮，禁针。

《大成》：主耳聋，四肢不欲动，暴喑哑。

杂说：术从上穴。

9. 四渎穴 穴在肘上 5 寸，前外廉陷中。三焦经脉始于关冲，至此言津、溪、池者亦有三：如液门乃津之意、中渚水流之象，阳池谓少阳之经气少则储、多则溢，促脉气之流畅。渎者：古人谓洪水曰渎，故名四渎穴名。

《铜人》：针六分，灸三壮。

《大成》：主暴气耳聋，牙齿痛。

杂说：用灸而不针为宜。

10. 天井穴 肘外大骨后肘上 1 寸。手少阳三焦脉所入为合土。三焦经行于此，润布全身，如井水泉泉流布周身，故天井穴。

《铜人》：灸三壮。

《素注》：针一寸，留七呼。

《明堂》：针二分，灸五壮。

《大成》：主心胸痛，咳嗽上气，短气不得语，唾浓，不嗜食，寒热凄凄不得卧。惊疾，瘛疭，五痫，风痹耳聋，嗌肿（注：耳中肿曰嗌）。喉痹汗出，目内眦肿，喉肿痛，耳后臑臂肘痛。捉物不得，嗜卧，仆伤腰髋痛。振寒颈项痛，悲伤不乐，脚气上攻。

杂说：臂不举，颈项痛不能转首，背胸引肋间痛，先取天井针之得气即出，再取肩贞得气下行出针，补中渚治以上诸疾速效。天井透肩贞从无用过，不敢妄言。

11. 清冷渊穴 肘上 2 寸，伸肘举臂取之。渊者深水不动，水清而澈，水不动自清冷，三焦者职沛润脏腑肢表百骸之功，其脉若液渚泉井，经气深，故名清冷渊穴。

《铜人》：针三分，灸三壮。

《大成》：主肩痹痛，臂臑不能举，不能带衣。

12. 消泺穴 肩下臂外间，腋斜肘分下。泺乃热灼之意，消泺实以水济火也，故名消泺穴。

《铜人》：针六分，灸三壮。

《素注》：针五分。

《明堂》：针三分。

《大成》：风痹，颈项强急，肿痛寒热，头痛，癫疾。

杂说：肘痛臑酸痛，消泺穴针下有热感，肘痛即消。

13. 臑会穴（一名臑交） 肩前廉，去肩头3寸宛宛中。手少阳、阳维之会。臑者肉也，肩下肉多曰会，又值少阳、阳维之会穴，故名臑会穴。

《铜人》：针七分，留十呼。

《素注》：针五分，灸五壮。

《大成》：主臂痛酸无力，痛不能举，肩肿，肩胛中痛，项瘿气瘤。

杂说：臑会、曲池配中冲，五指不屈须劳宫。中风偏瘫君应取，支沟补时更分明。

14. 肩髎穴 肩端臑陷中。举臂取之。髎骨之大缝曰髎，肩髎穴在肩骨后缝中，故名肩髎穴。

《铜人》：针三分，灸三壮。

《明堂》：灸五壮。

《大成》：主臂痛，臂重不能举。

杂说：肩髃、肩髎、秉风泻，治肩痛奇效。

15. 天髎穴 肩缺盆中，上毖骨陷中，须缺盆陷处，上有空，起肉上是穴。肩在人身之上端，髎乃骨缝，在上之髎，故名天髎穴。少阳、阳维之会。

《铜人》：针八分，灸三壮。

《铜人》：若误针陷处，伤人五脏，令人卒死。

《大成》：主心中烦闷，臂肩疼痛，缺盆中痛，汗不出，颈项急，寒热。

杂说：欲取此穴，深不过四分，伤肺则人闷倒。

16. 天牖穴 颈大筋外，缺盆上，天容后，天柱前，完骨下，发际上。三阴、三阳、任督二脉皆此处会而入巅，牖者窗也，明视而详各经络之分布交错，以示后人明察无误，故名天牖穴。

《铜人》：针一寸，不宜补，不宜灸，留七呼，灸即令人面眼合，先取譩譆，后取天池、天容即瘥。请君慎而谨，针下项动脉应留神。

《明堂》：针五分，得气即泻，泻尽更留三呼、泻三吸，不宜补。

《素注》：灸三壮。

《资生经》：宜灸一壮至三壮。

《大成》：主暴聋，目不明，耳不聪，夜梦颠倒，面青黄无颜色，头风面肿，项强不得回顾，目中痛。

17. 翳风穴 耳后尖角陷中，按之引耳中痛，《针经》云：先以铜钱二十文，令患咬之寻取穴中。翳者翼也，翳指耳膜薄而明，风乃声也，故名翳风穴。

《铜人》：针七分，留二呼，灸七壮。

《明堂》：灸三壮，针灸俱令人咬开口。

《大成》：主耳鸣耳聋，口眼歪斜，脱颔颊肿，口噤不开，不能言，口吃，牙车急，小儿喜欠。

杂说：翳风听宫治耳聋耳鸣。合谷、地仓、迎香、上下关补，针二分面颊热如火，口眼歪斜即正。

18. 瘈脉穴（又名资脉） 耳本后鸡足青络脉。瘈乃挛拘之象病也，而耳静脉挛而青，以象取名，故名瘈脉穴。

《铜人》：针一分，出血如豆不宜多出。

《大成》：主头风耳鸣，小儿惊癫瘛疭，惊痫，泄痢无时，眵瞢目睛不明。

杂说：此穴放血治目赤、肿痛速效。

19. 颅息穴 耳后间青络脉中。颅者头也，息乃休息，卧睡时穴在枕骨左右，转身枕无不接触此穴，故名颅息穴。

《铜人》：灸七壮，禁针。

《明堂》：针一分，灸三壮，不得多出血，出血多杀人。

《大成》：主耳鸣痛，喘息，小儿呕吐涎沫，瘛疭发痫，胸胁相引，身热头痛不得卧，耳肿及脓汁。

杂说：慎而取之，治偏头痛颇效。

20. 角孙穴 耳廓中间上，开口有空。手太阳、手少阳、足少阳之会。耳尖上即此穴，孙者细络也，故名角孙穴。

《铜人》：灸三壮。

《明堂》：针八分。

《大成》：主目生翳，齿龈痛肿，齿牙不能咀物，头项强。

杂说：吾取此穴针二分，治牙龈肿。

21. 丝竹空穴（一名目髎穴） 眉后陷中。手足少阳脉气所发。丝竹者音也，鸣也声也，齿嚼或叩齿有音，音入耳其声粗细皆响，故名丝竹空穴。空空有音也。

《铜人》：禁灸，灸之不幸，使人目小则盲，针三分，留三呼，宜泻不宜补。

《大成》：主目眩头痛，目赤、目视不明，恶风寒，风痫，目戴上不识人，眼睫毛倒，发狂吐涎沫，偏头痛。

杂说：风池、丝竹空、头维治偏头痛。

22. 耳和髎穴 耳前锐发下动脉中是穴，手少阳、足少阳、手太阳之脉之会。此穴处下颌骨颧骨耳骨之髎，多骨相连处，和乃相合也，故名耳和髎穴。

《铜人》：针七分，灸三壮。

《大成》：主头重痛，牙车急，颈颔肿，耳中嘈嘈，鼻涕，面风寒，瘛疭。

杂说：针和髎颊车，治噤口不开奇效。

23. 耳门穴 耳前起肉，耳缺陷中。耳门穴在耳前，其支者从耳后入耳内，从门入内，故名耳门穴。

《铜人》：针之分，留三呼，灸三壮。

《大成》：主耳鸣，耳生疮，耳聋，唇吻强。

杂说：针内庭颊车能医门牙之痛，针耳门听宫翳风，治耳聋鸣不虚。

足少阳胆经

《灵枢·经脉》：胆足少阳之脉，起于目外眦，上抵头角，下耳后，循经行手少阳之前，至肩上郄交出手少阳之后，入缺盆，其支者从耳后入耳中，出走耳前，至目锐眦后，其支者别锐眦下大迎，合于手少阳，抵于顴骨，下加颊车、下颌，合缺盆下胸中，贯膈络肝属胆，循胁里，出气冲，绕毛际，横入髀厌中；其直者从缺盆下腋，循胸，过季肋，下合髀厌中，以下循髀阳，出膝外廉，下外辅骨之前，直下抵绝骨之间，下出外踝之前，循足跗上，入小趾之间；其支者，别跗上，入大趾，循岐骨出其端，还贯入爪甲，出三毛。多气少血，子时气血此注。

1. 瞳子髎穴（一名小太阳，又名前关） 手太阳、手少阳、足少阳三脉之会。目外眦五分处。瞳子即俗称目中童人，外眦骨缝中，故名曰瞳子髎穴。

《铜人》：针三分。

《素注》：针三分，灸三壮。

《大成》：主目痒，翳膜白，青盲无见，头痛，喉闭。

杂说：头维配风池瞳子髎泻，治偏头痛及面中风颇效。

2. 听会穴 耳前陷中，上关下 1 寸，动脉宛宛中，张口得之。穴在耳，此处手足诸多会于此，穴治耳聋耳鸣之功，故名听会穴。

《铜人》：针三分，得气即泻不须补。

《明堂》：针三分，灸三壮。

《大成》：主耳聋耳鸣，牙车臼脱，风痹，中风口歪斜，半身不遂。

杂说：内庭、听会泻翳风泻，治耳鸣效佳。

3. 上关穴（一名客主人） 耳前骨上，张口取之。手少阳、足少阳、阳明之会。此穴得客主人之名何也？自古迄今其说不一，其他诸阳经会此谓之过客也。主者穴之定位也，穴处颌顴骨之间故名上关穴也。吾粗浅之见以骨定名而得之。

此穴诸著之考证禁针者多。

杂说：此穴慎之。不刺为宜故不叙治疗。

4. 颔厌穴 下颌骨俗曰下巴，穴处颞颥上廉，下颌骨动必引此处动，不厌其烦咀嚼，故名颔厌穴。

《铜人》：针七分，灸三壮。

《大成》：主偏头痛，目眩，惊痫，手蜷，项痛。

杂说：补合谷泻颔厌颊车，治下颌关节疼痛、肿及脱臼效果好。

5. 悬颅穴 曲周上，颞颥下廉，阳明、手少阳之会。悬者高处也，空而高曰悬，仰而视之乃见，穴在颅上，故名悬颅穴也。

《铜人》：针三分，灸三壮。

《明堂》：针二分。

《素注》：针三分，留七呼，深针令不闻。

杂说：深针则刺耳内膜，应谨慎而刺。

6. 悬厘穴 曲周上，颞颥下。手少阳、足少阳、阳明之会。悬者高也，厘者尺寸之小数也，常云毫厘之差，二穴相隔距小厘分之差，故名悬厘穴。

7. 曲鬓穴（一名曲发） 在耳前发际曲隅陷中，鼓颔有空。足少阳、太阳之会。穴在发际发角处，故名曲鬓穴。

《铜人》：针三分，灸七壮。

《大成》：主牙关紧，口噤不能开，头两角痛为巅风。

杂说：头角痛，两角皆痛少阳经病，药当用川芎。针则取风池、丝竹空泻。

8. 率谷穴 耳上入发际寸半陷者宛宛中。足少阳、太阳之会。

《铜人》：针三分，灸三壮。

《大成》：主膈痛，头角痛，胃寒，呕吐不止。

杂说：肝火旺则恶心呕吐，率谷中脘泻。

9. 天冲穴（一名天衢穴） 耳后发际2寸，耳上如前3分。足少阳、太阳之会。其穴通诸经络在头项四通八达，故名天冲穴。

《铜人》：灸七壮。

《素注》：针三分，灸三壮。

《大成》：主癫疾风痉，牙痛，头痛。

杂说：合谷、天冲、颊车泻治牙龈肿痛有效，针出即消。

10. 浮白穴 耳后入发际1寸。足少阳、太阳之会。胆经之气清，易上浮，白者清白之气，故名浮白穴。

《铜人》：针三分，灸七壮。

《大成》：主耳聋、耳鸣、齿痛、肩不举。

杂说：浮白、大杼泻治颈项痛头不得回顾。

11. 头窍阴穴（一名枕骨） 完骨上，枕骨下，动摇有空。足太阳、手少阳、足少阳之会。窍者巧之法也，穴在完骨、枕骨之间，阴用于足少阳经何也？足少阳络足太阳、手少阳、足少阳之会，别走三阴之故，故名头窍阴穴。

《铜人》：针三分，灸七壮。

《素注》：针三分，灸三壮。

《甲乙》：针四分，灸五壮。

《大成》：主四肢转筋，目痛，头项颔痛，耳鸣，舌本出血，汗不出，舌强胁痛。

杂说：窍阴穴泻，口苦咽干齿痛奇效。

12. 完骨穴 耳后入发际 4 分，足少阳、太阳之会。穴在完骨上，以头完骨取名，故名完骨穴。

《铜人》：针三分，灸七壮。

《素注》：针三分，留七呼，灸七壮。

《明堂》：针二分。

《大成》：主足痿失履不收，牙车急，颊肿，头面肿，颈项痛，头风耳后痛，口眼歪斜。

杂说：面中风久治不愈，眼闭合不全，口斜流涎完骨、地仓、内迎香均补，立效。

13. 本神穴 曲差旁 1.5 寸，耳后直上入发际 4 分。足少阳、阳维之会。目为神之窗，三阳经皆会于目，中有神庭与本神穴平，故名本神穴。

《铜人》：针三分，灸七壮。

《大成》：主惊癫吐沫，颈项强急痛，肋胸胁相引不得转侧，偏风。

杂说：欲转侧身难挛紧，还须阳陵风池泻曲池，轻刺井俞效果好，腰俞志室堪称奇。

14. 阳白穴 眉上 1 寸，直瞳子。手足阳明、手足少阳、阳维五脉之会。阳白穴位处五阳脉会，白者光明而亮也，指眼中神也，七情六欲眼神可献之，故名阳白穴。

《铜人》：针二分，灸三壮。

《素注》：针三分。

《大成》：主瞳子痒痛，目上视，远视不清，昏夜不见，目痛目眵，背痛寒栗，重衣不温。

杂说：少阳证，多寒热往来。吾于鸡西矿务局中医院时，外科主任医师张军长女眼皮下垂二次手术抽条未愈，其垂尤甚，求吾试治，取阳白、眉三针均补中渚泻，下垂即除，双眼闭开自如。求医者众，取治数十名皆愈。用君之心，行君意，穴位在，经不紊，脉有条理，补泻分明，针师之要也。

15. 头临泣穴 目上，直入发际5分。患者正睛取穴。足少阳、太阳阳维之会。

悲伤时有声曰哭，无声则泣，见风流泪曰风泪眼疾，鼻炎患者多流泪无声乃病态也。眼流泪眉动引此穴以动，形如哭而无声，故名头临泣穴。

《铜人》：针三分，留七呼。

《大成》：目眩，目生翳，目外眦痛。

杂说：此穴在首，故曰头临泣，足临泣在跗上，头脚有二临泣皆治眼疾。

16. 目窗穴 临泣后寸半，足少阳、阳维之会。目即眼也，窗透明而得向外观之，此穴治眼疾颇效，目疾可治如窗明亮也，故名目窗穴也。

《铜人》：针三分，灸五壮。三度刺令目大明。

《大成》：主治目痛，寒热汗不出，恶寒。

杂说：眼赤痛，角膜炎红肿，此穴放血数滴，眼赤消、肿散。

17. 正营穴 目窗后寸半。足少阳、阳维之会。人无病，目光营而荣荣，精神明亮也，眼无邪而正荣，目不斜视曰正，故名正营穴。

《铜人》：针三分，灸五壮。

《大成》：目眩瞑，头项偏痛，齿龈痛。

18. 承灵穴 正营后 1.5 寸。足少阳、阳维之会。

《铜人》《大成》：有灸治少壮，禁针。

杂说：灸不宜过五壮，多则目赤。

19. 脑空穴（一名颞颥穴） 承灵后 1.5 寸，侠玉枕骨下陷中。足少阳、阳维之会。脑为生人之灵魂，空乃佛家谓之空，实守神而不乱，思则不越其规，脑空之意是不去胡思乱想，故名脑空穴。

《铜人》：针五分，灸三壮。

《素注》：针四分。

《大成》：目瞑，心悸，鼻痛。

杂说：视物不明，头痛欲裂，配风池泻其效尤佳。

20. 风池穴 耳后颞颥后，脑空穴下，发际陷中。手少阳、阳维之会。穴与风府穴平，诸阳经之风疾头痛，外感之风寒头痛皆可取之，穴在耳后陷中，凹处如池，故名风池穴。

《铜人》：针七分，留七呼，灸七壮。

《素注》：针三至四分。

《明堂》：针三分。

《甲乙》：针一寸二分。灸七至百壮。

《大成》：主洒淅寒热，伤寒温病汗不出，目眩，偏正头痛，颈项如拔，头不能回顾。目内眦赤痛，中风，中风不语。

杂说：吾常以阴阳二跷、风池治中风偏瘫而得奇效。

21. 肩井穴（一名膊井） 肩上陷中，缺盆上大骨前1.5寸，当中指下陷中。足少阳、足阳明、阳维之会，连入五脏。穴在肩上陷中。井者四溢也，内连五脏六腑，外达周表，其经气如泉水，故名肩井穴。

《铜人》：针五分，灸五壮。

《大成》：主中风，气塞，涎上不语，气逆，妇人难产，坠胎后手足厥逆，头项痛，五痨七伤，肩臂痛。

杂说：诸家记述，肩井针深时闷倒，切不可过七分，不论肥瘦。乳少、乳闭，补三里泻肩井得气至乳房，立愈。

22. 渊腋穴（一名泉液） 腋下3寸宛宛中，举臂取之。此穴在天泉、极泉、天溪诸集会之处，水汇处曰渊，腋下多汗出，故名渊腋穴。

《铜人》：针四分，禁灸。

《明堂》：针三分。

《大成》：主寒热，刀马疡，臂不举，禁灸，灸之令人生肿蚀。

杂说：针下胸膜浅，容易刺伤，最好不针不灸。

23. 辄筋穴（一名神光，又名胆募穴） 腋下3寸，腹前1寸，三肋端。横直蔽骨旁7.5寸，平直两乳，侧卧屈上足取之，胆之募，足太阳、少阳之会。此穴乃少阳胆经之道路、经脉如道，穴如辄，腋下多筋之所，故名辄筋穴。

《铜人》：针六分，灸三壮。

《素注》：针七分。

《大成》：主胸中暴满不得卧，太息善悲小腹热，四肢不收。

杂说：内关辄筋均泻胁肋痛甚效。

24. 日月穴（一名光照） 期门下5分。足太阳、少阳、阳维之会。厥阴、少阳乃表里，肝属阴如月，胆属阳如日，肝胆相照，故名日月穴。

《铜人》：针七分，灸五壮。

《大成》：主太息善悲，小腹热欲走，言语不正，四肢不收。

杂说：肝胆不疏腹痛引胸胀满，多肝胆瘀砂结石之象，取肝胆二俞日月之均泻，止痛导石下颇效。

25. 京门穴（一名气俞，又名气府） 监骨下腰中季肋本夹脊。肾之募。京者古同原，京门穴肾之募，肾为先天之本，肾气溢全身，内润脏腑，为精气神之统帅，其气四起，故名京门穴。

《铜人》：针三分，灸三壮。

《大成》：主肠鸣，小肠痛，水道不利，小便痛急，肠鸣洞泄，腰痛不得俯仰。

杂说：腰背痛引腹中两肋间，肾俞京门灸百壮，针泻法。

26. 带脉穴 季肋下1.8寸，脐上2分，两旁各7寸。少阳、带脉二脉之会。

八脉其一，绕腰一圈如腰带，故名带脉穴。

《铜人》：针六分，灸五壮。

《大成》：主腰腹痛，溶溶如囊水壮，妇人小腹痛，里急后重，瘛疭，月事不调，赤白带下。

杂说：妇人带下腹痛，公孙泻、带脉补温灸一小时，痛立止。

27. 五枢穴　带脉下 3 寸，水道旁 5.5 寸。足少阳、带脉之会。枢者转也。会带脉环腰一周，五身长过半，故名五枢穴。

《铜人》：针一寸，灸五壮。

《明堂》：灸三壮。

《大成》：主男子寒疝，妇人赤白带下，里急瘛疭。

杂说：多灸治妇人带下速效。

28. 维道穴　章门下 5.5 寸，足少阳、带脉之会。少阳经与带脉也会于此穴，随带脉圈腰一圈，经脉之气行而无阻，故名维道穴。

《铜人》：针八分，留六呼，灸三壮。

《大成》：水肿，三焦不调。

杂说：三焦不畅，天枢气海须留灸，三里维道泻、背后俞穴更应取，针灸立时三焦调。

29. 居髎穴　章门下 8.3 寸，《素注》4.3 寸，监骨上陷中，足少阳、阳跷之会。穴在棘骨上，大骨之间，故名居髎穴。

《铜人》：针八分，留六呼，灸三壮。

《大成》：腰痛，引小腹痛，手臂不举。

杂说：后溪、居髎泻，治臂不举立效。

30. 环跳穴　髀枢中，伸下腿，屈上腿，以手摸穴，摇撼取之。足少阳、太阳之会，髀枢凹中其形如环，屈膝如跳状，故名环跳穴。

《铜人》：针一寸，灸五壮。

《素注》：针一寸，灸三壮。

《大成》：主冷风湿痹不仁，风疹遍身，半身不遂，腰胯痛蹇，膝不得伸缩。

杂说：昆仑、阳陵泉、环跳泻，坐骨至趾痛其效好，须泻委中配合穴。

31. 风市穴　膝上外廉两筋间，足少阴络，别走厥阴。中指尽处是穴，市者集汇也，故名风市穴。

《铜人》：针五分，灸五壮。

《大成》：主中风腿脚无力，全身痒，麻痹，历风痹。

杂说：风市穴顾名思义，诸经脉之风疾者皆疗。膝上麻木不仁，风市伏兔泻灸即愈。

32. 中渎穴 骨髀外膝上5寸，分肉间陷中，足少阳络别走厥阴，中者居其位，渎乃少阳之脉其气如渎，故名中渎穴。

《铜人》：针五分，灸七壮。

《大成》：攻痛上下，麻木不仁。

杂说：配风市治风湿肿痛、麻木不仁奇效。

33. 膝阳关穴（一名阳陵） 阳陵泉上3寸，犊鼻外陷中。关者膝之关也，阳乃少阳之脉，故名膝阳关穴。

《铜人》：针五分，禁灸。

《大成》：风痹不仁，膝不得屈。

杂说：风市、阳关、阳陵泉治风痹麻木不仁，须三至四度立效。

34. 阳陵泉穴 膝下1寸，胫外廉陷中，坐而取之。足少阳所入为合土。穴在腓骨缝中，阳少阳脉也，故阳陵泉对内侧阴陵泉，故名阳陵泉穴。

《铜人》：针六分，宜久留针。

《大成》：主膝伸屈不得，偏风半身不遂。

杂说：配阴陵泉犊鼻，治风湿肿痛尤效。

35. 阳交穴（一名阳别） 足外踝上7寸，斜属三阳分肉之间，阳维郄。少阳交会阳维脉，故名阳交穴。

《铜人》：针六分，灸三壮。

《大成》：膝痛，寒厥，寒痹，足不收。

杂说：阳交八风补治脚如冰、寒厥颇效。

36. 外丘穴 外踝上7寸，少阳所生，常取穴为踝上7寸，因位于外踝骨上故名外丘穴。

《铜人》：针三分，灸三壮。

《大成》：主颈项痛，恶风寒。

杂说：针后加温灸治肤痛特效。

37. 光明穴 外踝上5寸，足少阳之络，别走厥阴。阳经多疗目疾，肝开窍于目，二经皆能明目除眼疾，故名光明穴。

《铜人》：针六分，灸五壮。

《大成》：主热病汗不出，卒狂，胫酸痛。

杂说：光明后溪合谷均泻，热证汗即出。

38. 阳辅穴（一名分肉） 外踝上4寸辅骨前，绝骨端3分。穴在辅骨，故名阳辅穴。

《铜人》：针五分，灸三壮。

《素注》：针三分。

《大成》：主胸中，胁肋髀膝痛。

杂说：内关、阳辅泻，治胁肋痛奇效。

39. 悬钟穴（一名绝骨） 足外踝上 3 寸，动脉中。三阳经脉之大络。穴在腓胫二骨之间，未及二骨，故名绝骨穴。

《铜人》：针六分，灸五壮。

《大成》：主喉痹，颈项强，半身不遂，手足不归。

杂说：《难经》曰：髓会绝骨。《疏曰》：髓病治之。三阳诸疾可取。

40. 丘墟穴 足外踝下前陷骨缝中，去足临泣 3 寸。足少阳所过为原。

《铜人》：灸三壮。

《素注》：针三分。

《大成》：主目生翳，转筋，卒疝。

杂说：居髎丘墟泻治腰胯痛，立止痛。

41. 足临泣穴 足小趾次趾本节末陷中。足少阳所注为俞木。妇人乳汁溢，站立时滴跗，滴乳无声如泣，故名足临泣穴。

《铜人》：针二分，灸三壮。

《甲乙》：同上。

《大成》：支满，乳痈，目眩，胫酸。

杂说：补肩井泻足临泣治乳闭、乳少奇效。

42. 地五会穴 足少趾次趾本节末陷中，去侠溪 1 寸。足少阳所溜为荥。足为地，此穴三阳二阴脉之会处，故名地五会穴。

《铜人》：针一分，禁灸。

《大成》：主乳痈腋痛。

杂说：补肩井泻足临泣治乳闭、乳少奇效。

43. 侠溪穴 足小趾次趾岐骨间，本节前陷中。足少阳所溜为荥水。穴在二趾缝中，少阳如渎，故名侠溪穴。

《铜人》：针三分，灸三壮。

《大成》：主目外眦赤，目眩，耳聋。

杂说：口苦咽干舌燥唇裂，泻针三分，久留奇效。

44. 足窍阴穴 足小趾次趾外侧如韭叶（爪甲），足少阳所出为井金。少阳与厥阴表里，会小趾爪甲处，窍会也，故名为足窍阴穴。

《铜人》：针一分，留一呼。

《甲乙》：灸三壮。

《大成》：主口干舌强，耳聋，目赤，内眦赤肿，头痛。

杂说：灸窍阴能治厥阴经之头痛如裂。

足厥阴肝经

《灵枢·经脉》：肝足厥阴之脉，起于大趾从毛际，上循足背上廉，去内踝一寸，上踝八寸，交出太阴之后，上腘内廉，循阴股，入毛际，过阴器，抵小腹，挟胃属肝，络胆，上贯膈，布胁肋循喉咙之后、上入颃颡，连目系，上出额、于督脉会于巅。其支者，复从肝，别贯膈，上注肺。多血少气，丑时气血注此。

1. 大敦穴 足大趾端，去爪甲如韭叶，及三毛中。足厥阴肝脉所出为井木。敦者大而殷实也，足五趾大趾大而敦厚，故名大敦穴。

《铜人》：针三分，留十呼，灸三壮。

《大成》：主五淋，卒疝七疝，小便不噤，病在左刺右，病在右刺左。妇人血崩不止，阴中痛。

杂说：月经过多淋沥不断，少腹急痛，脉沉迟无力，宗气陷气不足。取脾俞补灸 30 分钟，隐白灸 10 ~ 20 分钟，崩漏大敦可用，不如隐白效快，脾统血也。

2. 行间穴 足大趾缝间，动脉应手陷中，足厥阴所溜为荥火。肝实则泻之。行者彳亍也，左右脚动则行，肝经脉行至此，故名行间穴。

《铜人》：针六分，留十呼，灸三壮。

《大成》：主呕吐，善怒，四肢逆冷，转筋，妇人小腹肿，经血过多，崩中，小儿惊风。

杂说：小儿惊风，身热抽风，灸大椎行间，热自消惊风散。

3. 太冲穴 足大趾本节后 2 寸。足厥阴肝脉所注为俞土。太者大也，冲言动脉行而有力，故名太冲穴，久病者此脉无则危矣。

《大成》：主心痛脉弦，腰引小腹痛，大便难，小便淋，女子漏下。

杂说：扭伤腰痛或腰酸痛，独取太冲得气至膝下，其痛立解。

4. 中封穴（一名悬泉） 足内踝骨前 1 寸。中封是厥阴居太阴、少阴之中，封者居也，厥阴脉过此占有之处，故名中封穴。

《铜人》：针四分，留三呼，灸七壮。

《大成》：小腹肿痛，五淋，痿厥失精，筋挛，阴缩入腹相引痛。

杂说：三阴交、中封、中极，泻治提睾症良效。针后多灸。

5. 蠡沟穴（一名交仪） 内踝上 5 寸，足少阴络，别走少阳。蠡者虫也，此穴针灸能除腹中蛔虫，沟者深也，肝经之气别走少阳则脉气深，故名蠡沟穴。

《铜人》：针二分，留三呼，灸七壮。

《大成》：主女子赤白带下，月水不调，男子气逆则睾丸引痛。

杂说：体癣重灸此穴有效。

6. 中都会穴（一名中郄穴） 内踝上 7 寸，与少阴脉相直。中者意同中封，都乃三阴经脉会于此，故名中都穴。

《铜人》：针三分，灸壮。

《大成》：肠癖，妇人崩中，产后恶露不止。

杂说：膝下痛肿，颈寒且酸其效甚好。

7. 膝关穴 犊鼻穴下 2 寸旁陷中。关乃必由之路门也，三阴三阳必由此上升下降，故名膝关穴。

《铜人》：针四分，灸五壮。

《大成》：主风痹，膝肿不得伸屈。喉中痛。

杂说：配犊鼻、血海治膝风肿特效。

8. 曲泉穴 膝股上内侧，屈膝横纹头是穴。足厥阴脉所入为合水。屈膝内侧凹处，故名曲泉穴。

《铜人》：针六分，留十呼，灸三壮。

《大成》：主少气，泄痢，关节痛，目视不明，筋挛。

杂说：委中配曲泉泻，治腰痛神效。

9. 阴包穴 膝上 4 寸处。股内廉，两筋间，蜷足取之。厥阴经络之阴，股内侧属阴，所谓包者乃指大肉也，故名阴包穴。

《大成》：主腰尻引小腹痛，遗尿。

杂说：三阴交、气海、阴包治尿频、尿急、遗尿奇效。

10. 足五里穴 气冲下3寸，阴股中，动脉应手。五里穴手厥阴劳宫一名五里、足厥阴又设五里，何也，厥阴手足互应之理，应五藏之数也，故名足五里穴。

《铜人》：针六分，灸三壮。

《大成》：主中满、风劳。

11. 阴廉穴 羊矢下，去气冲动脉 2 寸中。廉乃肉之隙也，内侧属阴，故名阴廉穴。

《铜人》：针七分，留三呼，灸七壮。

杂说：上有期门、章门，厥阴经此穴很少求之。

12. 章门穴（一名长平，又名胁髎） 大横外直季胁肋端。肘尖尽处是穴。厥阴之会。

《铜人》：针六分，灸百壮。

《素注》：针六分，灸三壮。

《明堂》：灸七壮至五百壮。

《大成》：主五藏六腑之疾，虚实寒热诸病。

杂说：东垣曰：气在于胃肠者，取足太阳、阳明不下者，取三里、章门。章门脾之募穴，取此应五藏之气血运行，不可轻视也。

13. 期门穴 直乳二肋间，乳旁1.5寸，肝之募，足厥阴、太阴、阴维之会。

杂说：此穴近日月少阳之气，肝胆之气如日月相照聚会于章门期门，期数也等候也，期待中清之气理三焦利六腑五藏之秽。欲释其意，而达其志，明穴意促其用，随天意达人愿而已矣。

督 脉

督是督纲之意，是阳经之总纲，统十四经之经气布行内外之运行。共二十七穴。起自尾闾长强穴，循脊上行命门大椎，上巅顶入百会，下龈交与任脉含。出承浆，走华盖抵膻中入神阙，下会阴与督脉接。任督合一，其形如环，阴阳和，精气生，定乾坤，统三阴，率三阳布行内外。

1. 长强穴（一名阴邪，又名厥骨） 任督相接如环无端，谓之长，经气行而不息曰强，故名长强穴也。

《铜人》：针三分，转针大痛为度。

《甲乙》：针二分，留七呼。

《明堂》：灸五壮。

《大成》：主治肠风下血，久痔瘘，腰脊痛，狂病，大小便难，头重，洞泄，五淋，疳蚀下部，惊痫，瘛疭，呕血，惊恐失精，瞻视不正，慎冷食，房劳。

杂说：小儿泻泄、惊痫针二分，灸十五分钟，其效尤佳。久痔瘘，洞泄体瘦者针二至三分，肥胖者针四至五分。配大肠俞灸半小时，有奇效。腰脊痛配大椎、灸命门其效尤佳。肠风下血配脾俞、八髎、天枢温灸一小时甚效。足少阴与足少阳，长强相会君莫忘，别走任脉督脉络，痔根截灸在长强。

2. 腰俞穴（一名背解，一名髓孔，一名腰柱，一名腰户） 二十一椎上。俞即腧字，俞乃输之变也。腰部诸经之枢轴，通达之意，如门枢，故名腰俞穴。

《铜人》：针八分，留三呼，泻五吸。灸七至七七壮。

《甲乙》：灸百壮，针三分。

《明堂》：灸三壮。

《大成》：主治腰髋腰脊痛，俯仰不得，温疟汗不出，足痹不仁，妇人月水闭，溺赤。

杂说：腰部转动不利，郁滞酸痛效佳。配八风、昆仑、照海、阳陵泉，治下肢痿证其效良好。配肾俞、关元、气海、三阴交针补温灸，治阳痿有奇效。

3. 腰阳关穴 十九椎上，平大肠俞。关者隘也，必由之路曰关，此穴与太阳膀胱经交会处，故名腰阳关穴。

《铜人》：针八分，留三呼，泻五吸。

《甲乙》：针三分。

《明堂》：灸七壮。

《大成》：主治膝外不可伸，风痹不仁，筋挛不行。

杂说：独灸阳关温下焦，虚寒腹泻病自消，针泻（治）胃经阳明燥，大灸梦遗并房劳（愈）。

4. 命门穴（又名属累） 十四椎下，前对任脉神阙穴（脐），两肾俞之间，足少阴经旁通。中医阴阳学说“肾为先天之本”，肾之门户，故命名命门穴。足少阴会督脉于命门（太阳根于至阴，结于命门穴《灵枢·根结》）。

《铜人》：针五分，灸三壮。

《甲乙》：针三分。

《明堂》：针五分，灸七壮。

《大成》：主治头痛如破，身热如火，汗不出，寒热疟，骨蒸五脏热。小儿发痫，张口摇头，角弓反张。

杂说：配志室、肾俞、委中、申脉与昆仑，治腰背酸痛奇效。少阴根结于命门，温灸志室滋肾阴，独灸命门治腹痛，对灸神阙治尿频。

5. 悬枢穴 自阳关至脊中仰卧空隙处，十三椎下，腰部转动之户枢，故名悬枢穴。

《铜人》：针三分，灸三壮。

《大成》：主治腰脊强不得伸屈，积气上下行，水谷不化，下利，腹中留积。

杂说：配内关、承山治背项强几几，不能伸屈（针承山感传委中，针内关感传肘），针泻立奏奇效。

6. 脊中穴（一名神宗，一名脊俞） 十一椎下，自大椎至尾闾二十二椎，其穴居中，故名脊中穴。

《铜人》：针五分，禁灸。

《大成》：主治风痫，黄疸腹满，不嗜食。五痔下血，下利，小儿脱肛。

杂说：配百会灸小儿脱肛有奇效。

7. 中枢穴 十一柱上、脊中十椎下，腰部前后左右转动之主轴，故名中枢穴。

杂说：配百会灸小儿脱肛有奇效。

8. 筋缩穴 九椎之下，平肝俞。肝藏血主筋，故名筋缩穴。

《铜人》：针五分，灸三壮。

《明堂》；灸七分。

《大成》：主治癫疾狂走，脊急强，上视、目瞪、痫病多言，心痛。

杂说：轻针筋缩配长强，拘急抽搐立弛张，久病不眠心欲狂，重泻肝俞入梦乡。

9. 至阳穴 七椎之下，至阳穴与膈俞平，膈上为上焦，诸阳会集之处，督为阳，至者极也达也，阳中之阳，故名至阳穴。

《铜人》：针五分，灸三壮。

《明堂》：灸七壮。

《大成》：主治腰脊痛，胃中寒气，不能食、胸胁支满，背中气上下行，腹中鸣，寒热解亦，淫泺胫酸，四肢重痛，少气难言，攻心痛。

杂说：祛病邪之阴，扶阳气之正，必先取此穴，治黄疸之要穴。

10. 灵台穴 六椎之下与心俞平，“心为君主之官，神明出焉”。《内经》曰：“灵台者，心也。”《庄子》曰：“故命名灵台也。”

《铜人》：缺治病。

《素问》：俗灸之，治喘不能卧，灸到即愈，禁针。

杂说：五十余载吾常配肺俞、大杼、秉风，治肩背拘急和哮喘有奇效。

11. 神道穴 五椎之上，与厥阴俞平，心主神，也藏神，督脉之气上下通达，故名神道穴。

《铜人》：禁针，灸七七壮。

《千金》：灸七壮。

《明堂》：针五分，灸三壮。

《大成》：主治伤寒发热，头痛，惊悸，牙车蹉，小儿惊风可灸七壮。

杂说：心悸蹉牙配心俞，小儿惊风配命门，百会百壮惊风好，百会灸法用艾条。

12. 身柱穴 三椎下，与肺俞平，人身立、卧、坐，其脊如柱而立，故名身柱穴。

《铜人》：针五分，灸百壮。

《明堂》：灸五壮。

《大成》：主治腰脊酸痛，小儿惊痫，心烦怒躁，癫病狂走。

杂说：中气下陷补此穴，气虚哮喘灸使安，督脉正气衰可灸，阴平阳泌神形宽。

13. 陶道穴 胸一椎下，与风门俞平。人项颈前后左右摇摆，自如灵活，督有陶道，任有璇玑佐证。陶道、璇玑是制陶器古代用的工具，前后转动灵活如颈首自如。制大陶器的机器叫陶道，制小陶器的机器叫璇玑。督脉为阳经之总纲，经气盛，神气足，阳气充盈，下龈交与任脉交璇玑之运行，下达会阴任督通，故命名陶道穴。

《铜人》：针五分，灸五壮。

《甲乙》：灸七七壮。

《大成》：主治疟疾寒热，洒淅，脊强，烦满，汗不出，头重，目瞑，瘛疭。

杂说：足太阳之会穴。

督脉之会足太阳，神志不清此穴当，洒洒淅淅灸九壮，伤风头重病可消。

14. 大椎穴 第一胸椎上，上接颈椎其节最大，故名大椎穴也。

《铜人》：针五分，灸五壮，留三呼，泻五吸，灸以年为壮。

《甲乙》：同上。

《大成》：主治肺胀胁满，呕吐上气，五劳七伤，乏力，温疟咳疟，气注背膊拘急，颈项强不得回顾，风劳食气，骨热，前齿燥。

杂说：医圣仲景曰：太阳与少阳并病，颈项强痛或眩冒，时如结胸心下痞鞕者，当刺大椎第一间。手足三阳会大椎，阳中之阳堪称最，调益诸阳精气血，退热欲汗补泻分。大椎配合谷、后溪补法，治盗汗有奇效。

15. 哑门穴（一名舌厌，一名舌横，一名暗门） 项后入发际五分处。

《甲乙》：“禁针灸，针灸令人哑”，故名哑门穴。

《素问》：灸之令人哑。

《铜人》：针二分，绕针八分，留三呼，泻五吸，泻尽更留针取之。禁灸，灸之令人哑。

《大成》：主治舌急不语，重舌，诸阳热气盛，衄血不止，寒热风哑。脊强反折，瘛疭、癫疾，头重风汗不出。

杂说：督脉阳维会哑门，更入舌系针莫深，失语之症泻得气，合谷天突应配全。

16. 风府穴（一名舌本） 在第一颈椎上，入发际 1 寸，与风池、翳风平。风邪传入之门户，腠理之关，内应三焦。因风起之疾，取此穴为主，故命名风府穴。

《铜人》：针三分，禁灸，灸之使人失音。

《明堂》：针四分，留三呼。

《素注》：针四分。

《大成》：主治中风，舌缓不语，振寒汗出，身重恶寒，头疼，项急不得回转，偏风，半身不遂。鼻衄，咽喉肿痛。伤寒狂走，欲自杀，目妄视。头中百病，黄疸。

杂说：足太阳督会阳维，头疼偏风配风池，身热恶寒泻大椎，魏武项急华佗医。

17. 脑户穴（一名合颅） 枕骨上，强间穴下 1 寸处。穴下即后脑大枕孔，入脑之门户，故命名脑户穴。是足太阳经、督脉之会穴。

《铜人》：禁针灸。

《素问》：刺脑户，入脑立死。

《明堂》：针三分。

《大成》：此穴针灸具不宜。

杂说：穴位针灸有禁忌，古传经验莫狐疑，风府哑门脑户穴，愿君谨慎莫蹉跎。

18. 强间穴（又名大羽） 后顶后 1.5 寸。后颅骨坚硬，穴置其上，故名强间穴。

《铜人》：针二寸，灸七壮。

《明堂》：灸五壮。

《大成》：主治头痛，目眩，呕吐涎沫，狂走不卧。

杂说：配百会、前顶、风池穴，治脑空有奇效。

19. 后顶穴（一名交冲） 百会后 1.5 寸，顶端也尖也。百会前 1.5 寸是前顶穴，3 寸百会居中巅峰之最，三穴均在巅顶，故名后顶穴。

《铜人》：针二分，灸五壮。

《素注》：针三分。

《明堂》：针三分。

《大成》：主治头痛项急，恶风寒，目眩，额颅上痛，历节汗出，头偏痛，痫发。

杂说：太阳经头痛配大椎，阳明经证头痛配百会、头维。少阳经证之头痛配百会、风池、丝竹空。

20. 百会穴（一名三阳，一名五会，一名巅上，一名天满） 穴在两耳尖直上发中央。诸阳经之总会，故命名百会穴。

《铜人》：针二分，灸七壮。

《甲乙》：针三分，灸五壮。

《大成》：主治头风中风，言语謇涩，口噤不开，半身不遂。心烦闷，心悸健忘，癫痫抽搐，角弓反张，脑重鼻塞，百病皆治。

杂说：手足三阳督脉之会。穴如繁星，百会如北斗，居三百六十穴之首。泻则阳经经气下降，补则阴经经气上行。故能调阴阳平泌，气血之储溢。

21. 前顶穴 囟会穴后 1.5 寸陷中，颅后有后顶，百会居中，故名前顶穴。

《铜人》：针一分，灸三壮。

《素注》：四分针。

《大成》：主治脑虚冷，饮酒过多，脑痛如裂，衄血，面赤暴肿，头肿，眩暝，惊悸，目呆。

杂说：幼儿囟会切莫取，每日灸治十分钟，七至十日，鼻炎顿消，脑清头不再痛。

22. 上星穴（一名神堂） 神庭后1寸。上星明如日月，神明之处，故名上星穴。

《铜人》：灸七壮，放血宣泄诸阳热气，无令上冲目。

《素注》：针三分，留六呼，灸七壮。

《大成》：主治面赤肿，头皮肿，头风，面虚，鼻中息肉，热病汗不出，目眩，目痛，口鼻出血不止。

杂说：上星百会配风池，诸般头痛神效奇，若配神庭鼻渊止，头痛项急配大杼。

23. 神庭穴 直鼻上入发际5分处。脑为神明之府，神者，智之渊也，故名神庭穴。

《铜人》：灸七至七七壮，禁针。

《素注》：灸三壮，禁针。

《大成》：主治吐舌，角弓反张，癫疾风痫，目上视，头风目眩，流涕不止，目泪出，寒热头痛，喘渴。

杂说：目肿目翳与目赤，上星百会前顶穴，细针轻刺配百会，以上之症立消失。

24. 素髎穴（又名面正） 鼻端准头处。素者白也，髎乃骨缝处，故名素髎穴。诸方阙治。

《大成》：主治多涕生疮，针一分。

杂说：配迎香穴针得气感治红鼻头。

25. 水沟穴（一名人中） 水沟中央，额下眉上为天，下唇至骸下为地，面部中为人，天、地、人三侯。人沟居水沟之中，故称为人中穴。手足阳明之会穴。

素注：针三分，灸三壮。

《铜人》：针四分，留五呼，得气即泻，针不用灸。

《大成》：主治消渴，饮水无度，水气遍身肿，面肿失笑无时，癫痫，中风口噤，牙关不开，卒中。

杂说：人中穴是督脉端，苏醒卒中神志还，手足阳明交会处，口眼喎斜医中风。

26. 兑端穴 唇赤肉中。端者尽头，端正也，故名兑端穴。兑为泽水。口内津液不绝，兑为口，为唇意也。

《铜人》：针二分，灸三壮。

《大成》：治同人中穴。

杂说：于上无异。

27. 龈交穴 唇内门牙端下上各一穴与任脉交，故命名龈交也。是任督足阳明之会穴。

《铜人》：针三分，灸三壮。

杂说：任督相接之要穴。针之治痔特效。

任 脉

任脉是奇经，统帅诸阴经络脏腑功能之运行。

《素问·骨空论》说："任脉起于中极之下，上毛际、循腹里上关元，至咽喉、上颐、循面入目。"

女子任者妊也，孕育之本也。二十四穴。

1. 会阴穴（又名屏翳） 是任脉之起源，也是冲脉的起处，冲脉行腹中与任脉并行。冲任二脉皆属阴，为阴脉之海，故名会阴穴。

《铜人》：灸三壮。

《指微》：禁针。

《素注》：针六分。主治：男子失精，女子赤白带下。

《大成》：卒死、溺死者针一寸。主阴中诸病，不得大小便。

杂说：男子前列腺肥大，会阴穴上五分行，阴茎左右轻点刺，术后方知有神功。女子禁针灸。

2. 曲骨穴 横骨上，中极下 1 寸，耻骨上凸，故名曲骨穴。

《铜人》：针二寸，灸七七壮。

《素注》：针六分，留七呼。

《大成》：针一寸。主治失精，五脏虚弱，虚乏冷极。小腹胀满，小便淋涩不通，疝，女子赤白带下。

杂说：任脉之会足厥阴，女子痛经配公孙，男子失精腰俞配，腰冷腹疼艾条灸，祛寒散冷有奇功。

3. 中极穴（一名玉泉，又名气原） 中极穴脐下 4 寸，关元下 1 寸。中极穴处是人体的一半，内应胞宫精室，人身之极处，故名中极穴。

《铜人》：针八分，留十呼得气即泻，灸百壮至三百壮。

《明堂》：针不及灸，日灸三七壮。

《大成》：针同《铜人》，灸百壮。

主治：冷气积聚，时上冲心，腹中热，脐下结块，阴汗水肿，阳气虚惫，小便频数，失精绝子，疝瘕。妇人产后恶露不行，胎衣不下，月事不调，血结成块，子门肿而不端，小腹苦寒，阴痒而热，阴痛。羸瘦寒热，转脬不得尿。妇人断续，四度针即有子。

杂说：膀胱之募在中极，足之三阴任脉会，女子寒极痛经症，能医男子虚劳病。

4. 关元穴 脐下 3 寸，阴阳元气之交会处，精气聚凝之所，养性之门户也。道家称此穴为玄关，诸气之海，故名关元穴。

《铜人》：针八分，留三呼，泻五吸，灸百壮。

《素注》：针一寸二分，留七呼，灸七壮。

《大成》：针一寸，灸百壮。

主治：积冷虚乏，腹绞痛，渐入阴中，发作无时，冷气结块痛，寒气入腹痛，失精白浊。溺血七疝，风眩头痛，转脬闭塞，小便不通，黄赤，劳热，五淋，泄痢。妇人带下，月事不通，胎漏下血，恶露不止。

杂说：足之三阴会关元，小肠之募在此间，妊娠两月勿针灸，堕胎不出针昆仑，羸瘦虚痨寒宜灸，多灸关元原气壮，人活百岁勿多忧。

5. 石门穴（一名利机、一名精露、一名丹田、一名命门） 脐下 2 寸，任者妊也，任主胞胎，女子针灸终无妊娠，石门之意紧固也，故命名石门穴。

《铜人》：灸二七壮至百壮。

《甲乙》：针八分，得气即泻。

《千金》：针五分。

《下经》：灸七壮。

《素注》：针六分，留七呼，妇人禁针灸，犯之绝子。

《大成》：主治伤寒，小便不利，泄痢不禁，小腹绞痛，阴囊入小腹，腹痛坚硬，卒疝绕脐，气淋血淋，小便黄，呕吐血，不食谷，谷不化。水肿，水气行皮肤，小腹皮敦敦然，气满。

杂说：三焦之募在石门，女子针后无妊娠，男子针灸勿需忌，迎随针泻任君拟。

6. 气海穴（一名脖胦，一名下盲） 脐下 1.5 寸，男子气纳脐下 3 寸，气海关元二穴之中曰丹田，任督二脉统领诸经之气归气海，名曰宗气，宗气生，气之川也，故名气海穴。

《铜人》：针八寸，灸百壮。

《甲乙》：针一寸，灸七七壮。

《千金》：针一寸，灸百壮。

《大成》：主治伤寒，饮水过多，腹胀满，气喘，心下痛。冷病面赤，脏虚气惫，真气不足，一切疾久不瘥，肌体羸瘦，四肢力弱，奔豚七疝，小肠膀胱肾余，癥瘕结块，状如覆杯，腹暴胀，按之不下，脐下冷气痛，中恶，脱阳欲死，阴证卵缩，四肢厥冷。大便不通，小便赤，卒心痛。崩中，赤白带下，月事不调，产后恶露不止，绕脐痛。闪着腰痛，小儿遗尿。

杂说：气海多灸壮元阳，虚劳成病二百壮，妇科之疾宜温灸，无病长灸助长生。

7. 阴交穴（一名横户） 脐下 1 寸。阴交穴是上中下三焦之募穴，任脉、足少阴经、冲脉皆属阴在此相会，故名阴交穴。

《铜人》：针八分，灸百壮。

《明堂》：灸不及针，日三七壮至百壮。

《大成》：主治气痛如刀搅，腹坚痛，下引阴中，不得小便，两丸骞，疝痛，阴汗湿痒，腰膝拘紧，脐下热，鼻出血。妇人血崩，月事不绝，带下，产后恶露不止，绕脐冷痛，绝子，阴痒。小儿陷囟。

杂说：三阴会后冲上行，上胸女子乳房丰，男上口角髭须生，气海阴交有同功。

8. 神阙穴（一名气舍） 脐当中。阙者宫殿也，神之处所。母之精气血通过脐带供胎儿先天之成长，母之胞腹如神宫，故名神阙穴也。

《铜人》：禁针，灸百壮。

《甲乙》：禁针，灸七壮。

《千金》：灸七七壮，禁针。

《素注》：灸七壮，禁针。

《大成》：主治中风不省人事，腹中冷痛。伤败脏腑，泄痢不止，水肿鼓胀，肠鸣如流水声，腹痛绕脐。小儿奶利不绝，脱肛，风痫，角弓反张。

杂说：神阙禁针宜多灸，上吐下泻隔盐灸，配穴天枢腹绞痛，抽搐反张承山救。

9. 水分穴（一名分水） 脐上 1 寸，下脘下 1 寸，穴当小肠下口，泌别清浊，水由肾入膀胱，而渣滓入大肠，故曰水分穴。

《铜人》：针八分，留三呼，泻五吸，水病灸大良。

《素注》：针一寸。

《明堂》：针五分，留三呼，灸七七壮至四百壮。

《资生》：灸七七壮，不针为是。

《大成》：主治水病，腹坚肿如鼓，转筋，不嗜食，肠胃虚胀，绕脐前冲心，腰脊急强，肠鸣壮如雷声，上冲心，小儿囟陷。

杂说：针泻阴陵灸水分，尿闭用后如有神，水病水分宜多灸，不针为上医者存。

10. 下脘穴 脐上 2 寸，建里下 1 寸，本穴处胃下口，大弯处，足太阴经之会穴，络胃。脘者弯也，故曰下脘穴。

《铜人》：针八分，留三呼，泻五吸，灸七七壮至二百壮。

《甲乙》：针一寸，灸二七壮。

《明堂》：针六分，灸百壮。

《大成》：主治脐下厥气动，腹坚硬，胃胀，羸瘦，腹痛，六腑气寒，谷不化，不嗜食，小便赤，痞块连脐上厥气动，日渐瘦，脉厥动，反胃。

杂说：任脉下脘会太阴，络胃上下升降门，宗气下陷灸为上，胃下垂时灸更良。

11. 建里穴（一名间里） 脐上 3 寸，中脘下 1 寸。

《灵枢》经云：胃有五窍，间里门户也，建者为初起之处，里者止也，到也，是谷水由胃下达之所，故名建里穴。

《铜人》：针五寸，留七呼，灸五壮。

《明堂》：针一寸二分。

《大成》：主治腹胀，身肿，心痛，上气，肠中痛，呕逆，不嗜食。

杂说：内关建里配三里，腹急暴痛呃逆止，胃寒呕酸建里灸，温灸百壮消疾忧。

12. 中脘穴（一名太仓） 上脘下 1 寸，脐上 4 寸。胃下口曰下脘，上口曰上脘，此乃胃中，故曰中脘也。中脘穴是手太阳、手少阳、足阳明任脉之会穴，是胃之募穴。

《难经》：腑会中脘。

《铜人》：针八分，留七呼，泻五吸，疾出针，灸二百壮。

《明堂》：日灸二七壮至四百壮。

《素注》：针一寸二分，灸七壮。

《大成》：主治五膈，喘息不止，腹暴胀。中恶，脾痛，饮食不进，翻胃，赤白痢，寒癖，气心痛。伏梁，心下如覆杯，心膨胀，面色萎黄。伤寒热不已，温疟先腹痛，先泻。霍乱，泻出不知，食饮不化，心痛，身寒，不可俯仰，气发噎。

杂说：胃之募穴六腑会，后天之本长寿胃，养生之道饮食慎，胃病能导元气亏。

东垣曰："气在于胃肠者，取之足太阴、足阳明，不下，取三里、章门、中脘。"又云："胃虚而致太阴无所禀者，与足阳明募穴中引导之。"

13. 上脘穴（一名胃脘） 脐上 5 寸，巨阙下 1 寸。穴处贲门，胃之上口处，故名上脘穴。上脘中脘属胃络脾，足阳明、手太阳、任脉之会。

《铜人》：针八分，灸百壮。

《素注》：针八分，灸二七壮至百壮。

《明下》：灸三壮。

《大成》：主治腹中雷鸣相逐、食不化，腹部刺痛，霍乱吐利，身热，汗不出，翻胃呕吐，食不下，腹胀气满，惊悸，痰多吐涎，奔豚，伏梁，三虫，卒心痛，风痫，黄疸，积聚坚大如盘，虚劳吐血。

杂说：呕吐反胃配百会，腹满肚胀三里随，腹中雷鸣天枢用，上下中脘肠胃通。

14. 巨阙穴 脐上6寸，鸠尾下1寸，巨阙穴乃心之募穴，募者聚也，会也，帘也。心藏神，神门守护之穴，直于剑突之下，剑名号巨阙。此穴如立剑护守心神，故命名巨阙穴。

《铜人》：针六分，留七呼，得气即泻，灸七七壮。

《甲乙》：灸七壮，针五分。

《大成》：主治胸满，瘛疭，霍乱，吐逆，痰饮，心痛。

杂说：三焦上焦为清腑，心之募穴神相护，呕吐不止涌泉配，吐止方知是奇术。

15. 鸠尾穴（一名尾翳，一名𩩲骭） 剑突骨下5分。鸠者布谷鸟也，停立时翼微张，其形如人之两肋骨，尾下垂如剑突，故名鸠尾穴。

《铜人》：禁灸，灸之令人少心力，大妙手方针，不然针取气多，令人夭。针三分，留呼五吸泻。

《明堂》：灸三壮。

《素注》：禁针灸。

《大成》：癫痫狂走，心中气闷，噫喘，心惊悸，少年房劳，短气少气。

杂说：双臂上举深吸气，膈肌上提莫差迟，短气气少气不畅，慢针疾出气顺当。

《灵枢》：膏之原，出于鸠尾。

16. 中庭穴 膻中下1.6寸陷中。步廊穴是足少阴经穴，穴在中庭两侧，廊者房前之长廊也，中庭乃古人宫殿之前门。膻中诸气之会，如气之宫殿，膻中之下穴，故名中庭穴。

《铜人》：针三分，灸七壮。

《明堂》：禁针灸。

《甲乙》：灸五壮。

《聚英》：灸七壮，针五分。

《大成》：主治噎塞，气短，呕吐食出，小儿吐奶。

杂说：中庭步廊三阴交，善治肾虚气短妙，小儿吐奶灸三壮，幼儿化食吐奶消。

17. 膻中穴（一名元儿） 玉堂下 1.6 寸。横量两乳中间陷中。是太阴（足）、少阴（足）、手太阳、手少阳、任脉之会穴。

《难经》：气会膻中。

《素注》：膻中为臣使之官。禁针灸。

《灵枢》：膻中者，君主之宫庭也。

《铜人》：禁针灸。又云灸五壮。

《明堂》：灸七壮，禁针。

《大成》：主治上气短气，噎气、嗝气，妇人乳汁少。

杂说：膻中灸治针肩井，乳少乳闭乳肿消，肩井得气乳头至，足上临泣见乳汁。

18. 玉堂穴（一名玉英） 紫宫下 1.6 寸。清洁高尚贵为玉，堂者正也，正气之所主，心之居也。阳之变，阴之象征也，故名玉堂穴。

《铜人》：灸五壮，针三分。

《大成》：主治喘息不止，心烦咳逆，呕吐寒痰。

杂说：玉堂先补泻内关，心悸心烦躁不安。脉见代脉今早搏，还需三里和内关。

19. 紫宫穴 华盖下 1.6 寸陷中。《内经》云：“紫气东来，以清以爽、以凉为主之处，引肾气上行会此穴。”《周易》云：“离为九紫。”离属心火，紫为阳极之色，红过为紫，紫是黯色，近黑，属阴，阴极乃饮水，水克火，变已也，故名紫宫穴。

《铜人》：针三分，灸七壮。

《明下》：灸七壮。

《大成》：主治胸胁支满，胸膺骨痛，饮食不下，呕逆上气，烦心，咳逆，吐血，唾如白胶。

杂说：紫宫属火离已过，水克火灭性属阴，此穴温补治虚咳，若泻中脘痰少多。

20. 华盖穴 璇玑下 1.6 寸处，肺居诸脏之上，其形如伞，帝王所之伞名曰华盖，肺心主，护神明之主，故名华盖穴。

《铜人》：针三分，灸五壮。

《素注》：灸七壮。

《明下》：灸五壮。

《大成》：主治喘急上气、喘逆哮嗽，喉咽肿痛，水浆不下，胸胁支满痛。

杂说：足少阴肾经之彧中穴平，彧者或也，气之盛也。离九之心火以坎一之肾水相济，则为阴平阳泌，精神乃治。胸满，气吐，华盖针五分配彧中补加内关其效尤佳。

21. 璇玑穴 天突穴下 1.6 寸。古代大陶器之曰陶道，制精器皿所用之机曰璇玑，督之陶道穴与璇玑穴前呼后应。璇玑穴如明珠，北斗星一二颗名曰璇玑，古代天文仪曰璇玑，也是珍珠之别名，璇玑穴应喉之发音意在明亮，故命名璇玑穴。

《铜人》：针三分，灸五壮。

《大成》：胸胁支满痛，咳逆上气，喉鸣喘不能言，喉痹，咽痛，水浆不下，胃有积。

杂说：喉痛咽痛哑音重，胸中气满苦胁痛，三分针法见神功，良医持针补泻明。

22. 天突穴（一名天瞿） 颈喉下 4 寸宛宛之中。胸曰天，腹曰地。胸腹而言：在上为天，在下为地。突者冲也，奔也，天突之意天之囱，故名天突穴。

《铜人》：针三分，留七呼，得气即泻。五脏之气，伤人短寿。

《明堂》：针一分，灸五壮。

《素注》：针一分，当三呼。

《大成》：主治气闭不畅，颈肿，哮喘。

杂说：天突脏气上下通，舌下拘急刺便应，喉中生疮少商配，三分之数莫深用。

23. 廉泉穴（一名舌本） 颈下结喉中央阴维、任脉之会穴。此穴内应舌下海泉。廉者濂也，气道滋之一津，食道济之一泽，源源不断为津，沛然曰泽，故名廉泉穴。

《铜人》：针三分，灸三壮。

《素注》：低针取之针一寸。

《大成》：主治舌下肿难言，口疮，舌根缩紧不食。

杂说：舌肿舌缩重舌症，针灸皆效应分明，民间重舌病多见，针出病愈人安宁。

24. 承浆穴（一名天池，又名悬浆，一名浆泉） 承受口中津液（左琼浆右玉液）升腭堂入舌本下咽，故名承浆穴。此穴是足阳明左右交叉、任督交会之穴。

《铜人》：灸七壮至七七壮，针三分。

《素注》：针二分，灸五壮。

《明堂》：针二分。

《大成》：主治偏风，中风，半身不遂，口眼歪斜，暴喑不言，口生疮。

杂说：此穴是交会之重穴，行任督周而复始之功、自强不息之能。任督五十有一穴，周而复始，如水之长流也。

二、

承门中医针灸宝典

师门秘旨

SHIMEN MIZHI

师门指针经八法秘语

（一）大周天经络指针手法

吾师在总结先师的“练指、练气手法”基础上研究创造了“大周天经络指针手法及大指爪经气激发及导气手法。《灵枢》所曰：手之三阴，从脏走手；手之三阳，从手走头；足之三阳，从头走足；足之三阴、从足走腹。”周而复始，如环无端。“大周天经络指针手法”能使十二经气血运行加速，通过此特殊手法能调控、激活及加速十二经脉营卫气血的流注，使需要一昼夜才能完成的经气子午流注一大周天的时间，缩短在 5 ~ 10 分钟内，并且能使经气旺盛、运行畅通、脏腑功能状态提升、四肢轻健。它还为下一步针灸创造了极佳的身体环境。尤其是对身体状况不佳的瘫痪、肌萎无力、慢性病、重症患者，更是绝好的保健治疗手段之一。

（二）局部大指爪经气激发及导气手法

在针灸之前，先检出痛位所在经络，然后循病症所在经络走向行指爪按切之，使经气旺盛，导气前行，促进病邪散之。首先，用左手或右手的指爪来探求“感应点”去确定穴位；其次，围绕病位，在其所在经络行局部大指爪经气激发及导气手法，使病位所在经脉气血通达，助散瘀消痛；再次，进针时能令气血得宣散，不伤于营卫，并使痛感减轻。

（三）苦练针功

行指法及针法时，一定要心静神清，注意力集中在大指、食指上，直贯指尖，透针尖，使指力刚中带柔直透经络穴位，使针一捻而直透肌肤。进针要迅捷，让患者痛觉不强烈时针已刺入（这要求医者要坚持练习指功和针功，此非一日二日所能做到完美，需要医者有吃苦耐劳的精神和持之以恒的态度）。

（四）用心诊病

吾师要求对待患者，要用心去洞察其病及其心，若先人所曰：“心无外慕，如待贵人，不知日暮。”这样才能使针随心行，心随针行，产生感应和经气传达到病所的作用。另外，轻轻提插捻动针时，还要注意暗示针感酸麻的传达方向及去所。

（五）用针技巧

吾师之用针宜细不宜粗，多在 0.2 ~ 0.25 厘米，长度宜短不宜长（除特殊穴位需深刺外），多用 1 寸针，进针时宜浅不宜深，多针 2 ~ 5 分，行针时多用轻微疼痛的疏导法。例如，首先凝神静气，轻轻捻动针柄，缓缓提出针身些许，约经片刻，若无明显酸麻针感，再针深入少许；若仍无针感，则再提出少许，几次深入浅出的捻转，一般都可得气。若无得气，则艾灸之。

（六）进针绝招

进针时，左手大指腹按在远端取穴的穴位前或后（以穴位为中间，按压在“病所”对应的离穴 1 寸左右的位置），促进针感向病变部位传导，达“气至病所”之妙。吾师多擅用原穴、俞穴、合穴、会穴，以达行气之功。此法与《针赋》所曰“按之在前，使气在后；按之在后，使气在前”相吻合。

（七）补泻针法

吾师云：进针时多取疏导法即可。若需补泻手法，则参考师门补泻针法。

补法：进针得气后，将针柄轻轻捻动，由浅入深，缓缓插入，三捻三进后一退，进速而退缓，指上不用力，此为补法要诀。《针灸大成》中所谓“慢提紧按”即是指此。例如，针 1 寸，使用补法，针尖退到 5 分深处，一捻而进分余，再捻而又进分余，三捻共进四分余，此为三捻三进，于是又一捻而缓缓退至 5 分深处，再三捻三进，再一捻而退至 5 分处。要求医者、患者皆要精神集中，全神贯注，以使患者感到针感异常舒适为佳。一般有 2 分钟的捻进缓退就可以出针了。

泻法：要求指力要重，提插要快而有力，由深而浅。正如《针灸大成》所谓“紧提慢按”。例如：针一寸，由一寸的深度，一捻而提上分余，二捻而又提上分余，三捻共提上 5 分，复一捻而深至原位，反复行针之。医者、患者皆要全神贯注，使针处有强烈的酸麻感，有 2 分钟的三退三捻，就可以出针。

（八）接气法

吾师在接气法上对历代针灸各家的理论有很深的研究。吾师行针特点：进针浅，运针快，针到气行，气到针行，善于循经接气运针。为使“气致病所”的感应传达增强，循经远端取穴的前提下，沿经络与病所之间选 1 ~ 3 处大穴（多为原、会、合穴）针之，依次轻捻转，使气前行，直到“气至病所”以达循经接气之妙。

吾师还惯用《卫生宝鉴》大接经法治疗中风偏瘫、脑萎缩、重症肌无力等病。它是指刺十二井穴，从阳引阴或从阴引阳，能大大调畅十二经气血，沟通气血交接，改善全身气血运行，振奋周身气机。

另外，还常用上下、左右、表里接经法。上下接经法是指刺同名阳经的根、溜、入穴及同位穴、对应穴，使经气上下贯通。左右接经法是指刺本经起止穴的方法。表里接经法是指原络穴同刺的方法。

吾师行针后喜用灸术，借艾火的温热，行气通经，一使“气至病所”之气更旺盛；二使“病所”瘀邪消散，气血通达。

总结之，吾师继承并发展了指法、针法、灸法的独到应用，巧妙地把它们组合在一起，发挥各自的长处，使许多疾病（尤其一些复杂难治疾病）都能简单快捷地得以解决。

下手八法口诀（《针灸大成》）

1. 揣 揣而寻之。凡点穴，以手揣摸其处，在阳部筋骨之侧，陷者为真。在阴部郄腘之间，动脉相应。其肉厚薄，或伸或屈，或平或直，以法取之，按而正之，以大指爪切掐其穴，于中庶得进退，方有准也。《难经》曰：刺荣毋伤卫，刺卫毋伤荣。

又曰：刺荣无伤卫者，乃掐按其穴，令气散，以针而刺，是不伤其卫气也。刺卫无伤荣者，乃撮起其穴，以针卧而刺之，是不伤其荣血也。此乃阴阳补泻之大法也。

2. 爪 爪而下之，此则《针赋》曰：左手重而切按，欲令气血得以宣散，是不伤于荣卫也。右手轻而徐入，欲不痛之因，此乃下针之秘法也。

3. 搓 搓而转者，如搓线之貌，勿转太紧，转者左补右泻，以大指次指相合，大指往上，进为之左（补），大指往下，退为之右（泻），此则迎随之法也。故经曰：迎夺右而泻凉，随济左而补暖。此则左右补泻之大法也。

4. 弹 弹而努之，此则先弹针头，待气至，却退一豆许，先浅而后深，自外推内，补针之法也。

5. 摇 摇而伸之，此乃先摇动针头，待气至，却退一豆许，乃先深而后浅，自内引外，泻针之法也。

6. 扪 扪而闭之。经曰：凡补必扪而出之。故补欲出针时，就扪闭其穴，不令气出，使血气不泄，乃为真补。

7. 循 循而通之。经曰：凡泻针，必以手指于穴上四旁循之，使令气血宣散，方可下针，故出针时，不闭其穴，乃为真泻。此提按补泻之法，男女补泻，左右反用。

8. 捻 捻者，治上大指向外捻，治下大指向内捻。外捻者令气向上而治病，内捻者令气向下而治病。如出针，内捻者令气行至病所，外捻者令邪气至针下而出也。此下手八法口诀也。

运针不痛心法（《承氏》）

（一）养气

紫云上人曰：运针不痛，端赖养气；养气不足，其功不著。养气之道，寅时起身，端坐蒲团，两足盘起，手按膝上，腰直胸挺，口闭目垂，一如入定，无思无虑，一心数息，自一至百，反复无间，行之卯时，振衣始已。积日累月，不息不问，气足神旺，百邪不侵。

注：此为佛家静坐法。静坐最能养气，一呼一吸，是为一息。数息者，数呼吸之气，使意念一致，心神合一也。静坐不必拘于蒲团，亦不必一定盘膝，亦不必一定在寅时。清晨晚间，于寂静之处，无喧哗之所，铺位椅凳，皆可行之。唯须回避迎面之风。腰直胸挺，口闭目垂数息，三者不可缺一。腰直胸挺则身端正，肺张腹满。目垂内视，则外物不乱其心。口闭不张，则冷气不侵，吸之以鼻，呼之以口，宜徐宜缓，愈缓愈妙。以数计之，心神合一。久久行之，腹部充实，气力倍增，邪无从侵矣。

（二）练指

紫云上人曰：养气之外，又须练指，运针不痛，指力最重。练指之法，用纸簿一，悬挂壁间，静坐片时，运气于指，持针刺之，心注于针，目射于纸，日刺千下，久行不辍，指力充实，可以用矣。

注：运针不痛在于指力，试观奇人异士，手指所注，金石为穿，力也，亦气也。然气不充实，则指力亦不足。气充者则易为力。故先养其气，后练其指。二者互习，积久弥彰。紫云上人用纸簿悬于壁间行之，尚有窒碍。愚经二三月之练习，经数次之变更，以下述之法练习为较易。以二寸方厚之木条，装成一方架，其大小适合一粗草纸，四角插入四寸长尖钉，即以粗草纸绷上三四张，悬挂壁间，高与肩齐。木架凭壁，纸面向外，即用右手拇食二指，持针刺入之。刺入之时，以针尖点于纸面，二指捻动，疾行刺入。往返练习，觉手指无须用力，即可一刺而入，再加一二纸。久久行之，依次递加。满一寸厚，而能不须用力捻入者，指力功候已到，可以出而问世矣。

（三）理针

紫云上人曰：欲善其事，必利其器。气养已足，指力已充，针不锐利，无补于功。针须圆浑，光滑而润，由粗而细，其端锐利，摩之擦之，药之煮之，不厌其烦，斯为上乘。

注：工欲善其事，必先利其器。用针疗疾，针丝不可不慎择。针有损伤，粗细不匀，尖钝或毛，不仅令人剧痛，复有折断之虞。故择针宜慎。粗细均匀，针锋锐利，针身圆浑，无锈蚀，不弯曲。选择已过，再以煮针法制之，日用粗纸摩擦数次，则圆润滑利，用之应手矣。

（四）手法

紫云上人曰：刀割针刺，人皆知痛，病者临针，已存畏心，先为解释，以安其惊。揉掐其穴，使其麻木。手若握虎，势如擒龙，以针点穴，疾刺而入，至其分寸，稍停捻拨，不痛针法，能事已毕。

注：刀割针刺，人皆知痛楚。病人求针，实出不得已。针本不甚痛，而病者心中总存痛念。幻由心造，先入为主，已有明训。不痛似痛，痛则更痛，故于临针之时，解释无痛，以安其心。于应针之穴，用爪甲揉掐，使皮肤麻木，然后借针之锐利，指之练力，一刺而入达应入之分寸而止。停针不动，病者绝不觉痛，乃渐行捻拨之法，动补泻之功，只觉酸楚，不知有痛，医者之能事毕矣。

注释十四经特定穴

特定穴，是指十四经穴中具有代表性，并有同类称号的腧穴，或称类穴。包括四肢部的五输穴、原穴、络穴、郄穴、头身部的脏腑俞、募穴以及交会穴等。特定穴主治规律强、运用范围广，在临床应用中具有重要意义。

（一）五输穴

五输穴，是十二经脉各经分布于肘膝关节以下的5个重要腧穴，即井、荥、输、经、合。并以水流大小的不同名称命名，比喻各经脉气自四肢末端向上，像水流一样由小到大、由浅入深的特点。

井：指地下泉水初出，微小而浅。杨玄操《难经》注："山谷之中，泉水初出之处名之曰井，井者主出之义也。"多用于昏迷、厥证。井穴是十二经脉之"根"，阴阳经脉之气相交之所，有疏通气血、开窍醒神、泄热清神作用。

荥：指小水成流。《说文解字》："荥，绝小水也。"杨上善《明堂》注："水溢为荥，谓十二经脉从指出已，流溢此处，故名为荥。"主要用于清泄各经热证，阳经主外热，阴经主内热。

输：指水流渐大可输送、灌注。《说文解字》："输，委输也。"杨上善《太素》注："输，送致聚也。《难经·八十一难》曰：五藏输者，三焦行气之所留止。故肺气与三焦之气送致聚于此处，故名为输也。"位于腕踝关节附近，阳经输穴主治各经痛症及循经远道病症；阴经输穴即各经原穴，主治及反应所属脏器病症。

经：指水流行经较直、较长。《尔雅·释水》："直波曰经。"杨上善《太素》注："经。常也。水大流注，不绝为常。血气流注此，徐行不绝，为之常也。"主要用于循经远道取穴，临床并不常用于寒热喘咳病症。

合：指水流汇合入深。杨上善《太素》注："如水出井以至海为合，脉出指井，至此合于本藏之气，故名为合。"阴经合穴用于胸部及腹部病症；足阳经合穴主要用于腑病，手阳经合穴多用于外经病症（表1）。

表1 井、荥、输、原、经、合穴位表

输穴	肺	大肠	胃	脾	心	小肠	膀胱	肾	心包	三焦	胆	肝
井	少商	商阳	厉兑	隐白	少冲	少泽	至阴	涌泉	中冲	关冲	窍阴	大敦
荥	鱼际	二间	内庭	大都	少府	前谷	通谷	然谷	劳宫	液门	侠溪	行间
输	太渊	三间	陷谷	太白	神门	后溪	束骨	太溪	大陵	中渚	足临泣	太冲
原	太渊	合谷	冲阳	太白	神门	腕骨	京骨	太溪	大陵	阳池	丘墟	太冲
经	经渠	阳溪	解溪	商丘	灵道	阳谷	昆仑	复溜	间使	支沟	阳辅	中封
合	尺泽	曲池	足三里	阴陵泉	少海	小海	委中	阴谷	曲泽	天井	阳陵泉	曲泉

附：下合穴

六腑中，胃、膀胱、胆属足三阳经，各有合穴；大肠、小肠、三焦属于三阳经，因其腑位于腹部，应合下肢，故于手阳经各有其经的合穴外，在有关的足阳经上各有其府的下合穴，总称为“六府下合”或“六府下俞”。

大肠、小肠皆承受从胃腑传化而来的水谷之气，属于胃，所以它们的下合穴（上巨虚、下巨虚）同在足阳明胃经上。

三焦水道出于膀胱，参与水液的调节，故它的下合穴列于足太阳膀胱经（委阳）上。

六府下合穴在临床上治疗腑证疗效显著，故有“荥输治外经，合治内府”之说。

（二）原穴

三焦行于诸阳，故置一俞曰原。原穴是原气输注留止之处，三焦为水谷之道路、原气之别使。针刺原穴擅能激发三焦的原气，通行三气，振奋五脏六腑功能。

按《难经》云：五脏六腑之有病者，皆取其原。若肝经病，于本经原穴（太冲）刺一针：若胆经病，于本经原穴（丘墟）刺一针；若心经病，于本经原穴（神门）刺一针；若小肠经病，于本经原穴（腕骨）刺一针；若脾经病，于本经原穴（太白）刺一针；若胃经病，于本经原穴（冲阳）刺一针；若肺经病，于本经原穴（太原）刺一针；若大肠经病，于本经原穴（合谷）刺一针；若肾经病，于本经原穴（太溪）刺一针；若膀胱经病，于本经原穴（京骨）刺一针。原穴在具体应用时，还可与其他腧穴相配伍。常用的配伍方法有脏、腑原穴相配，原、络相配，原、俞相配，原、合相配等。

（三）络穴

络穴，是络脉在本经分出部位的腧穴。十二经脉的络穴位于四肢部肘膝关节以下；任脉络发于鸠尾，督脉络发于长强，脾之大络出于大包，合称十五络穴（表2）。

络穴可以主治本络病候。十五络脉各有所主病症，凡络脉脉气发生异常的症候表现，一般均可选本络络穴治疗。

由于十二经脉的络脉分别走向与之相表里的经脉，故络穴又可治疗表里两经的病症。少数络脉还深入到内脏，如足太阴络“入络肠胃”，手少阴络“入于心中”。这种联系不仅表明该络脉与内脏在生理功能上的联系，而且还直接表明了该络穴的主治所及。

表2　十五络穴表

经脉	肺	大肠	胃	脾	心	小肠	膀胱	肾	心包	三焦	胆	肝	任	督	脾之大络
络穴	列缺	偏历	丰隆	公孙	通里	支正	飞扬	大钟	内关	外关	光明	蠡沟	鸠尾	长强	大包

（四）郄穴

郄穴，是经脉气血深聚之处。“郄”有孔郄之意。郄穴共有十六个，十二经、阴维、阳维、阴跷、阳跷各有一郄穴。每一郄穴，都是该经脉中血气最多的部位。所以，郄穴最适于经气的激发和泻实，具有输导经气，调和脏腑功能的作用（表3)。

临床急性病症多以郄穴为主配方。其中阳经郄穴擅治急性疼痛疾病、气形两伤，如肝胆湿热所致的急性胆囊炎疼痛，取胆经的外丘；风寒犯胃引起的胃痉挛疼痛，取胃经的梁丘等；而阴经之郄穴擅治血症，如肺经郄穴孔最，治疗咯血；脾经郄穴地机，治疗月经不调等。当脏腑发生病变时，亦常在相应的郄穴产生疼痛、酸胀及反应物，临床常用作诊断疾病的参考。

表3　十六郄穴表

经脉	手太阴	手阳明	足阳明	足太阴	手少阴	手太阳	足太阳	足少阴	手厥阴	手少阳	足少阳	足厥阴	阴跷	阳跷	阴维	阳维
郄穴	孔最	温溜	梁丘	地机	阴郄	养老	金门	水泉	郄门	会宗	外丘	中都	交信	跗阳	筑宾	阳交

（五）俞、募穴

俞、募穴是五脏六腑之气输注聚集于背腰和胸腹部的代表穴（表4)。

俞穴位于背腰部，故又称背俞穴。背俞穴全部分布于背部足太阳膀胱经第一侧线，即后正中线旁开 1.5 寸，募穴位于胸腹部，故又称腹募穴，其位置大体与脏腑所在部位相对应。

俞、募穴是脏腑之气所输注、结聚的部位，最能反映脏腑功能的盛衰，故可用于诊治相应脏腑的疾病。俞、募穴局部出现的各种异常反应如敏感、压痛、结节、凹陷、出血点、丘疹及温度、电阻变化等，常被用来诊察相应的脏腑病症。如肺病患者肺俞穴常有压痛；气管炎患者膻中穴多有压痛；肾俞穴出现结节、压痛者，常可辅助诊断泌尿系统疾病。

由于阴阳经络，气相交贯，脏腑腹背，气相通应，阴病行阳，阳病行阴。因此在治疗时应从阴引阳，从阳引阴，即属于阴性的病症（脏病、寒证、虚证），可以取治位于阳分（背部）的背俞穴；属于阳性的病症（腑病、热病、实证），可以取治位于阴分（胸腹部）的募穴。

表4　俞、募配穴表

胆	胆俞	日月	胃	胃俞	中脘
脾	脾俞	章门	三焦	三焦俞	石门
肾	肾俞	京门	小肠	小肠俞	关元
大肠	大肠俞	天枢	膀胱	膀胱俞	中极

（六）八会穴

八会穴，是《难经》提出的脏、腑、筋、脉、气、血、骨、髓八者精气会聚的腧穴，此八穴在其原有功能基础上，还有着及其特殊的意义，如：

脏会章门，章门为脾之募穴，五脏皆禀于脾，故为脏会；

腑会中脘，中脘为胃之募穴，六腑皆禀于胃，故为腑会；

气会膻中，膻中位于两乳之间，内为肺，诸气皆属于肺，故为气会；

血会膈俞，心主血，肝藏血，膈俞位居心俞之下，肝俞之上，故为血会；

筋会阳陵泉，阳陵泉位于膝下，膝者筋之府；又为胆之合穴，胆合肝，肝主筋，故为筋会；

脉会太渊，太渊属肺，位于寸口，肺朝百脉，寸口为脉之大会，故为脉会；

骨会大杼，大杼位于项后第1胸椎棘突旁，其上大椎又名杼骨，诸骨皆会于此处，故为骨会；

髓会绝骨（悬钟），绝骨属胆经，胆主骨所生病，骨生髓，故为髓会。

八会穴的临床应用一般各以其会取治，如“血会膈俞”，凡咳血、咯血、吐血、血崩等血证均可取膈俞治疗；“腑会中脘”，六腑病证如胃痛，霍乱吐泻等均可取之中脘。

（七）八脉交会穴

八脉交会穴是通向奇经八脉的8个经穴或络穴，又称交经八穴、流注八穴，均分布于四肢肘膝关节以下，与上述特定穴互有重合。八脉交会穴除能治疗本经病症外，还能治疗与之相通的奇经八脉的病症。八穴中，列缺、公孙、内关、外关原为络穴，可表里同治；后溪、足临泣原为输穴，可主体重节痛；而申脉、照海又分出阴阳跷脉，临床应用广泛，被金元时期窦汉卿《标幽赋》推举为“针道之要”（表5）。

表5 八脉交会穴配灵龟八法表

八穴	经属	通八脉	会合部位
公孙（父）	足太阴	冲脉（乾）	胃、心、胸
内关（母）	手厥阴	阴维（艮）	
外关（女）	手少阳	阳维（震）	目外眦、颊、颈、耳后、肩
足临泣（男）	足少阳	带脉（巽）	
后溪（夫）	手太阳	督脉（兑）	目内眦、颈、耳、肩胛
申脉（妻）	足太阳	阳跷（坎）	
列缺（主）	手太阴	任脉（离）	胸、肺、膈、喉咙
照海（客）	足少阴	阴跷（坤）	

师门浅注脏腑井荥输经合主治

井之所治，不以五脏六腑，皆主心下满（心胸满闷）。荥之所治，不以五脏六腑，皆主身热（发热、热病）。俞之所治，不以五脏六腑，皆主体重节痛（肢体骨节酸重疼痛）。经之所治，不以五脏六腑，皆主喘嗽寒热。合之所治，不以五脏六腑，皆主逆气而泄（气逆发热或泄痢）。

凡弦脉，病人善洁（胆为清净之府故耳），面青善怒，口苦、目眩、耳鸣、惊悸、胸胁胀满，属胆经之病者：若心下满，当刺足窍阴（井），身热当刺侠溪（荥），体重节痛刺临泣（俞），喘嗽寒热刺阳辅（经），逆气而泄刺阳陵泉（合），又总刺丘墟（原）。

凡弦脉，病人胸满淋溲，便难，转筋，四肢满闭，脐左有动气，属肝经之病者：若心下满刺大敦（井），身热刺行间（荥），体重节痛刺太冲（俞、原），喘嗽寒热刺中封（经），逆气而泄刺曲泉（合）。

凡浮洪脉，病人面赤，口干喜笑，属小肠经之病者：若心下满刺少泽（井），身热刺前谷（荥），体重节痛刺后溪（俞），喘嗽寒热刺阳谷（经），逆气而泄刺小海（合），又总刺腕骨（原）。

凡浮洪脉，病人烦心，心痛，掌中热，脐上有动气，属心经之病者：若心下满刺少冲（井），身热刺少府（荥），体重节痛刺神门（俞、原），喘嗽寒热刺灵道（经），逆气而泄刺少海（合）。

凡浮缓脉，病人面黄，善噫，善思，善沫，身前热甚，鼻齿痛、鼻衄、颈肿，属胃经之病者：若心下满刺厉兑（井），身热刺内庭（荥），体重节痛刺陷谷（俞），喘嗽寒热刺解溪（经），逆气而泄刺足三里（合），又总刺冲阳（原）。

凡浮缓脉，病人腹胀满，食不消，体重节痛，怠惰嗜卧，四肢不收，当脐有动气，按之牢若痛，属脾经之病者：若心下满刺隐白（井），身热刺大都（荥），体重节痛刺太白（俞、原），喘嗽寒热刺商丘（经），逆气而泄刺阴陵泉（合）。

凡浮脉，病人面白，善嚏，悲愁不乐欲哭，目黄、齿痛、口干、颈痛、鼻衄、便秘，属大肠经之病者：若心下满刺商阳（井），身热刺二间（荥），体重节痛刺三间（俞），喘嗽寒热刺阳溪（经），逆气而泄刺曲池（合），又总刺合谷（原）。

凡浮脉，病人喘嗽，洒淅寒热、脐右有动气，按之牢若痛，属肺经之病者：若心下满刺少商（井），身热刺鱼际（荥），体重节痛刺太渊（俞、原），喘嗽寒热刺经渠（经），逆气而泄刺尺泽（合）。

凡沉迟脉，病人面黑，善恐欠，寒热，鼻塞，头痛，项强，脊痛，腰若折，属膀胱经之病者：若心下满刺至阴（井），身热刺足通谷（荥），体重节痛刺束骨（俞），喘嗽寒热刺昆仑（经），逆气而泄刺委中（合），又总刺京骨（原）。

凡沉迟脉，病人逆气，善恐口热，舌干咽肿，烦心嗜卧，小腹急痛，泄如下重足胫寒而逆，脐下有动气，按之牢若痛，属肾经之病者：若心下满刺涌泉（井），身热刺然谷（荥），体重节痛刺太溪（俞、原），喘嗽寒热刺复溜（经），逆气而泄刺阴谷（合）。

浅注《针灸大成》百症赋

——于1932年夏祖师承淡安先生注释

百症俞穴，再三用心。

昔贤谓穴之在于背后者，名俞穴；俞者，注也，输也。

言经络之气，输注于此也。故人身之穴，皆得名之曰俞穴，不必专指背部而言。经凡十二，络凡十五，奇经凡八，穴有三百六十五穴。纵横贯注，宜熟志之。

囟会连于玉枕，头风疗以金针。

头顶重痛，当刺以针。若血虚眩晕，则非针灸肝俞、腰俞不可。又按囟会与玉枕，宜灸不宜针。

悬颅颔厌之中，偏头痛止。

头痛，书称肝胆风热，悬颅、颔厌宜刺，微出血；更刺风池。其效甚佳。（可刺头维、太阳、风池三穴较好）

强间丰隆之际，头痛难禁。

头痛由于痰火上扰者，宜刺丰隆以降其痰火。强间不易刺入，可刺风府。

原夫面肿虚浮，须仗水沟前顶。

脾虚面浮肿，刺水沟。去面浮肿之水气，颇效。前顶宜灸。

耳聋气闭，全凭听会翳风。

肝胆之火挟风而上僭，则耳暴聋。刺听会、翳风以泻之。

面上虫行有验，迎香可取。

面痒如虫行，系血热所致，刺泻迎香。

耳中蝉鸣有声，听会堪攻。

耳鸣有痰火上扰者，针听会外，宜再刺丰隆、风池等穴。系肾虚者，当更灸肾俞、气海以固肾元。

目眩兮，支正飞扬。

手太阳经脉与足太阳经脉，俱萦绕于目。故支正、飞扬，能治目眩。且二穴皆属络脉。刺络脉，即所以泻其血。

目黄兮，阳纲胆俞。

目黄、肌肤黄，黄而深者名阳黄，宜刺之。淡而晦暗者为阴黄，宜灸之。至阳一穴，亦宜针灸。

攀睛攻少泽肝俞之所。

胬肉攀睛，如系心肝之火，可刺肝俞与少泽。若攀睛已久，火炎已平，宜灸治之。于刺灸之外，当点消翳药品（此外宜针灸大小骨空）。

泪出刺临泣头维之处。

泪出即迎风流泪，泪热而微觉粘手者属热，宜刺之。冷而不粘手者为寒，则灸之（并宜灸大小骨空）。

目中漠漠，即寻攒竹三间。

漠漠者，视物不明，巩膜上似有白膜遮盖（再刺光明、肝俞、命门特效）。

目觉模糊，急取养老天柱。

目无所见，即不明之意。此症属于内障，俗名大眼瞎子（与上合治）。

观其雀目肝气，睛明行间而细推。

雀目者，似雀之目，至夜即不见物，由于肝热肾虚之所致。睛明、行间外，肝俞、涌泉皆宜刺（与上条同治）。

审他项强伤寒，温溜期门而主之。

伤寒太阳病，项强几几，刺阳明经温溜，与肝经之期门当再刺大椎、天柱。

廉泉中冲，舌下肿疼堪取。

舌为心苗，舌下肿，属于心热。亦有脾热者。

天府合谷，鼻中衄血宜追。

此症属于肺气热，阳明经火逼血妄行。

耳门丝竹空，住牙疼于顷刻。

斯症之牙疼，系牙最里之臼齿痛。

颊车地仓穴，正口㖞于片时。

中风而致口㖞，㖞左者灸右，㖞右者灸左。

喉痛兮，液门鱼际去疗。

三焦邪热上攻，喉中红痛。

转筋兮，金门丘墟来医。

转筋者，刺金门、丘墟之外，当刺承山有效。

阳谷侠溪，颔肿口噤并治。

颔肿而口噤，兼有生外疡者，除针刺外，宜照外疡治之。

少商曲泽，血虚口渴同施。

口渴而由于血虚，亦属于邪热津枯而致者，刺少商出血，刺曲泽，再宜刺舌下。

通天治鼻内无闻之苦。

通天宜灸。

复溜祛舌干口燥之悲泣。

肾阴虚而有热，则舌干而口燥，复溜可治之。

哑门关冲，舌缓不语而要紧。

舌缓不语者，舌根无力鼓动也。由于三焦之热所伤。

天鼎间使，失音嗫嚅而休迟。

嗫嚅欲言，而不能猝言之。

太冲泻唇歪以速愈，承浆泻牙疼而即移。

唇歪针太冲得愈者，殆为肝阳暴逆所致者。承浆之泻牙疼，属下牙疼。

项强多恶风，束骨相连于天柱。

太阳伤寒，宜针风池、风府、风门。

热病汗不出，大都更接于经渠。

热病无汗，大都、经渠针刺外，再刺间使、合谷。

且如两臂顽麻，少海就旁于三里。

少海与手三里，当针灸并施。

半身不遂，阳陵远达于曲池。

阳陵泉与曲池之治半身不遂，以灸为主（二穴宜同时捻提并宜灸）。

建里内关，扫尽胸中之苦闷。

胸中苦闷者，即痞满病也。建里、内关刺有特效。

听宫脾俞，祛残心下之悲凄。

心中悲凄者，精神不愉快，似觉心中酸楚，背间寒栗，灸脾俞有效。听宫穴，理不可解，殆泻小肠之火以安其心欤！

从知胁肋疼痛，气户华盖有灵。

针气户、华盖治胁肋痛，大都少效；宜加刺期门、阳陵泉。

腹内肠鸣，下脘陷谷能平。

腹内肠鸣，中有水气，下脘宜针灸并施，更宜灸天枢。

胸胁支满何疗？章门不用细寻。

胸胁支满，章门宜多灸。

膈痛饮蓄难禁，膻中巨阙便针。

膈下饮蓄作痛，膻中、巨阙针之；宜再灸脾俞、中脘。

胸满更加噎塞，中府意舍所行。

肺气失于肃降，即胃气上逆而为噎塞胸满，宜针内关、公孙、中脘。

胸膈停留瘀血，肾俞巨髎宜征。

胸膈停留瘀血而针巨髎，理颇难解，恐系巨阙之误。

胸满项强，神藏璇玑已试。

神藏与璇玑，治胸满则可。若治项强，则大椎、风池不可少。

背连腰痛，白环委中曾经。

背连腰痛，针白环、委中有特效，宜加针环跳。

脊强兮，水道筋缩。

脊强，转侧不利。

目眩兮，颧髎大迎。

目眩羞明，针颧髎与大迎，宜再刺攒竹，可治目瞤。

痉病非颅囟而不愈。

痉病灸颅囟之外，宜再刺风府、大椎、曲池、合谷、中脘、昆仑等穴。

脐风须然谷而易醒。

脐风但凭然谷一穴，恐难十全。在脐之四周宜各灸一壮。

委阳天池，腋肿针而速散。

腋下筋肿，二手不能上举，委阳与天池，曾针过，颇效。

后溪环跳。腿疼刺而即轻。

腿疼，刺环跳与后溪而不愈，则刺阳陵泉与昆仑。

梦魇不宁，厉兑相谐于隐白。

经曰："胃不和则卧不安"。厉兑、隐白殆泄胃经之热，以安其胃也。

发狂奔走，上脘同起于神门。

神门治发狂奔走，上脘降其痰热之上冲。

惊悸怔忡。取阳交解溪勿误。

惊悸怔忡不宁，阳明少阳经火上扰心阴。阳交、解溪，所以泻其火也。

反张悲哭，仗天冲大横须精。

反张悲哭，常为二三岁内之小孩有之。其症都属脏寒，与惊痫之反张不同。

癫疾必身柱本神之令。

身柱、本神刺癫疾如不愈，再刺大陵、间使、神门。

发热仗少冲曲池之津。

发热泻曲池，刺少冲，曾验有效。唯热过重，委中、合谷、间使、后溪等穴亦宜刺。

岁热时行，陶道复求肺俞理。

流行风温之热，刺陶道、肺俞外，合谷、曲池亦当刺。

风痫常发，神道还须心俞宁。

此症宜灸。

湿寒湿热下髎定。

湿寒湿热之症，范围颇广。下髎之治湿寒湿热，殆指肠风痔漏之症。

厥寒厥热涌泉清。

厥寒厥热之刺涌泉，亦专指热厥而言，寒厥宜灸关元。

寒栗恶寒，二间疏通阴郄暗。

二间与阴郄宜刺而再灸（陶道、大椎，行三进一退法甚效）。

烦心呕吐，幽门闭彻玉堂明。

二穴近胃脘，故治烦心与呕吐（再针中脘、三里）。

行间涌泉，主消渴之肾竭。

消渴分上中下三消，下消又名肾消，属肾经虚而有火。

行间、涌泉泻其火也。

阴陵水分，治水肿之脐盈。

水肿之症，小便多不利。刺阴陵泉，疏肝而利小便。灸水分，温脾阳而消水肿。

痨瘵传尸，趋魄户膏肓之路。

魄户、膏肓，治传尸痨瘵，宜治之早，且宜灸，并灸三里。

中邪霍乱，寻阴谷三里之程。

中邪霍乱，系指呕吐足转筋之病。阴谷、三里之外，当再刺承山、委中、尺泽、中脘等穴。

治疸消黄，谐后溪劳宫而看。

治黄疸，刺灸劳宫、后溪外，当再刺灸至阳。

倦言嗜卧，往通里大钟而明。

通里属心经，大钟属肾经。二穴治倦卧，宜加刺灸脾俞、至阳特效。

咳嗽连声，肺俞须迎天突穴。

咳嗽连声，系指顿嗽。前贤谓风伏肺底，每欲冲出而不得也。宜加刺中脘、天枢。

小便赤涩，兑端独泻太阳经。

小便赤涩不利，乃小肠结热，独泻太阳经小海穴也。另宜加针阴陵泉、三焦俞、膀胱俞。

刺长强与承山，善主肠风新下血。

肠风下血，乃肠出血。前贤谓之湿热下注，长强、承山有效。

针三阴与气海，专司白浊久遗精。

三阴交与气海，针治白浊及遗精，须俟湿热已净，方可针刺。

且如肓俞横骨，泻五淋之久积。

五淋之针肓俞、横骨，亦须俟湿热已去。宜加针阴陵泉。

阴郄后溪，治盗汗之多出。

盗汗，针后溪与阴郄，曾针治多人。结核病者，每不易收效，其他佳良。

脾虚谷兮不消，脾俞膀胱俞觅。

脾虚少运，谷不易化，二穴当多灸；宜加针三里。

胃冷食而难化，魂门、胃俞堪责。

胃寒不化，魂门、胃俞须多灸，中脘亦宜多灸。

鼻痔必取龈交，瘿气须求浮白。

龈交治鼻痔，泻其气也。浮白治瘿气，针后宜多灸。

大敦照海，患寒疝而善蠲。

二穴善治疝气之冲痛，加灸关元尤妙。

五里臂臑，生疬疮而能治。

二穴治疬疮初起有效，宜灸，并加灸小海或天井。

至阴屋翳，疗痒疾之疼多。

此条理难解，针亦不见效。

肩髃阳溪，消瘾风之热极。

瘾风，血热病也。二穴乃泄热也。

抑又论妇人经事改常，自有地机血海。

二穴宜针灸并施，于经之衍期者颇效。

女子少气漏血，不无交信合阳。

少气漏血，乃气不摄血，淋沥不净也。宜取中极穴两旁各一寸半之经外奇穴针灸之。

带下产崩，冲门气冲宜审。

冲门属脾，气冲属胃，二穴能止带固崩。盖脾能统血。

冲任为女子血海，冲隶属于阳明也。带下宜针带脉、关元。

产崩宜灸长强。

月潮违限，天枢照海须详。

月潮前期宜刺宜泻；后期宜补宜灸，加灸关元、气冲、阴陵泉。

肩井乳痈而极效。

乳痈多由肝胆郁热，初起刺肩井与尺泽颇效。

商丘痔瘤而最良。

痔漏刺商丘外，承山、长强宜刺之。

脱肛取百会尾翳之所。

大气陷下，脱肛久不愈，百会宜灸。尾翳即长强，宜刺。

无子搜阴交石关之乡。

无子之原因有多种，阴交、石关则灸胞宫之虚寒不孕，宜加灸中极、关元。

中脘主乎积痢，外丘收乎大肠。

中脘、外丘治痢疾、脱肛，当加灸天枢、气海、大肠俞。

寒疟兮，商阳太溪验。

寒疟针商阳、太溪外，宜再加灸大椎。

痃癖兮，冲门血海强。

痃癖之成，多为血瘀气聚。冲门、血海宜多灸。

夫医乃人之司命，非志士而莫为。针乃理之渊微。须至人之指教。先究其病源，后考其穴道。随手见功，应针取效。方知玄理之玄，始识妙中之妙。

赋中所述，悉属前人经验之作。某病刺某穴，其理有不可解者，针之则甚有效。其有不甚效验者，亦占十分之二三。盖作者囿于韵语，难免掇拾成章。惜作者未加详注，使学者不免目迷五色之憾矣。

行针指要歌浅注

或针（中风，头风）风，先向风府百会（兼取风池、风门）中。

或针水（水肿、臌胀），水分挟脐上边取（头面水肿用百会、水沟；下身水肿用水道、关元、阴陵泉、足三里）。

或针结（积聚闭结，便秘），针着大肠二间（大肠俞、二间、支沟、足三里、天枢）穴。

或针痨（虚痨），须向膏肓及百劳（灸百会、气海、命门、足三里）。

或针虚（气虚、阳虚），气海丹田委中奇。

或针气（气结、气促、气闭），膻中一穴分明记。

或针嗽（咳嗽），肺俞风门须用灸（酌用尺泽、鱼际、列缺）。

或针痰（痰饮、哮喘），先针中脘三里间（酌用膻中、丰隆）。

或针吐（呕吐、反胃、噎膈、呃逆），中脘气海膻中补（酌用内关、公孙、足三里）。反胃吐食一般医，针中有妙少人知。

注释《针灸大成》杂病穴法歌

——于1932年春祖师承淡安先生注释

杂病随症选杂穴，仍兼原合与八脉，

经络原会别论详，藏府俞募当谨始，

根结标本理玄微，四关三部识其处。

原，为五脏之腧及六府之原。合，即十二经之合穴。八脉，即奇经八脉之主穴。经，直行曰经，此指十二经。络，横行曰络，此指十五络。会，指五会，即气会膻中，血会膈俞，筋会阳陵泉，骨会大杼，髓会绝骨。俞，穴也。穴之在于背者曰俞，如心俞、肝俞之类。募者，五脏之募穴，肺之募为中府穴，肝之募为期门，心之募为巨阙，脾之募为章门，肾之募为京门。此言经气之结聚处谓之募，俞亦同；唯募在胸腹，俞在背部。《难经·六十七难》曰："五藏募皆在阴，俞皆在阳。"俞穴可常针，能散其风寒，能补其脏气。募则宜少针，以能泄其脏气也。根、结、标、本者，经脉在下端一穴为根，在上端一穴为结，经脉起处为本，行处为标。上下循行，理似玄微。四关者，指四大关节肘、肩、髀枢、膝。三部者，指上、中、下三部也。

伤寒一日刺风府，阴阳分经次第取。

伤寒一日见太阳证，头痛项强，恶寒发热，先刺风府，继刺他穴。二日见阳明证，头痛发热自汗，不恶寒，反恶热，先刺阳明之荥穴内庭，再刺他穴。三日见少阳证，口苦、咽干、目眩，胸胁满痛，寒热往来，先刺少阳之输穴足临泣，再刺他穴。四日见太阴证，腹满而痛，食不下，自利不渴，先刺太阴之井隐白穴。五日见少阴证，脉微细，但欲寐，身重恶寒，先刺少阴之输太溪穴，再刺他穴。六日见厥阴证，腹中拘急，下利清谷，呕吐酸苦，甚则吐蛔，先刺厥阴之经中封穴，再刺他穴。一日、二日、三日者，计数也。非一日必见太阳证，二日必见阳明证也。唯伤寒见太阳证，不拘其日数之多寡，病尚未传，则刺其风府可也。证见阳明，则刺其荥穴，不必问其日数，余皆同。在表之病则刺阳经之穴，在里之病则刺阴经之穴。所谓："在表刺三阳经，在里刺三阴经。"病经六日未汗，当刺期门、三里。唯阴经之病久，宜灸关元为妙。

汗吐下法非有他，合谷内关阴交杵。

汗法：针合谷行九九数，得汗行泻法，汗止身温出针。如汗不止，针阴市，补合谷。泻法：针三阴交，行六阴数。一方使病者口鼻闭气，吞鼓腹中，即泻；泻不止，补合谷，行九阳数。吐法：针内关，先补六次，泻三次。一方使病者作欲吐之状，即吐；吐不止，补九阳数，使其调匀呼吸即止。

按汗、吐、下三法，非行于平人能得效者。必病者表病无汗，有汗之资，无汗之机，始发生汗之效力，涔涔而出矣。吐亦须胸膈闭闷不堪，欲吐不能者，施之方有效。泻亦必具有必须泻之条件，如腹满矢气，大解欲解而不得，行之乃有效。虽然，汗、吐、下为行针之功力所致，但医者无绝对之暗示，以坚其必得汗吐下之心理，则其功亦不著。

一切风寒暑湿邪，头疼发热外关起。

头疼发热，病属外感，不论其为风寒暑湿之所中，概先针外关，再及其他各穴，如风府、风池、太阳、大椎、各经之荥穴等。

头面耳目口鼻病，曲池合谷为之主。

头面耳目口鼻之病，由气火血热而发红肿痛之疾苦，乃以曲池、合谷为治疗之穴。

偏正头痛左右针，列缺太渊不用补。

列缺、太渊之治偏正头痛，系指外感风邪所致，或大肠经气火太过所致。与血虚头痛成肝胆气火太过所致之偏正头痛不同，希注意之。除针列缺、太渊二穴之外，加针风池，以收捷效。

头风目眩项捩强，申脉金门手三里。

太阳经之风邪稍涉阳明经病，故此三穴能治之。

赤眼迎香分血奇，临泣太冲合谷侣。

此赤眼当为胆与大肠两经之火上炎所致。

耳聋临泣与金门，合谷针后听人语。

此条耳聋，为风火所扰之暴聋。

鼻塞鼻痔及鼻渊，合谷太冲随手取。

此条亦属于风热性所致之病，否则合谷、太冲未必有效。尚宜加针上星或灸。

口噤歪斜流涎多，地仓颊车仍可举。

此为中风所致，地仓、颊车二穴宜灸。歪左灸右，歪右灸左。

口舌生疮舌下窍，三棱出血非粗鲁。

舌部病而属红肿痛者，前贤谓为心热，如舌之局部充血，刺其舌下两边之紫络，放去静脉瘀血，其病即愈。

舌裂出血寻内关，太冲阴交走上部。

前贤有言曰，舌为心之苗，舌裂出血为心经血热上涌。其血热之上升，每挟肝气而僭逆。内关、太冲所以平心肝逆上之火。三阴交为脾经穴，脾脉络舌下，舌裂出血，亦有心脾之热者，故亦须针三阴交。

舌上生苔合谷当，手三里治舌风舞。

舌苔之厚，由于肠胃之浊热上泛使然，合谷所以泄其浊热也。舌风舞即热病，心热太过，舌伸出齿外，鼓动如蛇舌，手三里刺之有特效，其理不明。

牙风面肿颊车神，合谷临泣泻不数。

牙风即牙痛，三穴俱宜刺，用泻法。

二陵二跷与二交，头项手足互相与。

两井两商二三间，手上诸风得其所。

二陵即阴陵泉、阳陵泉，二跷即阳跷申脉、阴跷照海，二交即阳交、三阴交。上列六穴可治头项手足之病。两井即天井、肩井，两商即少商、商阳，二三间即二间、三间。此六穴，可治手上诸风病或麻痹。

手指连肩相引痛，合谷太冲能救苦。

手指与肩臂俱痛，为大肠经病。

手三里治肩连脐，脊肩心后感中渚。

肩痛与脐腹俱痛，手三里可治之。肩痛及脊，则中渚可已之。

冷嗽只宜补合谷，三阴交泻即时住。

合谷所以补肺气，三阴交所以泻脾气。补肺即所以助肺之肃降而嗽已。泻脾，殆泻其上冲之气欤？鄙意冷嗽都属痰饮，由于脾失温运。嗽是标，脾失温运是本。治病必求其本，冷嗽当补三阴交而不当泻，泻则犯虚虚之弊。并须温灸肺脾二俞，斯为根治。

霍乱中脘可入深，三里内庭泻几许。

霍乱上吐下泻，中宫清浊混淆，挥霍缭乱，胃肠神经剧烈之反射作用，中脘一穴，颇具特效。盖可以止神经之反射，而使之安静，吐泻立止。三里、内庭，平胃气也。

心痛翻胃刺劳宫，寒者少泽灸手指。

前贤云：心为君主之官，不可受邪之侵袭，故心不能病。所病者，俱属心包络病。且心不可泻，须泻心者，都泻心包络。劳宫，心包络脉之荥穴也。泻劳宫即泻心也。心中寒而满者补小肠井穴少泽，助心火也。

心痛手战少海求，若欲除根觅阴市。

少海用补法，阴市为胃经穴，实则泻其子欤？其理不明；在经穴主治各病之原理，未能畅明以前，颇多难解之处。

太渊列缺穴相连。能祛气痛刺两乳。

两乳，亦为肺经分野之所及；太渊、列缺，泻肺气也。曾针有效。

胁痛只须阳陵泉，腹痛公孙内关尔。

胁为肝胆经之分野，故刺阳陵泉有效。公孙、内关为治心胸腹痛胀闷之特效穴。胁痛针足临泣亦灵，腹痛气海、上中下脘亦可针。

疟疾素问分各经，危氏刺指舌红紫。

足太阳疟，先寒后热，汗出不已，刺金门。足少阳疟，寒热心惕汗多，刺侠溪。足阳明疟，寒久乃热，汗出喜见日光火气，刺冲阳。足太阴疟，寒热善呕，色乃衰，刺公孙。足少阴疟，呕吐甚，欲闭户而居，刺大钟。足厥阴疟，少腹满，小便不利，刺太冲。

肺疟，令人心寒，寒甚热，热间善惊，如有所见，刺列缺。心疟，令人烦心，甚则得清水，反寒多不热，刺神门。肝疟，令人色苍苍然，太息，其状若死者，刺中封。脾疟，令人寒，腹中痛；热则肠中鸣，鸣已汗出，刺商丘。肾疟，令人洒洒然，腰脊痛，宛转大便难，手足寒，刺太溪。胃疟，令人将饥而不能食，食而支满腹大，刺厉兑；危氏复制十指尖出血，及舌下紫筋出血。

又按刺疟之法，必于疟发前一小时刺之，方可有效。过远则效不彰。

痢疾合谷三里宜，甚者必须兼中膂。

白痢病在气，刺合谷；赤痢病在血，刺小肠俞；赤白痢气血皆病，刺足三里、中膂。

心胸痞满阴陵泉，针到承山饮食美。

此症由脾家湿热挟胆热失于疏化而成之痞满，故阴陵泉、承山治之。宜观其舌苔，舌质红者刺泻之，淡者加灸。

泄泻肚腹诸般疾，三里内庭功无比。

夹热者宜泻，因伤生冷或寒者宜灸。天枢一穴亦不可少。

水肿水分与复溜。

水肿放水法，先用小针，次用大针，以鸡翎管透之。最好用放水针。水出浑浊者死，清者生。足上水肿大者，于复溜穴上放之。

泻瘀血法：先用针补入地部，少停泻出人部，少停复补入地部。少停泻出针，其瘀血自出。虚者仅出黄水。

胀满中脘三里揣。

胀满多属胃不消化，挟湿挟滞，中脘、三里有大效。

腰痛环跳委中求，若连背痛昆仑式。

环跳、委中，善治腰部闪痛不能俯仰。腰痛连背者，再刺昆仑，宜加刺人中甚效。

腰连腿疼腕骨升，三里降下随拜跪。

腰连腿疼，系指腰背部痛及腿部。

腰连脚瘸怎生医，环跳行间与风市。

脚膝诸痛羡行间，三里申脉金门侈。

脚若转筋眼发花，然谷承山法自古。

两足难移先悬钟，条口后针能步履。

两足酸麻补太溪，仆参内庭盘跟楚，

脚连胁腋痛难当，环跳阳陵泉内杵，

冷风湿痹针环跳，阳陵三里烧针尾。

上节悉属筋骨酸痛之症，只须审其病苦之在何经而刺之可也。

七疝大敦与太冲，五淋血海男女通。

疝都属厥阴病，大敦、太冲所以泻其气也。五淋者，劳淋、血淋、气淋、石淋、膏淋是也。血海虽能治五淋，亦宜兼刺他穴，如涌泉、阴陵泉、气海、中极等穴。

大便虚秘补支沟，泻足三里效可拟。

虚秘者，补支沟，泻足三里，宜再按摩肠部。

热闭气闭先长强，大敦阳陵堪调护。

热闭、气闭，为猝失人事，昏不知人。热闭者，身热如灼，舌绛赤而干。气闭者，身或热或不热，舌亦不甚绛。中医所谓闭厥之证，都属肝经之病。肝为风脏，其性刚强，易于厥逆。肝胆互为表里，故长强、大敦、阳陵泉能治闭厥。

小便不通阴陵泉，三里泻下溺如注。

小便不通，刺阴陵泉、三里外，宜再刺关元。

内伤食积针三里，璇玑相应块亦消。

三里系手三里与足三里，对于食积，二穴皆须针。

脾病气血先合谷，后刺三阴针用烧。

原文为“脾病气血先合谷”颇费解，恐“病”系“痛”字之误。脾部痛，非血寒即气滞，合谷所以疏其气，三阴交所以温其血。

一切内伤内关穴，痰火积块退烦潮。

内关善治胸中病，内伤多为情志之病，其病多在胸胁上腹部，故内关一穴能治之。

吐血尺泽功无比，衄血上星与禾髎。

吐血每因咳逆上气而发生，故尺泽降肺气之冲逆而止血。上星、禾髎止衄血，不使血外溢。

喘急列缺足三里，呕噎阴交不可饶。

肺与胃之气化宜降，升则喘逆呕吐之病生。列缺、足三里，所以降肺胃之气，而喘急可已。呕噎亦是胃逆，阴交亦降其逆也。此穴有谓足三阴交，有谓任脉阴交穴，鄙意二穴皆是，都不可非。

劳宫能治五般痫，更刺涌泉疾若挑。

五痫为猪、羊、鸡、马、牛痫，都为痰涎阻塞咽喉声带所发出之各种声音。以其声似何种畜声，即以何痫名之。

神门专治心痴呆，人中间使祛癫妖。

痴呆癫狂，如癫、如狂、如鬼祟，神门、人中、间使刺之颇具神效。

尸厥百会一穴美，更针隐白效昭昭。

尸厥者，猝然昏乱，不知人事，四肢逆冷，其状若死。

妇人痛经泻合谷，三里至阴催孕妊。

妇女经阻不通，泻合谷，补三阴交，经可通（此指实证经闭）。足三里与至阴催产，理难解。

死胎阴交不可缓，胞衣照海内关寻。

死胎不下，先泻阴交，再补之。胞衣不下，于照海、内关亦如之。

小儿惊风刺少商，人中涌泉泻莫深。

人中通督脉太阳经，凡急惊风都病在太阳，见背反张，四肢瘛疭，下寒上热。人中缓太阳之拘急，涌泉引热下行，故惊风能已。

痈疽初起审其穴，只刺阳经不刺阴。

痈疽从背出者太阳经，从鬓出者少阳经，从髭出者阳明经，以上俱以各经井荥俞经合针治之。从胸出者，以绝骨一穴治之。

伤寒流注分手足，太冲内庭可浮沉。

前贤谓伤寒传足不传手。太冲、内庭，一为肝经穴，一为胃经穴，厥阴为阴之盛，阳明为阳之盛，病由阳经传入阴经为逆，由阴退出阳经为顺。顺者，浮也。逆者，沉也。病之移转吉凶，以二经为机枢。太冲、内庭，防其逆也。

熟此筌谛手要活，得后方可废金针。

又有一言真妙诀，上补下泻值千金。

浅注胜玉歌（《针灸大成》）

胜玉歌兮不虚言，此是杨家真秘传，

或针或灸依法语，补泻迎随随手捻。

头痛眩晕百会好，心疼脾痛上脘先，

（头痛眩晕症加针风池，太冲上星可针可刺血可灸。心疼脾痛加针内关、心俞、足三里）

后溪鸠尾及神门，治疗五痫立便痊。

鸠尾穴禁灸，针三分。家传灸七壮。

（加针金门、腰俞、水沟）

髀疼要针肩井穴，耳闭听会莫迟延。

针一寸半，不宜停。经言禁灸，家传灸七壮。

胃冷下脘却为良，眼痛须觅清冷渊。

霍乱心疼吐痰涎，巨阙着艾便安然，

脾疼背痛中渚泻，头风眼痛上星专。

（脾疼背痛可针外关透内关、后溪、公孙；头风眼痛可针攒竹、丝竹空、风门、风池）

头项强急承浆保，牙腮疼紧大迎全。

（头项强急可配风府、风池、大杼、列缺或针灸合谷、间使、风门、风池）

行间可治膝肿病，尺泽能医筋拘挛。

若人行步苦艰难，中封、太冲针便痊，

脚背痛时商丘刺，瘰疬少海、天井边。

筋疼闭结支沟穴，颔肿喉闭少商前。

（颔肿喉闭刺少商出血，针列缺、照海、风池）

脾心痛急寻公孙，委中驱疗脚风缠。

泻却人中及颊车，治疗中风口吐沫，

五疟寒多热更多，间使、大杼真妙穴；

经年或变劳怯者，痞满脐旁章门决。

噎气吞酸食不投，膻中七壮除膈热，

目内红痛苦皱眉，丝竹、攒竹亦堪医。

（可针合谷、太冲点刺太阳出血）

若是痰涎并咳嗽，治却须当灸肺俞，

（可针列缺、太渊、丰隆）

更有天突与筋缩，小儿吼闭自然疏。

两手酸疼难执物，曲池、合谷甚肩髃，

臂疼背痛针三里，头风头痛灸风池。

（三里可手三里、足三里并用）

肠鸣大便时泄泻，脐旁两寸灸天枢。

（可加针灸关元、足三里、公孙）

诸般气症从何治，气海针之灸亦宜，

小肠气痛归来治，腰痛中空穴最奇。

中空穴，从肾俞穴量下三寸，各开三寸是穴，灸十四壮，向外针一寸半，此即膀胱经之中髎也。

腿股转瘦难移步，妙穴说与后人知，

环跳、风市及阴市，泻却金针病自除。

阴市虽云禁灸，家传亦灸七壮。

热疮臁内年年发，血海寻来可治之，

两膝无端肿如斗，膝眼三里艾当施。

两股转筋承山刺，脚气复溜不须疑，

踝跟骨痛灸昆仑，更有绝骨共丘墟，

灸罢大敦除疝气，阴交针入下胎衣。

遗精白浊心俞治，心热口臭大陵驱，

（遗精白浊可加针肾俞、三阴交、口臭点刺舌下出血）

腹胀水分多得力，黄疸至阳便能离。

（腹胀可加针中脘、气海、足三里、灸左阳池；阳黄多针至阳加针腕骨、公孙、隐白、委中刺血；阴黄多灸至阳，加灸中脘、气海、合谷、公孙）

肝血盛兮肝俞泻，痔疾肠风长强欺，

肾败腰疼小便频，督脉两旁肾俞除，

（灸肾俞兼灸小肠俞、关元，针曲骨）

六十六穴旋应验，故成歌诀显针奇。

灵龟取法飞腾针图（《针灸大成》）

九宫歌

戴九履一，左三右七，二四为肩，

八六为足，五十居中，寄于坤局。

八法歌

坎一联申脉，照海坤二五，

震三属外关，巽四临泣数，

乾六是公孙，兑七后溪府，

艮八系内关。离九列缺主。

八脉交会八穴歌

公孙冲脉胃心胸，内关阴维下总同，

临泣胆经连带脉，阳维目锐外关逢，
后溪督脉内眦颈，申脉阳跷络亦通。
列缺任脉行肺系，阴跷照海膈喉咙。

八脉配八卦歌

乾属公孙艮内关，巽临震位外关还，
离居列缺坤照海，后溪兑坎申脉联。
补泻浮沉分逆顺，随时呼吸不为难，
仙传秘诀神针法，万病如拈立便安。

八穴配合歌

公孙偏与内关合，列缺能消照海疴，
临泣外关分主客，后溪申脉正相合。
左针右病知高下，以意通经广按摩，
补泻迎随分逆顺，五门八法是真科。

八脉图并治症穴（《针灸大成》）

冲脉

考穴：公孙二穴，脾经。足大趾内侧，本节后一寸陷中，举足，两足掌相对取之。

针一寸，主心腹五脏病，与内关主客相应。

治病：西江月

九种心疼延闷，结胸翻胃难停，
酒食积聚胃肠鸣，水食气疾膈病。
脐痛腹疼胁胀，肠风疟疾心疼，
胎衣不下血迷心，泄泻公孙立应。

凡治后症，必先取公孙为主，次取各穴应之（徐氏）：

九种心疼，一切冷气：公孙、大陵、中脘、隐白
痰膈涎闷，胸中隐痛：公孙、劳宫、膻中、间使
气膈五噎，饮食不下：公孙、膻中、足三里、太白
脐腹胀满，食不消化：公孙、天枢、水分、内庭
胁肋下痛，起止艰难：公孙、支沟、章门、阳陵泉
泄泻不止，里急后重：公孙、下脘、天枢、照海
胸中刺痛，隐隐不乐：公孙、内关、大陵、膻中
两胁胀满，气攻疼痛：公孙、绝骨、章门、阳陵泉

中满不快，反胃吐食：公孙、中脘、太白、中魁
胃脘停痰，口吐清水：公孙、巨阙、中脘、厉兑
胃脘停食，疼刺不已：公孙、中脘、足三里、解溪
呕吐痰涎，眩晕不已：公孙、膻中、中魁、丰隆
心疟，令人心内怔忡：公孙、神门、心俞、百劳
脾疟，令人怕寒腹痛：公孙、商丘、脾俞、三里
肝疟，色苍恶寒发热：公孙、中封、肝俞、绝骨
肺疟，令人心寒怕惊：公孙、列缺、肺俞、合谷
肾疟，洒热腰脊强痛：公孙、大钟、肾俞、申脉
疟疾头痛眩晕，吐痰：公孙、合谷、中脘、列缺
疟疾大热不退：公孙、间使、百劳、绝骨
疟疾先寒后热：公孙、后溪、曲池、劳宫
疟疾先热后寒：公孙、曲池、百劳、绝骨
疟疾心胸疼痛：公孙、内关、上脘、大陵
疟疾骨节酸痛：公孙、魄户、百劳、然谷
疟疾口渴不已：公孙、关冲、人中、间使
胃疟，令人善饥，不能食：公孙、厉兑、胃俞、大都
胆疟，恶寒怕惊，睡不安：公孙、足临泣、胆俞、期门
黄疸，四肢肿，汗出染衣：公孙、至阳、百劳、腕骨、中脘、足三里
黄疸，皮肤面目、小便黄：公孙、脾俞、隐白、百劳、至阳、足三里、腕骨
谷疸，食毕心眩，郁闷，遍体发黄：公孙、胃俞、内庭、至阳、足三里、腕骨 阴谷
酒疸，身目黄心痛面赤斑，小便赤黄：公孙、胆俞、至阳、委中、腕骨
女痨疸，身目黄发热恶寒，小便不利：公孙、关元、肾俞、至阳、然谷
杨氏治症：
月事不调：公孙、关元、气海、天枢、三阴交
胸中满痛：公孙、劳宫、通里、大陵、膻中
痰热结胸：公孙、列缺、大陵、涌泉
四肢风痛：公孙、曲池、风市、外关、阳陵泉、三阴交、手三里
咽喉闭塞：公孙、少商、风池、照海、颊车

阴维脉

考穴：内关二穴，心包经。去掌二寸两筋间，紧握拳取之。
针一寸二分，主心胆脾胃之病，与公孙二穴，主客相应。
治病：西江月

中满心胸痞胀，肠鸣泄泻脱肛，
食难下膈酒来伤，积块坚横胁抢。
妇女胁疼心痛，结胸里急难当，
伤寒不解结胸膛，疟疾内关独当。
凡治后症，必先取内关为主，次取各穴应之（徐氏）：
中满不快，胃脘伤寒：内关、中脘、大陵、足三里、膻中
中焦痞满，两胁刺痛：内关、支沟、章门、膻中
脾胃虚冷，呕吐不已：内关、内庭、中脘、气海、公孙
脾胃气虚，心腹胀满：内关、太白、足三里、气海、水分
胁肋下疼，心脘刺痛：内关、气海、行间、阳陵泉
痞块不散，心中闷痛：内关、大陵、中脘、三阴交
食症不散，人渐羸瘦：内关、腕骨、脾俞、公孙
食积血瘕，腹中隐痛：内关、胃俞、行间、气海
五积气块，血积血癖：内关、膈俞、肝俞、大敦、照海
脏腑虚冷，两胁痛疼：内关、支沟、建里、章门、阳陵泉
风壅气滞，心腹刺痛：内关、风门、膻中、劳宫、足三里
大肠虚冷，脱肛不收：内关、百会、命门、长强、承山
大便艰难，用力脱肛：内关、照海、百会、支沟
脏毒肿痛，便血不止：内关、承山、肝俞、膈俞、长强
五种痔疾，攻痛不已：内关、合阳、长强、承山
五痫等症，口中吐沫：内关、后溪、神门、心俞
心性呆痴，悲泣不已：内关、通里、后溪、神门、大钟
心惊发狂，不识亲疏：内关、少冲、心俞、中脘、十宣
健忘易失，言语不纪：内关、心俞、通里、少冲
心气虚损，或歌或笑：内关、灵道、心俞、通里
心中惊悸，言语错乱：内关、少海、少府、心俞、后溪
心中虚惕，神思不安：内关、乳根、通里、胆俞、心俞
心惊中风，不省人事：内关、中冲、百会、大敦
心脏诸虚，怔忡惊悸：内关、阴郄、心俞、通里
心虚胆寒，四体颤掉：内关、胆俞、通里、足临泣

督脉

考穴：后溪二穴，小肠经。小指本节后外侧骨缝中，紧握拳尖上。针一寸，主心面项颈病，与申脉主客相应。

治病：西江月

手足拘挛战掉。中风不语痫癫，
头疼眼肿泪涟涟，腿膝背腰痛遍。
项强伤寒不解，牙齿腮肿喉咽，
手麻足麻破伤牵，盗汗后溪先砭。

凡治后症，必先取后溪为主，次取各穴应之（徐氏）：

手足挛急，屈伸艰难：后溪、三里、曲池、尺泽、合谷、行间、阳陵泉

手足俱颤，不能行步握物：后溪、阳溪、曲池、腕骨、太冲、绝骨、公孙、阳陵泉

颈项强痛，不能回顾：后溪、承浆、风池、风府

两腮颊痛红肿：后溪、大迎、颊车、合谷

咽喉闭塞，水粒不下：后溪、天突、商阳、照海、十宣

双蛾风，喉闭不通：后溪、少商、金津、玉液、十宣

单蛾风，喉中肿痛：后溪、关冲、天突、合谷

偏正头风及额角痛：后溪、列缺、合谷、太阳紫脉、头临泣、丝竹空

两眉角痛不已：后溪、攒竹、阳白、印堂、合谷、头维

头目昏沉，太阳痛：后溪、合谷、太阳紫脉、头维

头项拘急引肩背痛：后溪、承浆、百会、肩井、中渚

醉头风，呕吐不止，恶闻言：后溪、涌泉、列缺、百劳、合谷

眼赤肿，迎风流泪：后溪、攒竹、合谷、小骨空、足临泣

破伤风，因他事搐发，浑身发热颠强：后溪、大敦、合谷、行间、十宣、太阳紫脉（宜刺针出血）

杨氏治症：

咳嗽寒痰：后溪、列缺、涌泉、申脉、肺俞、天突、丝竹空

头目眩晕：后溪、风池、命门、合谷

头项强硬：后溪、承浆、风府、风池、合谷

牙齿疼痛：后溪、列缺、人中、颊车、太渊、合谷

耳不闻声：后溪、听会、商阳、少冲、中冲

破伤风症：后溪、承浆、合谷、八邪、外关、四关

阳跷脉

考穴：申脉二穴，膀胱经。足外踝下陷中，赤白肉际，直立取之。针一寸，主四肢风邪及痈毒病，与后溪主客相应。

治病：西江月

腰背屈强腿肿，恶风自汗头疼，
雷头赤目痛眉棱，手足麻挛臂冷。

吹乳耳聋鼻衄，痫癫肢节烦憎，
遍身肿满汗头淋，申脉先针有应。
凡治后症，必先取申脉为主，次取各穴应之（徐氏）：
腰背强不可俯仰：申脉、腰俞、膏肓、委中（刺紫脉出血）
肢节烦痛、牵引腰脚疼：申脉、肩髃、曲池、昆仑、阳陵泉
中风不省人事：申脉、中冲、百会、大敦、印堂、合谷
中风不语：申脉、少商、前顶、人中、膻中、合谷、哑门
中风半身瘫痪：申脉、手三里、腕骨、合谷、绝骨、行间、风市、三阴交
中风偏枯，疼痛无时：申脉、绝骨、太渊、曲池、肩髃、足三里、昆仑
中风四肢麻痹不仁：申脉、肘髎、上廉、鱼际、风市、膝关、三阴交
中风手足瘙痒，不能握物：申脉、臑会、腕骨、合谷、行间、风市、阳陵泉
中风口眼㖞斜，牵连不已：申脉、人中、合谷、太渊、十宣、瞳子髎、颊车（此穴针入一分，沿皮向下透地仓穴。㖞左泻右，㖞右泻左，灸可二七壮）
中风角弓反张，眼目盲视：申脉、百会、百劳、合谷、曲池、行间、十宣、阳陵泉
中风口噤不开，言语謇涩：申脉、地仓（宜针透）、颊车、人中、合谷
腰脊项背疼痛：申脉、肾俞、人中、肩井、委中
腰痛，起止艰难：申脉、然谷、膏肓、委中、肾俞
足背生毒，名曰发背：申脉、内庭、侠溪、行间、委中
手背生毒，名附筋发背：申脉、液门、中渚、合谷、外关
手臂背生毒，名曰附骨疽：申脉、天府、曲池、委中
杨氏治症：
背胛生痈：申脉、委中、侠溪、十宣、曲池、液门、内关、外关
遍体疼痛：申脉、太渊、足三里、曲池
鬓髭发毒：申脉、太阳、申脉、太溪、合谷、外关
项脑攻疮：申脉、百劳、合谷、申脉、强间、委中
头痛难低：申脉、金门、承浆
颈项难转：申脉、后溪、合谷、承浆

带脉

考穴：临泣二穴，胆经。足小趾次趾外侧，本节中筋骨缝内，去一寸是。
针五分，放水随皮过一寸，主四肢病，与外关主客相应。
治病：西江月
手足中风不举，痛麻发热拘挛，
头风痛肿项颞连，眼肿赤疼头旋。

齿痛耳聋咽肿，浮风瘙痒筋牵，
腿疼胁胀肋肢偏，临泣针时有验。
凡治后症，必先取临泣为主，次取各穴应之（徐氏）：
足跗肿痛，久不能消：临泣、行间、申脉
手足麻痹，不知痒痛：临泣、太冲、曲池、大陵、合谷、足三里、中渚
两足颤掉，不能移步：临泣、太冲、昆仑、阳陵泉
两手颤掉，不能握物：临泣、曲泽、腕骨、合谷、中渚
足指拘挛，筋紧不开：临泣、足十指节（握拳指尖，小麦炷，灸五壮）、丘墟、公孙、阳陵泉
手指拘挛，伸缩疼痛：临泣、手十指节（握拳指尖，小麦炷，灸五壮）、尺泽、阳溪、中渚、五虎
足底发热，名曰湿热：临泣、涌泉、京骨、合谷
足外踝红肿，名曰穿踝风：临泣、昆仑、丘墟、照海
足跗发热，五指节痛：临泣、冲阳、侠溪、足十宣
两手发热，五指疼痛：临泣、阳池、液门、合谷
两膝红肿疼痛，名曰鹤膝风：临泣、膝关、行间、风市、阳陵泉
手腕起骨痛，名曰绕踝风：临泣、太渊、腕骨、大陵
腰胯疼痛，名曰寒疝：临泣、五枢、委中、三阴交
臂膊痛连肩背：临泣、肩井、曲池、中渚
腿胯疼痛，名曰腿叉风：临泣、环跳、委中、阳陵泉
白虎历节风疼痛：临泣、肩井、足三里、曲池、委中、合谷、行间、天应（遇痛处针，强针出血）
走注风，游走，四肢疼痛：临泣、天应、曲池、足三里、委中
浮风，浑身瘙痒：临泣、百会、百劳、命门、太阳紫脉、风市、绝骨、水分、气海、血海、委中、曲池
头项红肿强痛：临泣、承浆、风池、肩井、风府
肾虚腰痛，举动艰难：临泣、肾俞、脊中、委中
闭挫腰痛，起止艰难：临泣、脊中、腰俞、肾俞、委中
虚损湿滞，腰痛行动无力：临泣、脊中、腰俞、肾俞、委中
诸虚百损，四肢无力：临泣、百劳、心俞、足三里、关元、膏肓
胁下肝积，气块刺痛：临泣、章门、支沟、中脘、大陵、阳陵泉
杨氏治症：
手足拘挛：临泣、中渚、尺泽、绝骨、八邪、阳溪、阳陵泉
四肢走注：临泣、足三里、委中、命门、天应、曲池、外关

膝胫酸痛：临泣、行间、绝骨、太冲、膝眼、足三里、阳陵泉

腿寒痹痛：临泣、四关、绝骨、风市、环跳、三阴交

臂冷痹痛：临泣、肩井、曲池、外关、足三里

百节酸痛：临泣、魂门、绝骨、命门、外关

阳维脉

考穴：外关二穴，三焦经。掌背去腕二寸，骨缝两筋陷中，伏手取之。

针一寸二分，主风寒经络皮肤病，与临泣主客相应。

治病：西江月

肢节肿疼膝冷，四肢不遂头风，

背胯内外骨筋攻，头项眉棱皆痛。

手足热麻盗汗，破伤眼肿睛红，

伤寒自汗表烘烘，独会外关为重。

凡治后症，必先取外关为主，次取各穴应之（徐氏）：

臂膊红肿，肢节疼痛：外关、肘髎、肩髃、腕骨

足内踝红肿痛，名曰绕踝风：外关、太溪、丘墟、足临泣、昆仑

手指节痛，不能伸屈：外关、阳谷、五虎、腕骨、合谷

足指节痛，不能行步：外关、内庭、太冲、昆仑

五脏结热，吐血不已，取五脏俞穴，并血会治之：外关、心俞、肺俞、脾俞、肝俞、肾俞、膈俞

六腑结热，血妄行不已，取六腑俞，并血会治之：外关、胆俞、胃俞、小肠俞、大肠俞、膀胱俞、三焦俞、膈俞

鼻衄不止，名血妄行：外关、少泽、心俞、膈俞、涌泉

吐血昏晕，不省人事：外关、肝俞、膈俞、通里、大敦

虚损气逆，吐血不已：外关、膏肓、膈俞、丹田、肝俞

吐血衄血，阳乘于阴，血热妄行：外关、中冲、肝俞、膈俞、三里、三阴交

血寒亦吐，阴乘于阳，名心肺二经呕血：外关、少商、心俞、神门、肺俞、膈俞、三阴交

舌强难言，及生白胎：外关、关冲、中冲、承浆、聚泉

重舌肿胀，热极难言：外关、十宣、海泉、金津、玉液

口内生疮，名枯槽风：外关、兑端、支沟、承浆、十宣

舌吐不收，名曰阳强：外关、涌泉、兑端、少冲、神门

舌缩难言，名曰阴强：外关、心俞、膻中、海泉

唇吻裂破，血出干痛：外关、承浆、少商、关冲

项生瘰疬，绕颈起核，名曰蟠蛇疬：外关、天井、风池、肘尖、缺盆、十宣

瘰疬延生胸前，连腋下者，名曰瓜藤疬：外关、肩井、膻中、大陵、支沟、阳陵泉

左耳根肿核者，名曰惠袋疬：外关、翳风、后溪、肘尖

右耳根肿核者，名曰蜂窝疬：外关、翳风、颊车、后溪、合谷

耳根红肿痛：外关、合谷、翳风、颊车

颈项红肿不消，名曰项疽：外关、风府、肩井、承浆

目生翳膜，隐涩难开：外关、睛明、合谷、肝俞、鱼尾

风沿烂眼，迎风冷泪：外关、攒竹、丝竹空、二间、小骨空

目风肿痛，胬肉攀睛：外关、口和髎、睛明、攒竹、肝俞、委中、合谷、肘尖、照海、列缺、十宣

牙齿两颔肿痛：外关、人中、合谷、太溪

上片牙痛，及牙关不开：外关、太渊、颊车、合谷、太溪

下片牙疼，颊项红肿痛：外关、阳溪、承浆、颊车、太溪

耳聋，气痞疼痛：外关、听会、肾俞、三里、翳风

耳内或鸣，或痒，或痛：外关、上关、合谷、听会

雷头风晕，呕吐痰涎：外关、百会、中脘、太渊、风门

肾虚头痛，头重不举：外关、肾俞、百会、太溪、列缺

痰厥头晕，头目昏沉：外关、大敦、肝俞、百会

头顶痛，名曰正头风：外关、上星、百会、脑空、涌泉、合谷

目暴赤肿，疼痛：外关、攒竹、合谷、迎香

杨氏治症：

中风拘挛：外关、中渚、阳池、曲池、八邪

任脉

考穴：列缺二穴，肺经。手腕内侧一寸五分，手交叉盐指尽处骨间是。

针八分，主心腹胁肋五脏病，与照海主客相应。

治病：西江月

痔疟便肿泄痢，唾红溺血咳痰，

牙疼喉肿小便难，心胸腹疼噎咽。

产后发强不语，腰痛血疾脐寒，

死胎不下膈中寒，列缺乳痈多散。

凡治后症，必先取列缺为主，次取各穴应之（徐氏）：

鼻流涕臭，名曰鼻渊：列缺、曲差、上星、百会、风门、迎香

鼻生息肉，闭塞不通：列缺、印堂、迎香、上星、风门

伤风面赤，发热头痛：列缺、通里、曲池、绝骨、合谷

伤风感寒，咳嗽胀满：列缺、膻中、风门、合谷、风府

伤风，四肢烦热，头痛：列缺、经渠、曲池、合谷、委中

腹中肠痛，下利不已：列缺、内庭、天枢、三阴交

赤白痢疾，腹中冷痛：列缺、水道、气海、外陵、天枢、三阴交、足三里

胸前两乳红肿痛：列缺、少泽、大陵、膻中

乳痈肿痛，小儿吹乳：列缺、中府、膻中、少泽、大敦

腹中寒痛，泄泻不止：列缺、天枢、中脘、关元、三阴交

妇人血积痛，败血不止：列缺、肝俞、肾俞、膈俞、三阴交

咳嗽寒痰，胸膈闭痛：列缺、肺俞、膻中、足三里

久嗽不愈，咳唾血痰：列缺、风门、太渊、膻中

哮喘气促，痰气壅盛：列缺、丰隆、俞府、膻中、足三里

吼喘胸膈急痛：列缺、膻中、天突、肺俞、足三里

吼喘气满，肺胀不得卧：列缺、俞府、风门、太渊、中府、足三里、膻中

鼻塞不知香臭：列缺、迎香、上星、风门

鼻流清涕，腠理不密，喷嚏不止：列缺、神庭、肺俞、太渊、足三里

妇人血沥，乳汁不通：列缺、少泽、大陵、膻中、关冲

乳头生疮，名曰妬乳：列缺、乳根、少泽、肩井、膻中

胸中噎塞痛：列缺、大陵、内关、膻中、足三里

五瘿等症。项瘿之症有五：一曰石瘿，如石之硬；二曰气瘿，如绵之软；三曰血瘿，如赤脉细丝；四曰筋瘿，如无骨；五曰肉瘿，如袋之状，此乃五瘿之形也。

列缺、扶突、天突、天窗、缺盆、俞府、膺俞（喉上）、膻中、合谷、十宣（出血）

口内生疮，臭秽不可近：列缺、十宣、人中、金津、玉液、承浆、合谷

三焦极热，舌上生疮：列缺、关冲、外关、人中、迎香、金津、玉液、地仓

口气冲人，臭不可近：列缺、少冲、通里、人中、十宣、金津、玉液

冒暑大热，霍乱吐泻：列缺、委中、百劳、中脘、曲池、十宣、三里、合谷

中暑自热，小便不利：列缺、阴谷、百劳、中脘、委中、气海、阴陵泉

小儿急惊风，手足搐搦：列缺、印堂、百会、人中、中冲、大敦、太冲、合谷

小儿慢惊风，目直视，手足搐，口吐沫：列缺、大敦、脾俞、百会、上星、人中

消渴等症。三消其症不同，消痹、消中、消肾。《素问》云：胃府虚，食斗不能充饥。肾脏渴，饮百杯不能止渴；及房劳不称心意，此为三消也。乃土燥承

渴，不能克化，故成此病。

列缺、人中、公孙、脾俞、中脘、关冲、照海（治饮不止渴）、太溪（治房不称心）、三里（治食不充饥）

黑痧，腹痛头疼，发热恶寒，腰背强痛，不得睡卧：列缺、百劳、天府、委中、十宣

白痧，腹痛吐泻，四肢厥令，十指甲黑，不得睡卧：列缺、大陵、百劳、大敦、十宣

黑白痧，头疼发汗，口渴，大肠泄泻，恶寒，四肢厥冷，不得睡卧，名曰绞肠痧。或肠鸣腹响：列缺、委中、膻中、百会、丹田、大敦、足窍阴、十宣

杨氏治症：

血迷血晕：列缺、人中

胸膈痞结：列缺、涌泉、少商、膻中、内关

脐腹疼痛：列缺、膻中、大敦、中府、少泽、太渊、三阴交

心中烦闷：列缺、阴陵、内关

耳中蝉鸣：列缺、少冲、听会、中冲、商阳

鼻流浊污：列缺、上星、内关、曲池、合谷

伤寒发热：列缺、曲差、内关、经渠、合谷

阴跷脉

考穴：照海二穴，肾经。足内踝下陷中，令人稳坐，两足底相合取之。

针一寸二分，主脏腑病，与列缺主客相应。

治病：西江月

喉塞小便淋涩，膀胱气痛肠鸣，

食黄酒积腹脐并，呕泻胃翻便紧。

难产昏迷积块，肠风下血常频，

膈中快气气核侵，照海有功必定。

凡治后症，必先取照海为主，次取各穴应之（徐氏）：

小便淋涩不通：照海、阴陵泉、三阴交、关冲、合谷

小腹冷痛，小便频数：照海、气海、关元、肾俞、三阴交

膀胱七疝，奔豚等症：照海、大敦、兰门、丹田、三阴交、涌泉、章门、大陵

偏坠水肾，肿大如升：照海、大敦 曲泉、然谷、三阴交、归来、膀胱俞、肾俞（横纹可灸七壮）

乳痃疝气，发时冲心痛：照海、带脉、涌泉、太溪、大敦

小便淋血不止，阴器痛：照海、阴谷、涌泉、三阴交

遗精白浊，小便频数：照海、关元、白环俞、太溪、三阴交

夜梦鬼交，遗精不禁：照海、中极、膏肓、心俞、然谷、肾俞

妇人难产，子掬母心，不能下，胎衣不去：照海、巨阙、合谷、三阴交、至阴（灸效）

女人大便不通：照海、申脉、阴陵泉、三阴交、太溪

妇人产后脐腹痛，恶露不已：照海、水分、关元、膏肓、三阴交

妇人脾气，血蛊，水蛊，气蛊，石蛊：照海、膻中、水分（治水）、关元、气海、三里、行间（治血）、公孙（治气）、内庭（治石）、支沟、三阴交

女人血分，单腹气喘：照海、下脘、膻中、气海、三里、行间

女人血气劳倦，五心烦热，肢体皆痛，头目昏沉：照海、肾俞、百会、膏肓、曲池、合谷、绝骨

老人虚损，手足转筋，不能举动：照海、承山、阳陵泉、足临泣、太冲、尺泽、合谷

霍乱吐泻，手足转筋：照海、京骨、足三里、承山、曲池、腕骨、尺泽、阳陵泉

寒湿脚气，发热大痛：照海、太冲、委中、三阴交

肾虚，脚气红肿，大热不退：照海、气冲、太溪、公孙、三阴交、血海、委中

干脚气，膝头并内踝及五指疼痛：照海、膝关、昆仑、绝骨、委中、阳陵泉、三阴交

浑身胀满，水肿生水：照海、气海、足三里、曲池、合谷、内庭、行间、三阴交

单腹蛊胀，气喘不息：照海、膻中、气海、水分、足三里、行间、三阴交

心腹胀大如盆：中脘、照海、膻中、水分、三阴交

四肢、面目水肿大热不退：照海、人中、合谷、足三里、临泣、曲池、三阴交

妇人虚损形瘦，赤白带下：照海、百劳、肾俞、关元、三阴交

女人子宫久冷，不受胎孕：照海、中极、三阴交、子宫

女人经水正行，头晕，小腹痛：照海、阴交、内庭、合谷

室女月水不调，脐腹疼痛：照海、肾俞、三阴交、关元

妇人产难，不能分娩：照海、合谷、三阴交、至阴

杨氏治症：

气血两蛊：照海、行间、关元、水分、公孙、气海、足临泣

五心烦热：照海、内关、涌泉、十宣、大陵、合谷、四花

气攻胸痛：照海、通里、大陵

心内怔忡：照海、心俞、内关、神门

咽喉闭塞：照海、少商、风池

虚阳自脱：照海、心俞、然谷、肾俞、中极、三阴交

上八法，先刺主症之穴，随病左右上下所在，取诸应穴，仍循扪导引，按法祛除。如病未已，必求合穴，须要停针待气，使上下相接，快然无所苦，而后出针。或用艾灸亦可。在乎临时机变，不可专拘于针也。

十二经治症主客原络歌（《针灸大成》）

肺之主（原穴太渊）大肠客（络穴偏历）

太阴多气而少血，心胸气胀掌发热，

喘咳缺盆痛莫禁，咽肿喉干身汗越，

肩内前廉两乳疼，痰结膈中气如缺，

所生病者何穴求，太渊偏历与君说。

可刺手太阴肺经原（原者，太渊穴，肺脉所过为原。掌后内侧横纹头。动脉相应寸口是），复刺手阳明大肠经络（络者，偏历穴，去腕三寸，别走太阴）。

大肠主（原穴合谷）肺之客（络穴列缺）

阳明大肠挟鼻孔，面痛齿疼颐颊肿，

生疾目黄口亦干，鼻流清涕及血涌，

喉痹肩前痛莫当，大指次指为一统，

合谷列缺取为奇，二穴针之居病总。

可刺手阳明大肠经原（原者，合谷穴，大肠脉所过为原，岐骨间），复刺手太阴肺经络（络者，列缺穴，去腕侧上寸半，交叉食指尽是，别走阳明）。

脾主（原穴太白）胃客（络穴丰隆）

脾经为病舌本强，呕吐胃翻疼腹胀，

阴气上冲噫难瘳，体重不摇心事妄，

疟生振栗兼体羸，秘结疸黄手执杖，

股膝内肿厥而疼，太白丰隆取为尚。

可刺足太阴脾经原（原者，太白穴，脾脉所过为原，足大趾内踝前，核骨下陷中），复刺足阳明胃经络（络者，丰隆穴，去踝八寸，别走太阴）。

胃主（原穴冲阳）脾客（络穴公孙）

腹膜心闷意倭怆，恶人恶火恶灯光，

耳闻响动心中惕，鼻衄唇歪疟又伤，

弃衣骤步身中热，痰多足痛与疮疡，

气蛊胸腿疼难止，冲阳公孙一刺康。

可刺足阳明胃经原（原者，冲阳穴，胃脉所过为原，足跗上五寸，骨间动脉），复刺足太阴脾经络（络者，公孙穴，去足大趾本节后一寸，内踝前，别走阳明）。

真心主（原穴神门）小肠客（络穴支正）

少阴心痛并干嗌，渴欲饮兮为臂厥，

生病目黄口亦干，胁臂疼兮掌发热，

若人欲治勿差求，专在医人心审察，

惊悸呕血及怔忡，神门支正柯堪缺。

可刺手少阴心经原（原者，神门穴，心脉所过为原，手掌后锐骨端陷中），复刺手太阳小肠经络（络者，支正穴，腕上五寸，别走少阴）。

小肠主（原穴腕骨）真心客（络穴通里）

小肠之病岂为良，颊肿肩疼两臂旁，

项颈强疼难转侧，嗌颔肿痛甚非常，

肩似拔兮席似折，生病耳聋及目黄，

臑肘臂外后廉痛，腕骨通里取为详。

可刺手太阳小肠经原（原者，腕骨穴，小肠脉所过为原，手外侧腕前起骨下陷中），复刺手少阴心经络（络者，通里穴，去腕一寸，别走太阳。）

肾之主（原穴太溪）膀胱客（络穴飞扬）

脸黑嗜卧不欲粮，目不明兮发热狂，

腰痛足疼步难履，若人捕获难躲藏，

心胆战惊气不足，更兼胸结与身黄，

若欲除之无更法，太溪飞扬取最良。

可刺足少阴肾经原（原者，太溪穴，肾脉所过为原，内踝下后跟骨上，动脉陷中，屈五指乃得穴），复刺足太阳膀胱经络（络者，飞扬穴，外踝上七寸，别走少阴）。

膀胱主（原穴京骨）肾之客（络穴大钟）

膀胱颈病目中疼，项腰足腿痛难行，

痢疟狂颠心胆热，背弓反手额眉棱，

鼻衄目黄筋骨缩，脱肛痔漏腹心膨，

若要除之无别法，京骨大钟任显能。

可刺足太阳膀胱经原（原者，京骨穴，膀胱脉所过为原，足小趾大骨下。赤白肉际陷中），复刺足少阴肾经络（络者，大钟穴，当踝后绕跟，别走太阳）。

三焦主（原穴阳池）包络客（络穴内关）

三焦为病耳中聋，喉痹咽干目肿红，
耳后肘疼并出汗，脊间心后痛相从，
肩背风生连膊肘，大便坚闭及遗癃，
前病治之何穴愈，阳池内关法理同。

可刺手少阳三焦经原（原者，阳池穴，三焦脉所过为原，手表腕上横断处陷中），复刺手厥阴心包经络（络者，内关穴，去掌二寸两筋间）。

心包络主（原穴大陵）三焦客（络穴外关）

包络为病手挛急，臂不能伸痛如屈，
胸膺胁满腋肿平，心中澹澹面色赤，
目黄善笑不肯休，心烦心痛掌热板，
良医达士细推详，大陵外关病消释。

可刺手厥阴心包经原（原者，大陵穴，包络脉所过为原，掌后横纹中），复刺手少阳三焦经络（络者，外关穴，去腕二寸，别走厥阴）。

肝主（原穴太冲）胆客（络穴光明）

气少血多肝之经，丈夫癀疝苦腰疼，
妇人腹膨小腹肿，甚则嗌干面脱尘，
所生病者胸满呕，腹中泄泻痛无停，
癃闭遗溺疝瘕痛，太光二穴即安宁。

可刺足厥阴肝经原（原者，太冲穴，肝脉所过为原，足大趾节后二寸，动脉陷是），复刺足少阳胆经络（络者，光明穴，去外踝五寸，别走厥阴）。

胆主（原穴丘墟）肝客（络穴蠡沟）

胆经之穴何病主，胸胁肋疼足不举，
面体不泽头目疼，缺盆腋肿汗如雨，
颈项瘿瘤坚似铁，疟生寒热连骨髓，
以上病症欲除之，须向丘墟蠡沟取。

可刺足少阳胆经原（原者，丘墟穴，胆脉所过为原，足外踝下如前陷中，去临泣三寸），复刺足厥阴肝经络（络者，蠡沟穴，去内踝五寸，别走少阳）。

马丹阳天星十二穴治杂病歌（《针灸大成》）

三里、内庭穴，曲池、合谷接，
委中配承山，太冲、昆仑穴，
环跳与阳陵，通里并列缺。

合担用法担，合截用法截。
三百六十穴，不出十二诀。
治病如神灵，浑如汤泼雪，
北斗降真机，金锁教开彻，
至人可传授，匪人莫浪说。
其一：
三里膝眼下，三寸两筋间。
能通心腹胀，善治胃中寒，
肠鸣并泄泻，腿肿膝胫痠，
伤寒羸瘦损，气蛊及诸般。
年过三旬后，针灸眼便宽。
取穴当审的，八分三壮安。
其二：
内庭次趾外，本属足阳明。
能治四肢厥，喜静恶闻声，
瘾疹咽喉痛，数欠及牙疼，
疟疾不能食，针着便惺惺（针三分，灸三壮）。
其三：
曲池拱手取，屈指骨边求。
善治肘中痛，偏风手不收，
挽弓开不得，筋缓莫梳头，
喉闭促欲死，发热更无休，
遍身风癣癞，针着即时瘳（针五分，灸三壮）。
其四：
合谷在虎口，两指岐骨间。
头痛并面肿，疟病热还寒，
齿龋鼻衄血，口噤不开言。
针入五分深，令人即便安（灸三壮）。
其五：
委中曲瞅里，横纹脉中央。
腰痛不能举，沉沉引脊梁，
痠疼筋莫展，风痹复无常，
膝头难伸屈，针入即安康（针五分，禁灸）。

其六：
承山名鱼腹，腓肠分肉间。
善治腰疼痛，痔疾大便难，
脚气并膝肿，辗转战疼痠，
霍乱及转筋，穴中刺便安（针七分，灸五壮）。
其七：
太冲足大趾，节后二寸中。
动脉知生死，能医惊痫风，
咽喉并心胀，两足不能行，
七疝偏坠肿，眼目似云朦，
亦能疗腰痛，针下有神功（针三分，灸三壮）。
其八：
昆仑足外踝，跟骨上边寻。
转筋腰尻痛，暴喘满冲心，
举步行不得，一动即呻吟，
若欲求安乐，须于此穴针（针五分，灸三壮）。
其九：
环跳在髀枢，侧卧屈足取。
折腰莫能顾，冷风并湿痹，
腿胯连胫痛，转侧重欷歔。
若人针灸后，顷刻病消除（针二寸，灸五壮）。
其十：
阳陵居膝下，外廉一寸中。
膝肿并麻木，冷痹及偏风，
举足不能起，坐卧似衰翁，
针入六分止，神功妙不同（灸三壮）。
其十一：
通里腕侧后，去腕一寸中。
欲言声不出，懊恼及怔忡，
实则四肢重，头腮面颊红，
虚则不能食，暴喑面无容，
毫针微微刺，方信有神功（针三分，灸三壮）。
其十二：
列缺腕侧上，次指手交叉。

善疗偏头患，遍身风痹麻，
痰涎频壅上，口噤不开牙，
若能明补泻，应手即如拏（针三分，灸五壮）。

回阳九针歌

哑门、劳宫、三阴交，
涌泉、太溪、中脘接，
环跳、三里、合谷并，
此是回阳九针穴。

四总穴歌（浅注）

肚腹（胃肠病）三里（针灸）求，腰背（腰背痛）委中（刺血）留。
头项（头项及口面）寻列缺（针刺），面口（头项及口面）合谷（针刺）收。

十二经气血多少歌

多气多血经须记，大肠手经足经胃，少血多气有六经，
三焦胆肾心脾肺，多血少气心包络，膀胱小肠肝所异。

三、承门临床病证论治

CHENGMEN LINCHUANG BINGZHENG LUNZHI

风寒感冒

【**症状**】恶寒重，发热轻，无汗身重，鼻塞流清涕，咳白痰，苔白，脉浮紧。

【**承门针灸方**】风府、合谷、后溪、风门、申脉。

风府：针 3 分，留捻 2 分钟。

合谷：针 2 分，留捻 2 分钟。

后溪：针 2 分，留捻 2 分钟。

风门：灸 30 分钟。

申脉：针 2 分，留捻 2 分钟。

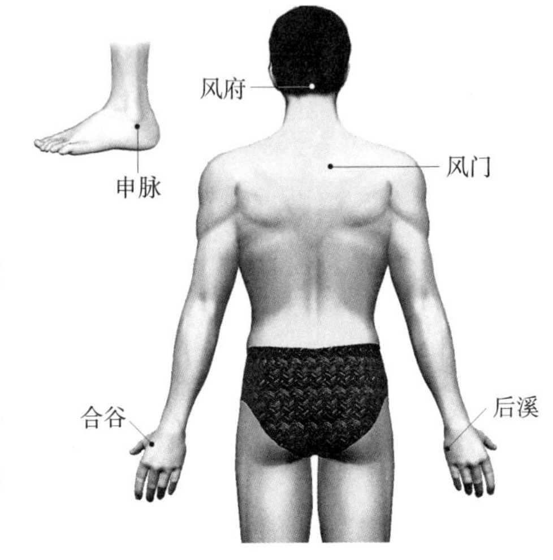

风寒感冒取穴

【**方义**】针合谷穴宣肺解表，疏利阳明。针风府、灸风门祛风散寒。

【**承门绝技**】大鱼际处青筋点刺出血；合谷、太冲用 1 寸针针刺泻法，留针 15 分钟，或者用手指点按 2 分钟。均取双侧穴位。

【**八脉配八卦**】

兑属后溪（夫）通督脉，坎属申脉（妻）通阳跷。

二脉相合通诸阳，能治伤寒及头痛。

【**古医籍名家针灸方**】

《外台秘要》：崔氏疗伤寒始得一二日方，便可灸顶三壮，又灸大椎三壮，各加至五壮益良，用之验。

《针灸玉龙经》：伤寒有阳有阴，用意参详，不问阴阳，七日过经不汗，合谷（补）复溜（泻 ）汗出立愈，此穴解表发汗神妙。

《针灸聚英》：伤寒汗不出风池、鱼际二间兼经渠，过经不解期门上，余热不尽先曲池、次及三里与合谷，二穴治之余热除。

阴证伤寒神阙攻，灸壮须及二三百，庶几能保命不终。

【**现代针灸经验方**】

《中国传统临床医学·针灸学》：大椎、风池、风门、肺俞、合谷，均施泻法。

《河北中医》（1985.6）：大椎，陶道，身柱，3、4、5、6 胸椎棘突下。强刺激点刺出血。

《中国针灸》（1987.7）：百会，留针 6 小时。随症加取配穴。

风热感冒

【症状】发热重，恶寒轻，汗出，口渴，咽痛头痛，咳黄痰，苔薄黄，脉浮数。

【承门针灸方】大椎、肺俞、合谷、内庭、列缺、照海。

大椎：针 3 分，留捻 2 分钟。

肺俞：针 3 分，留捻 2 分钟。

合谷：针 2 分，留捻 2 分钟。

内庭：针 2 分，留捻 2 分钟。

列缺：针 2 分，留捻 2 分钟。

照海：针 2 分，留捻 2 分钟。

【方义】大椎疏散高热；肺俞配列缺、合谷、内庭清太阴肺经及阳明经邪热。

【承门绝技】双侧耳尖点刺放血，或者大椎穴点刺拔罐放血。

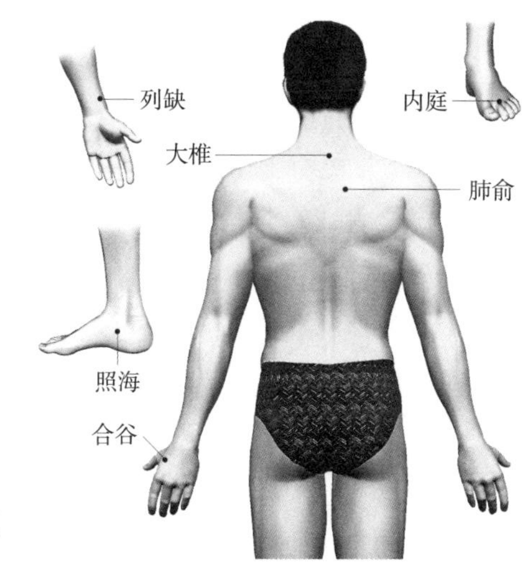

风热感冒取穴

【八脉配八卦】

离属列缺（主）通任脉，坤属照海（客）通阴跷。

二脉相合理胸肺，可治咽肿与头痛。

【古医籍名家针灸方】

《素问病机气宜保命集》：中风有汗，身热不恶风，葛根续命主之，宜针陷谷、刺厉兑，针陷谷者，去阳明之贼；刺厉兑者，泻阳明经之实也。

《医学纲目》：伤寒大热不退：曲池（泻）、绝骨（补）。

伤寒热退后再发热：风门、合谷、行间、绝骨。

伤寒发热，不识尊年：曲池、绝骨、百劳、涌泉。

《针灸捷径》：伤寒发热：公孙、合谷、中冲、关冲、大椎，以上穴法俱依有准。

伤寒恶寒发热：申脉、合谷、内庭、外关。以上穴法并看证补泻。

伤寒大热不退：少泽、委中、复溜。

伤寒热退再发热：百会、风门、曲池、合谷、委中、绝骨。

伤寒热病：关冲、少冲、太溪、间使、委中、曲池，合谷、三间。

【现代针灸经验方】

《新中医》(1986.10)：风池、大椎（均先刺），曲池、合谷。三棱针放血 4～5 滴。

《中医杂志》(1980.10)：少商、商阳、人中（三穴均点刺出血）、外关、阳陵泉。

风寒咳嗽

【症状】咳嗽有力，痰稀色白，咽痒鼻塞，恶寒肢重，苔薄白，脉浮紧。

【承门针灸方】肺俞、列缺、丰隆、太渊、照海。

肺俞：针2分，留捻3分钟，灸30分钟。

列缺：针2分，留捻2分钟。

丰隆：针2分，留捻2分钟。

太渊：针2分，留捻3分钟，灸15分钟。

照海：针2分，留捻2分钟。

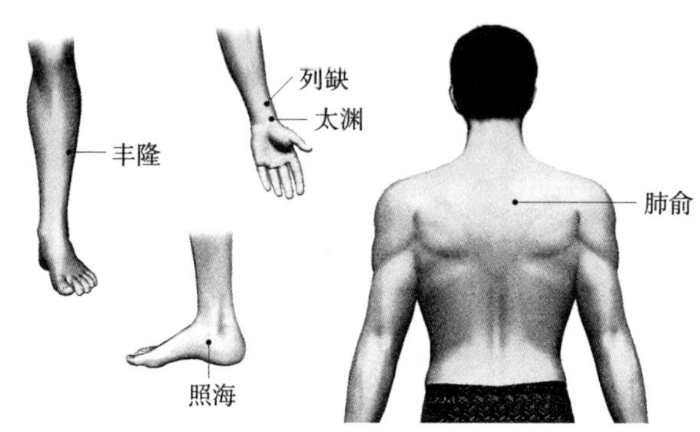

风寒咳嗽取穴

【方义】肺俞配列缺宣通肺气；丰隆疏散解表，降浊化痰；太渊针灸之益肺止咳。

【承门绝技】鱼际穴附近青筋点刺出血，或鱼际穴用1寸针针刺泻法，留针15分钟。均取双侧穴位。

【八脉配八卦】

离属列缺（主）通任脉，坤属照海（客）通阴跷。

二脉相合理胸肺，擅治咳嗽及喉闭。

【古医籍名家针灸方】

《千金要方》：喉痹，气逆咳嗽，口中流唾，灸肺俞七壮。亦可随针灸至百壮。短气不得语，灸天井百壮，穴在肘后两筋间，又灸大椎随年壮。下气灸肺俞百壮，又灸太冲五十壮。

《补辑肘后方》：治卒各咳嗽方：灸两乳下黑白肉际各百壮，即愈。

亦治上气：灸胸前对乳一处，须随年壮也。从大椎下第三节下、六节上空间，灸一处，随年壮。并治上气。

《针灸玉龙经》：咳嗽喘急及寒痰，须从列缺用针看；太渊亦泻肺家痰，此穴仍宜灸更安。

【现代针灸经验方】

《针灸治疗学》：列缺、合谷、肺俞、外关。

《中国针灸》(1989.9)：肺俞、风门、定喘、膏肓。予回旋灸或雀啄灸。

《江苏中医杂志》(1987.8)：肺俞、膈俞，旋化脓灸。重者加灸大椎、腰阳关。

痰热咳嗽

【症状】咳剧痰稠，咽痛音哑，口干头痛，身热舌苔薄黄，脉浮数。

【承门针灸方】肺俞、大椎、太渊、列缺、丰隆、照海。

肺俞：针3分，留捻2分钟。

大椎：针1分，散点刺5～6次后拔罐。

太渊：针2分，留捻2分钟。

列缺：针2分，留捻2分钟。

丰隆：针2分，留捻2分钟。

照海：针2分，留捻2分钟。

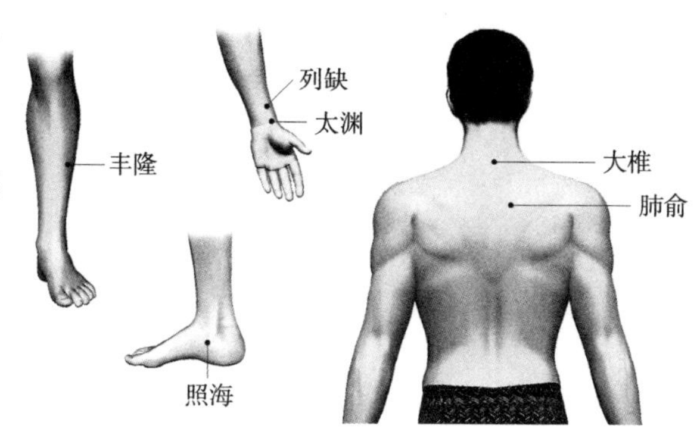

痰热咳嗽取穴

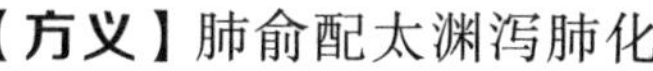

【方义】肺俞配太渊泻肺化痰降逆；大椎解表散热；列缺疏风清热，化痰止咳；丰隆行气布津，化痰浊，清郁热。

【承门绝技】双侧耳尖点刺放血，或者尺泽穴附近青筋放血。

【八脉配八卦】

离属列缺（主）通任脉，坤属照海（客）通阴跷。

二脉相合理胸肺，擅治咳嗽咽干与头痛。

【古医籍名家针灸方】

《灵枢·热病》：气满胸中喘息，取足太阴大趾之端，去爪甲如韭叶，寒则留之，热则疾之，气下乃止（穴为隐白）。

《普济方》：治热劳上气喘满，腰背强痛，穴刺肺俞二穴（针入五分，留七呼，可灸百壮即止），次针尺泽二穴。

《类经图翼》：肺俞、膻中、尺泽、太溪。

《针灸聚英》：乳根俞府，疗气嗽痰哮。咳嗽风痰，太渊列缺宜刺。身柱益咳嗽，能除膂痛。丰隆肺俞，痰嗽称奇。风门主伤寒邪之嗽。

【现代针灸经验方】

《针灸治疗学》：风热咳嗽：尺泽、肺俞、曲池、大椎。

湿痰侵肺：肺俞、脾俞、太渊、太白、丰隆、合谷。

肝火灼肺：肺俞、肝俞、经渠、太冲。

《湖南医药杂志》（1983.3）：膻中透鸠尾。

老年久咳

【症状】老年外感咳嗽失治或治之不当，日久不愈，耗伤肺气，正气不足，常因气候变化或在严冬季节外邪侵袭而咳嗽加重。

【承门针灸方】肺俞、膻中、气海、乳根、列缺、照海。

肺俞：针3分，留捻2分钟，灸30～60分钟。

膻中：针2分，留捻2分钟，灸10分钟。

气海：针5分，留捻2分钟，灸20分钟。

乳根：针3分，留捻2分钟，灸15分钟。

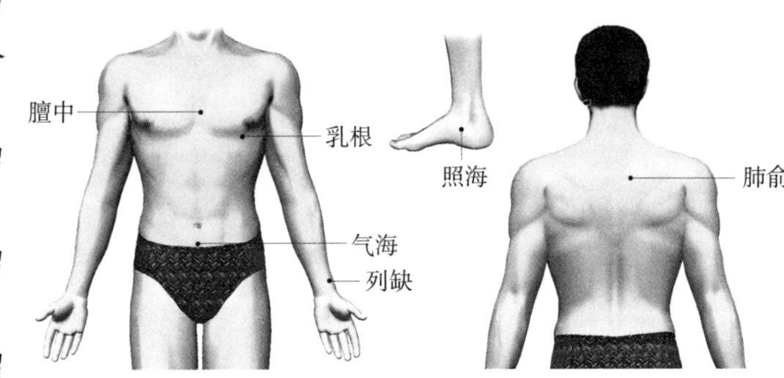

老年久咳取穴

列缺：针2分，留捻2分钟。

照海：针2分，留捻2分钟。

【方义】肺俞配列缺宣肺化痰止咳；膻中补宗气平咳喘；气海温补肾元，通利三焦；乳根补益阳明、益肺气、抗外邪。

【承门绝技】手掌背第2全息掌骨根部骨叉处，用1寸针向鱼际方向垂直针刺，轻刺激，留针15分钟；足三里贴胫骨外缘针刺2寸，行提插雀啄手法，留针15分钟。均取双侧穴位。

【八脉配八卦】

离属列缺（主）通任脉，坤属照海（客）通阴跷。

二脉相合理胸肺，擅治咳嗽与气逆不止。

【古医籍名家针灸方】

《针灸资生经》：久嗽最宜灸膏肓穴，其次则宜灸肺俞等穴，各随症治之。若暴嗽则不必灸也。

《杂病治例·咳嗽》：灸天突、肺俞、肩井、少商、然谷、肝俞、期门、行间、廉泉、扶突。针曲泽，治咳喘出血立已。

《针灸集成》：肺俞、三里、乳根、风门、百劳、列缺。

《针灸聚英》：肺俞、风门须用灸。

【现代针灸经验方】

《针灸治疗学》：咳喘虚证：定喘、膏肓、肺俞、太渊。

咳喘实证：寒饮伏肺：列缺、尺泽、风门、肺俞；痰热遏肺：合谷、大椎、丰隆、膻中、中府、孔最。

《中国针灸》(1989.9)：肺俞、风门、定喘、膏肓。予回旋灸或雀啄灸。

咳 血

【症状】咳血多因外感于风热燥邪，内伤于肝火犯肺，阴虚火旺，灼伤肺络，导致血溢脉外。

【承门针灸方】肺俞、尺泽、郄门、列缺、照海。

肺俞：针3分，留捻3分钟，灸20分钟。

尺泽：针2分，留捻2分钟。

郄门：针2分，留捻2分钟。

列缺：针2分，留捻2分钟。

照海：针2分，留捻2分钟。

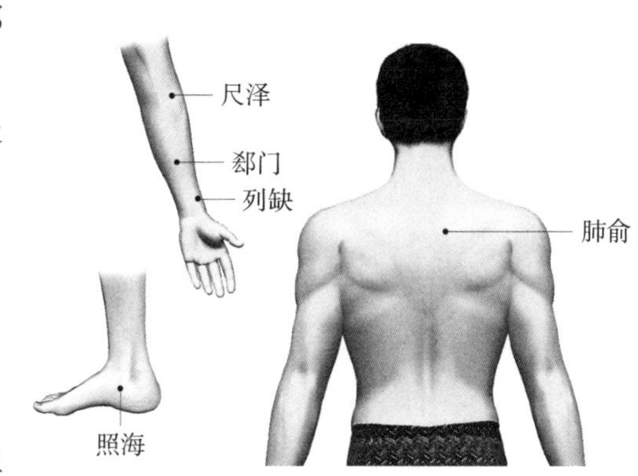

咳血取穴

【方义】肺俞配列缺清热润肺止咳；尺泽配郄门清肺热，凉血止血；照海滋阴制火。

【承门绝技】孔最穴，用1～1.5寸针针刺泻法，留针30分钟，或者点刺拔罐放血。取双侧穴位。

【八脉配八卦】

离属列缺（主）通任脉，坤属照海（客）通阴跷。

二脉相合理胸肺，能治气血逆乱与唾血。

【古医籍名家针灸方】

《医学纲目》：吐血取风府、大椎、膻中、上脘、中脘、气海、关元、足三里。

《勉学堂针灸集成》：鱼际泻、尺泽补、间使、神门、太冲，肺俞百壮，肝俞百壮，脾俞三壮，下三里。

《千金翼方》：吐血灸颈项上二七壮。

《医学入门》：吐血尺泽功无比。

【现代针灸经验方】

《针灸治疗学》：阴虚火旺：尺泽、鱼际、孔最、百劳、然谷。

肝火犯肺：肺俞、鱼际、劳宫、行间。

《辽宁中医杂志》(1980.3)：孔最配尺泽。强刺激为主。

咳 喘

【症状】咳喘多因外邪侵袭，痰浊壅盛，情志不调以及劳伤久病、损伤肺肾，致使肺失宣降、肾气亏虚。常出现喘急，且伴有阵咳症状。

【承门针灸方】灵台、天突、中脘、列缺、足三里、照海。

灵台：用生姜蒜泥敷穴灸之60分钟。

天突：灸20分钟。

中脘：针5分，留捻2分钟，灸20分钟。

列缺：针2分，留捻2分钟。

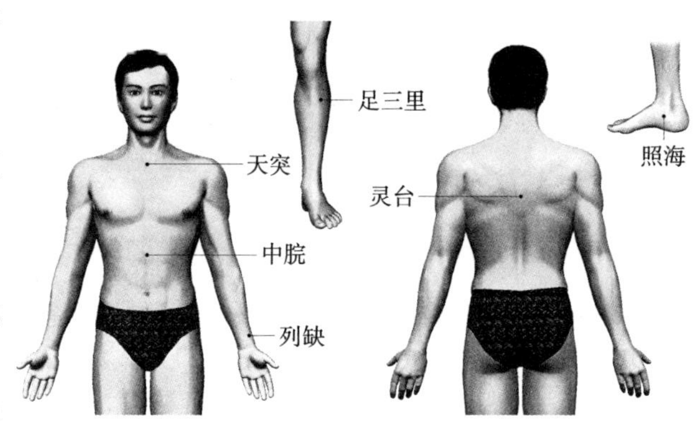

咳喘取穴

足三里：针2分，留捻2分钟，灸15分钟。

照海：针2分，留捻2分钟。

【方义】灵台、天突配列缺宣肺降逆益气平喘；中脘、足三里调和胃气以资生化之源。

【承门绝技】鱼际穴，用1寸针针刺，行提插雀啄手法，留针15分钟。

【八脉配八卦】

离属列缺（主）通任脉，坤属照海（客）通阴跷。

二脉相合理胸肺，能治气逆不止及咳喘。

【古医籍名家针灸方】

《针灸逢源》：哮喘先教中脘导，肺俞天突中府临。气海三里俱称妙，列缺针之病不侵。

《古今医统大全》：肺俞（灸七壮），俞府（灸七壮），列缺、天突（灸七壮愈），风门（灸七壮），乳根（灸三壮立止）。

灸法：璇玑、气海、膻中、期门、脊中骨节第七椎下穴（灸三壮立止喘气）。

《勉学堂针灸集成》：唾喘：上星七壮、合谷三壮、太渊、后溪。

喘急：上星、合谷、太溪、列缺、下三里久留针，下其气。

哮喘：天突五壮，又以细索套颈量鸠尾骨尖其两端施后脊骨上索尽处点记，灸七壮或三七壮。

痰喘：膏肓灸，肺俞灸，肾俞灸，合谷针，太渊针，天突灸七壮，神道三七壮，膻中七七壮。

【现代针灸经验方】

《上海针灸杂志》(1989.8)：大椎、肺俞，化脓灸。

《中国针灸》(1987.7)：风门透肺俞。每次 1 穴，施以热针。

阳虚自汗

【症状】多由素体表虚，卫气不固，腠理失密，阴阳失调，营卫不和导致。

【承门针灸方】阴郄、大椎、复溜、后溪、申脉。

阴郄：针 1 分，留捻 1 分钟。

大椎：针 3 分，留捻 2 分钟，灸 20 分钟。

复溜：针 2 分，留捻 2 分钟，灸 20 分钟。

后溪：针 3 分，留捻 2 分钟。

申脉：针 2 分，留捻 2 分钟。

【方义】大椎针灸之益正气清邪气；复溜益肾气敛汗；阴郄收敛心阴止汗；后溪通督脉固表。

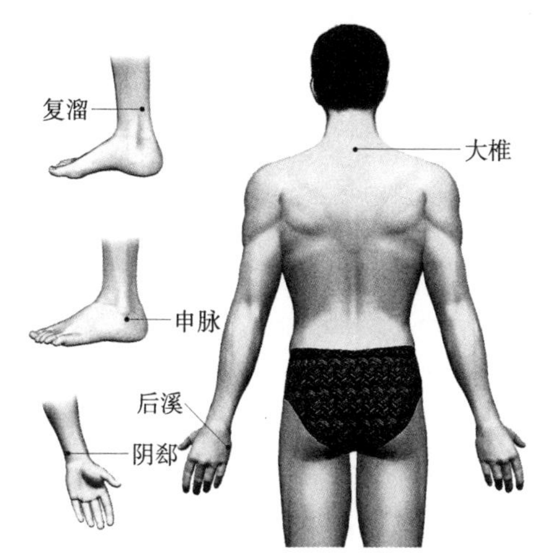

阳虚自汗取穴

【承门绝技】三间穴，用 1.5 寸细针，缓慢进针，透刺合谷穴，平刺到第 2 全息掌骨根部，不提插捻转，行无痛针法。取双侧穴，留针 15 分钟。

【八脉配八卦】

兑属后溪（夫）通督脉，坎属申脉（妻）通阳跷。

二脉相合通诸阳，擅长止汗与固表。

【古医籍名家针灸方】

《勉学堂针灸集成》：合谷泻，复溜、下三里并补，阴都曲泉并灸三壮，照海、鱼际。

《针灸聚英》：虚盗二汗须宜补，委中妙穴可传扬。

《针灸玉龙经》：满身发热病为虚，盗汗淋漓却损躯。穴在百劳椎骨上，金针下著疾根除。

【现代针灸经验方】

《中医杂志》(1989.8)：阴郄，用熏灸器旋灸，治盗汗自汗。

《上海针灸杂志》(1989.8)：大杼、合谷、复溜，治夹面汗出。

《新中医》(1984.11)：①合谷、复溜、阴郄；②合谷、复溜、气海。治手足多汗症。

阴虚盗汗

【症状】多由体损虚弱，阴血亏损，虚火内炽，迫液外泄导致。

【承门针灸方】百劳、肝俞、阴郄、后溪、申脉。

百劳：针 3 分，留捻 2 分钟。

肝俞：灸 15 分钟。

阴郄：针 2 分，留捻 2 分钟。

后溪：针 2 分，留捻 2 分钟。

申脉：针 2 分、留捻 2 分钟。

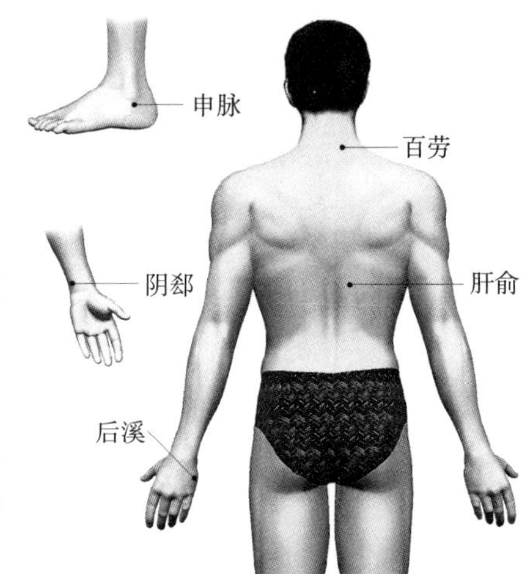

阴虚盗汗取穴

【方义】阴郄益心阴敛汗；肝俞平肝敛阴潜阳；后溪通阳固表，散邪清热；百劳敛虚汗固表。

【承门绝技】尺泽处青筋点刺出血；地机附近寻找敏感点，用 2 寸针贴胫骨内缘深刺，行提插雀啄手法。均取双侧穴位。

【八脉配八卦】

兑属后溪（夫）通督脉，坎属申脉（妻）通阳跷。

二脉相合通诸阳，擅治自汗不止与盗汗。

【古医籍名家针灸方】

《针灸聚英》：阴郄后溪，治盗汗之多出。

《勉学堂针灸集成》：

盗汗：肺俞三壮，阴都夹巨阙旁一寸五分直下又二寸灸二壮。

《医学纲目》：中极、气海，虚损盗汗劳热；百劳（三分、泻三吸）；肺俞(四分、补三呼)。

【现代针灸经验方】

《新中医》(1980.6)：鱼际、复溜，治汗不止或汗出不止。

《云南中医杂志》(1986.7)：足三里、阴陵泉，烧山火手法，每日左右各选一穴；关元灸三壮，治盗汗自汗。

《中医杂志》(1985.3)：合谷、复溜。采用不同补泻手法，能使无汗、多汗的病理状态趋于正常的双向调节作用。

胃脘痛（附：气滞胃痛）

【症状】上腹胃脘近心窝处，或痛连胁背，或兼脘闷，恶心呕吐，纳呆，大便溏或便秘，分寒邪犯胃、饮食停滞、脾胃虚寒等。

【承门针灸方】胃俞、中脘、内关、公孙。

胃俞：针 5 分，留捻 2 分钟，灸 20 分钟。

中脘：针 1 寸，留捻 2 分钟，灸 20 分钟。

内关：针 2 分，留捻 3 分钟。

公孙：针 5 分，留捻 2 分钟。

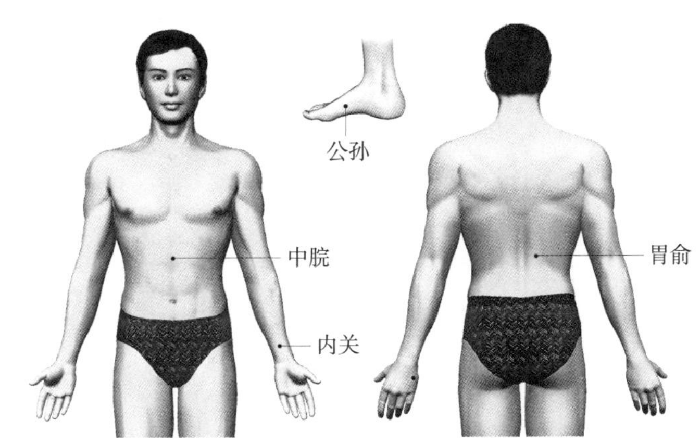

胃脘痛取穴

【方义】胃俞、中脘俞募配穴调胃腑气机，灸之温经止痛；内关、公孙交会配穴宽胸通腑，消胀满止痛。

【承门绝技】足三里及下方 2.5 寸内，贴胫骨外骨缘，寻找敏感点，点按 2 ~ 5 分钟，或者用 1.5 寸针贴骨深刺，行提插雀啄手法，留针 15 分钟。一般仅取左侧穴位即可。立效。

【八脉配八卦】

艮属内关（母）通阴维，乾属公孙（公）通冲脉。

二脉相合通胃腑，健脾和胃气机畅。

附：气滞胃痛

针灸中脘、足三里、期门，针行间。

【古医籍名家针灸方】

《勉学堂针灸集成》：肝俞、脾俞、下三里、膈俞、太冲、独阴、两乳下各一寸灸二十壮。

《类经图翼》：膈俞、脾俞、胃俞 、内关、阳辅、商丘。

《灵枢》：胃痛苦，腹膜胀，胃脘当心而痛，上肢、两胁膈咽不逼，食饮不下，取之三里也。

《针灸大成》：太渊、鱼际、三里、两乳下（各 1 寸，灸 30 壮）、膈俞、胃俞、肾俞（随年壮）。

【现代针灸经验方】

《中国针灸》(1984.5)：足三里、梁丘。

《针灸治疗学》：中脘、足三里。

《中医杂志》(1988.9)：梁丘、胃俞。

胃痉挛（附：食道炎）

【症状】胃脘突然出现剧烈绞痛，可伴呕吐、冷汗、周身乏力。多因素体脾胃虚弱又外感风寒或精神紧张、情绪激动所致。

【承门针灸方】中脘、内关、足三里、公孙。

中脘：针 1 寸，留捻 2 分钟，灸 30 分钟。

内关：针 3 分，留捻 2 分钟。

足三里：针 5 分，留捻 2 分钟。

公孙：针 3 分，留捻 2 分钟。

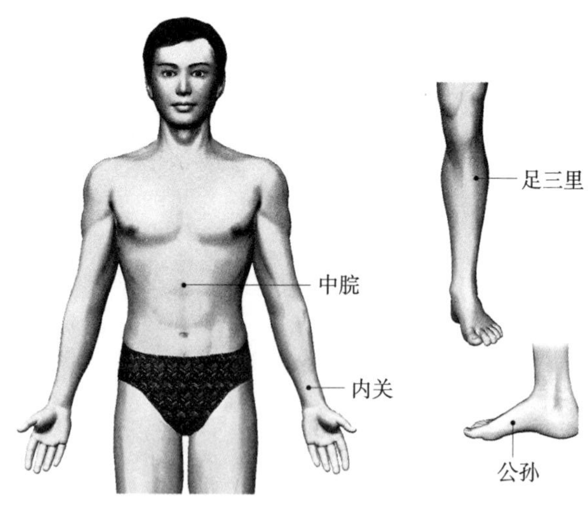

胃痉挛取穴

【方义】中脘健脾和胃；内关理气降逆宽胸；足三里和胃止痛。

【承门绝技】陷谷穴，用 1 寸针针刺立效，或用胃脘痛治疗针法亦立效。

【八脉配八卦】

艮属内关（父）通阴维，乾属公孙（母）通冲脉。

二脉相合通胃腑，腑气调和胃乃安。

附：食道炎

针内关、天突，灸大杼。

【古医籍名家针灸方】

《医学纲目》：九种心痛：间使、灵道、公孙、太冲、足三里、阴陵泉。

心气痛：巨阙、鸠尾（各取一寸）、丰隆（泻之）。

脾脊后心疼痛：中渚（泻之，忌补），心胸痛，并发气攻：劳宫、大陵（各三分，泻之）、内关。

《针灸聚英》：上脘、中脘，治九种之心痛。

《类经图翼》：脾心痛，痛如针刺：内关、大都（五壮）、太白（五壮）、足三里（连承山）、公孙。

肝心痛、色苍苍如死状，终日不得休息：行间（七壮）、太冲（七壮）。

胃心痛、腹胀胸满，或蛔结痛甚，蛔心痛也：巨阙（二七壮）、大都、太白、足三里（连承山）。

胃脘痛：膈俞、脾俞、胃俞、内关、阳辅、商丘。

《勉学堂针灸集成》：胸痛吐冷酸水：太冲三壮、内关二壮、独阴五壮，足大趾内初节横纹中三壮，尾穷骨灸五十壮。

【现代针灸经验方】

实证：中脘、足三里、内关、公孙、行间。

虚证：脾俞、胃俞、中脘、章门、足三里、内关、三阴交。

《中国针灸》(1988.8)：足三里、中脘、梁门、天枢、上脘、建里、公孙。

《浙江中医杂志》(1988.23)：鸠尾。

《中医研究》(1990.3)：足三里、内关、梁丘。随症加取配穴。

淋证（附：前列腺炎）

【症状】淋证指小便频数短涩，滴沥刺痛，欲出未尽，小腹拘急或痛引腰腹的病证。分 6 种，小便灼热刺痛为热淋；小便排出砂石为石淋；少腹胀满，小便涩痛，尿有余沥为气淋；溺血而痛为血淋；小便浑浊如米泔水或如脂膏为膏淋；小便淋沥不已，遇劳即发为劳淋。

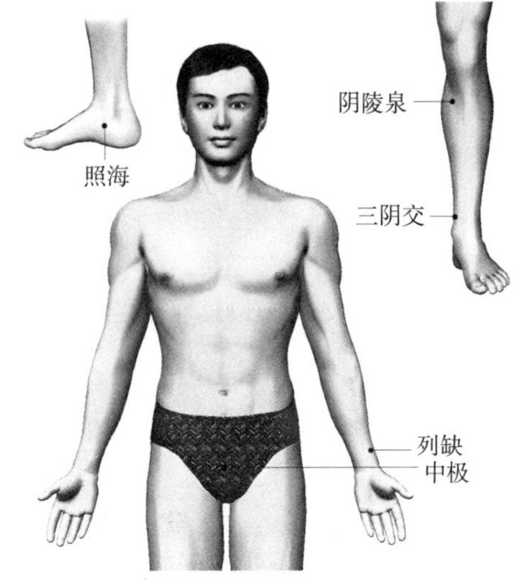

淋证取穴

【承门针灸方】中极、阴陵泉、三阴交、列缺、照海。

中极：针 1 寸，留捻 3 分钟。

阴陵泉：针 3 分，留捻 2 分钟。

三阴交：针 3 分，留捻 2 分钟。

列缺：针 2 分，留捻 2 分钟。

照海：针 3 分，留捻 2 分钟。

【方义】中极补虚益元，疏利三焦气机，清热利湿；阴陵泉清化湿热，通利三焦；三阴交补脾固肾，利水通淋。

【承门绝技】水泉穴附近青筋或者痛点点刺拔罐出血，或者敏感结节点，点按弹拨 5 分钟；百会穴，用 1.5 寸针，往前平刺，行滞针手法，留针 30 分钟。

【八脉配八卦】

坤属照海（客）通阴跷，离属列缺（主）通任脉。

二脉相合达胸腹，清热利水固肾精。

附：前列腺炎

针膀胱俞、中极、合谷、小海。

【古医籍名家针灸方】

《丹溪心法》：灸法：治小便淋涩不通，用食盐，不以多少，炒热，放温，填脐中，以艾灸七壮，即通。

《医学纲目》：热淋，小便黄、腹满：阴陵泉、关元、气冲（二七壮）。

【现代针灸经验方】

《针灸学报》(1990.6)：主穴秩边。气淋加气海、曲泉；血淋加血海、三阴交；热淋加膀胱俞、中极、阴陵泉；膏淋加肾俞、照海；石淋加委阳、然谷；劳淋加灸百会、太溪。

癃闭（附：前列腺肥大）

【症状】癃闭以排尿困难，小便量少，点滴而出，甚则闭塞不通为主症的一种疾病。“癃”多久病，小便困难，尿液点滴短少，病缓；“闭”多暴病，小便闭塞，尿液点滴不出，病急。

【承门针灸方】中极、阴陵泉、足三里、列缺、照海。

中极：针 1 寸，留捻 2 分钟。

阴陵泉：针 3 分，留捻 2 分钟。

足三里：针 5 分，留捻 2 分钟。

列缺：针 2 分，留捻 2 分钟。

照海：针 3 分，留捻 2 分钟。

（重者散点刺会阴穴 3～5 下）

【方义】中极、阴陵泉疏利三焦气机；足三里补脾益气，气化水湿利尿。

【承门绝技】百会穴，用 1.5 寸针，往前平刺，行滞针手法，留针 30 分钟，或者点按 5 分钟。会阴穴、长强穴点按揉 5 分钟，每天 1 次。

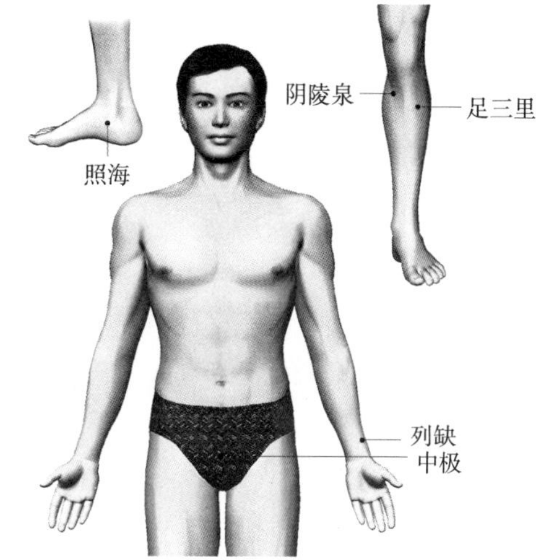

癃闭取穴

【八脉配八卦】

坤属照海（客）通阴跷，离属列缺（主）通任脉。

二脉相合通水道，利尿开闭小便通。

附：前列腺肥大

针曲骨，四花针法点刺会阴，灸小肠俞。

【古医籍名家针灸方】

《五十二病方》：癃病……灸左足中趾。

《医心方》：治小便不出，腹满气急者方：灸关元穴，在脐下三寸，随年壮。

《医学纲目》：阴谷（一寸五分，灸）、阴陵泉（泻之）。

小便闭不通：阴陵泉、阴谷、三阴交、气海、关元（灸三十壮，刺二寸五分）。不愈，取下穴：太溪、阴交。

【现代针灸经验方】

《中国针灸》(1984.4)：主穴中极，配穴关元、合谷、阴陵泉、太冲。

《山东中医杂志》(1990.9)：中极、水道、三阴交。

遗 尿

【症状】遗尿指因气虚、膀胱虚冷而致睡眠中尿出不知、醒后即止的病证，俗称“尿床，尿炕”。多见体弱、病后气虚及小儿禀赋不足者。

【承门针灸方】方一：太乙、阴陵泉、列缺、照海。

太乙：针 1 寸，留针 30 分钟。

阴陵泉：针 3 分，留捻 2 分钟，灸 30 分钟。

列缺：针 2 分，留捻 2 分钟。

照海：针 3 分，留捻 2 分钟。

方二：针灸关元、肾俞、膀胱俞。

【方义】阴陵泉温脾助阳，培土制水；太乙益气血，壮脾固摄。

【承门绝技】手、足小指（趾）末节横纹中点，针刺 2 分，留针 30 分钟，或者点按 5 分钟。取单侧即可。采用前列腺肥大治疗方法亦可。

【八脉配八卦】

坤属照海（客）通阴跷，离属列缺（主）通任脉。

二脉相合通心肾，水腑调和夜安泰。

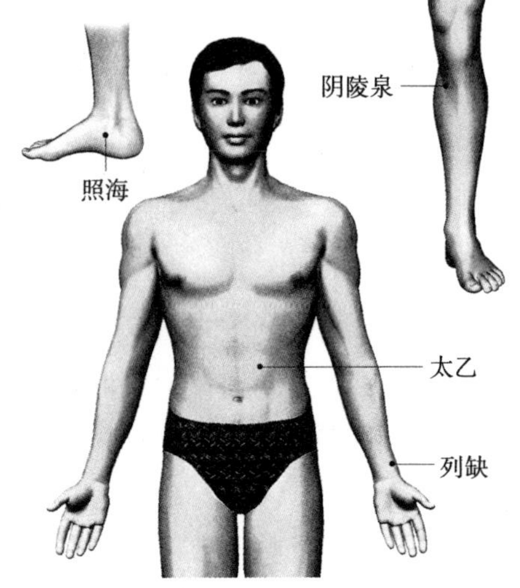

遗尿取穴

【古医籍名家针灸方】

《千金要方》：小儿遗尿：灸脐下一寸半，随年壮。又灸大敦三壮，亦治血尿。

《医学入门》：遗尿失禁：阴陵泉、足三里。

《类经图翼》：小便不禁：气海、关元、阴陵泉、大敦、行间。

【现代针灸经验方】

《湖北中医杂志》(1980.1)：列缺，埋针。

《江西中医药》(1983.6)：关元、三阴交。

《中国针灸》(1985.5)：关元、百会。

遗 精

【症状】遗精为不因性生活而精液遗泄的病证，多因情志失调、房劳过度、手淫、饮食失节、湿热下注等导致。

【承门针灸方】命门、关元、心俞、肾俞、列缺、照海。

命门：针 1 寸，留捻 2 分钟。

关元：灸 20 分钟。

心俞：针 5 分，留捻 2 分钟。

肾俞：灸 20 分钟。

列缺：针 2 分，留捻 2 分钟。

照海：针 2 分，留捻 2 分钟。

【方义】心俞清心降火，宁心益神；关元、肾俞、命门育阴制火，补元固精。

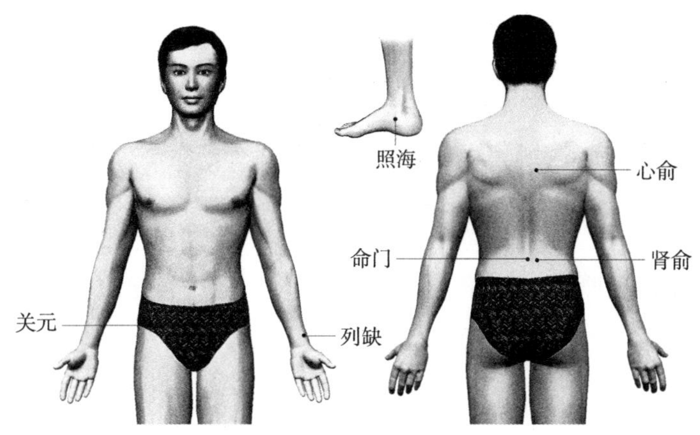

遗精取穴

【承门绝技】 三阴交下方最敏感点，贴胫骨内缘进针 2 寸，行提插雀啄手法，留针 30 分钟。取双侧穴位。采用前列腺肥大治疗方法亦可。

【八脉配八卦】

坤属照海（客）通阴跷，离属列缺（主）通任脉。

二脉相合达心肾，神志安泰精关固。

【古医籍名家针灸方】

《千金方》：梦泄精，灸中封五十壮。

《针灸聚英》：灸中枢、曲骨、膏肓、肾俞；心俞、肾俞治腰肾虚乏之梦遗；针三阴于气海，专司白浊久遗精。

《古今医统大全·梦遗精滑门》：命门（治遗精不禁者、灸五壮立效），心俞（不宜多灸），肾俞、中极（二穴灸随年壮），白环俞（灸五十壮）。

《勉学堂针灸集成·虚劳》：梦与人交泄精：三阴交三七壮，梦断百日后更灸五十壮，则无复泄精。

【现代针灸经验方】

《广西中医药》(1989.12)：主穴取百会、会阴（用粗制针抵住穴位刮针，不刺入）。心肾不交配神门、内关、照海、三阴交；脾肾阴虚配足三里、肾俞、关元、命门、次髎、气海。

《浙江中医杂志》(1984.9)：取八髎。肾虚配关元、中极、命门、肾俞；肝郁配期门、三阴交；脾虚配足三里、中脘、三阴交；心虚配神门、内关；湿热配足三里、阴陵泉。

阳 痿

【症状】阳痿指阳事不举或临房举而不坚之证，或房事过快射精，多因手淫过度或房劳过度，七情内伤，嗜食厚味，饮酒太过，先天不足，年老阳衰及恐惧伤肾所致。

【承门针灸方】神阙、关元、肾俞、腰阳关、列缺、照海。

神阙：灸 20 分钟，隔盐灸法。

关元：灸 30 分钟。

肾俞：灸 30 分钟。

腰阳关：灸 30 分钟。

列缺：针 2 分，留捻 2 分钟。

照海：针 3 分，留捻 2 分钟。

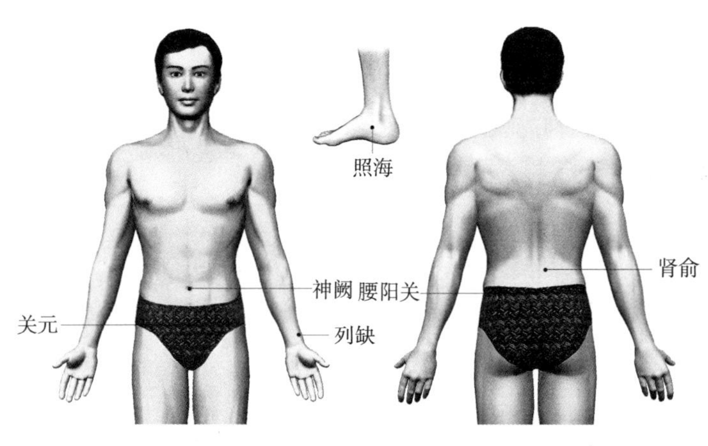

阳痿取穴

【方义】肾俞、腰阳关、关元壮元阳益精气，散阴寒壮腰膝；神阙补益脾肾，安五脏。

【承门绝技】地机、三阴交，用 2 寸针 2 根，均贴胫骨内缘深刺，行提插雀啄手法，留 30 分钟。均取双侧穴位。配合使用前列腺肥大治疗方法，效果极佳。

【八脉配八卦】

坤属照海（客）通阴跷，离属列缺（主）通任脉。

二脉相合通心肾，水火相济房事坚。

【古医籍名家针灸方】

《针灸资生经》：阴谷主阴痿，小腹急引阴内廉痛。大赫、然谷主精溢上缩。

太冲主两丸骞缩，腹坚不得卧。石门主小腹坚痛，下引阴中，不得小便，两丸骞。阴交主腹坚痛，痛引阴中，不得小便，两丸骞。阴缩，灸中封。大赫、中封主痿厥。曲泉主不尿，阴痿。气冲治阴痿茎痛，筋挛阴缩入腹，相引痛，灸中封五十壮，或下满五十壮。

【现代针灸经验方】

《中国传统临床医学·针灸学》

(1) 阳气虚衰：命门、肾俞、关元、气海、三阴交、大赫。

(2) 阴虚火旺：肝俞、肾俞、太冲、太溪、心俞、神门、内关、三阴交、大赫。

(3) 心脾亏损：中极、命门、脾俞、足三里、神门。

(4) 惊恐不释：中极、志室、肝俞、太冲、阳陵泉、心俞、神门。

(5) 肝肾湿热：中极、阴谷、三阴交、太冲。

(6) 阴湿伤阳：关元、神阙、归来、次髎、曲泉、阴陵泉。

心　悸

【症状】自觉心中悸动，惊惕不安，甚则不能自主的一种病证，包括惊悸和怔忡。惊悸常由外界刺激引起，怔忡常由久病过劳引起。

【承门针灸方】神门、心俞、巨阙、内关、公孙。

神门：针 2 分，留捻 2 分钟。

心俞：针 3 分，留捻 2 分钟。

巨阙：针 3 分，留捻 2 分钟，灸 15 分钟。

内关：针 2 分，留捻 2 分钟。

公孙：针 2 分，留捻 2 分钟。

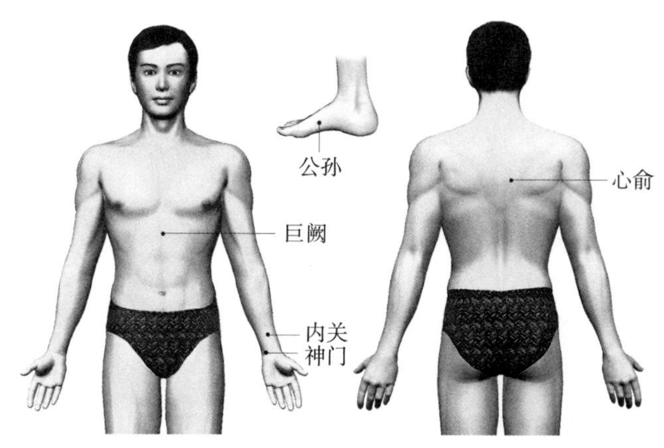

心悸取穴

【方义】心俞和巨阙为心经俞募配穴调补心气，通心络，宁心安神；神门补心气、养心安神；内关宽胸，补心气，通心络。

【承门绝技】中指“四缝”穴，用0.5寸毫针针刺3针，中央点1针，左右旁开0.2寸各1针，深0.2寸，轻刺激。每天针一侧手指，交替使用。留针30分钟。

【八脉配八卦】

艮属内关（母）通阴维，乾属公孙（父）通冲脉。

二脉相合达心胸，擅治心痛与不宁。

【古医籍名家针灸方】

《针灸大成》：心痹悲恐：神门、大陵、鱼际。

心烦怔忡：鱼际。

心恍惚：天井、巨阙、心俞。

《针灸资生经》：曲泽治心痛善惊，灵道治悲恐。下廉治暴惊，鱼际治心痹悲恐，少冲治悲恐善惊，上管治心风惊悸。少府治悲恐畏人，神门、蠡沟、巨阙治惊悸少气。《明下》云：间使疗惊悸。阴郄、间使、二间、厉兑治多惊。百会、神道、天井、液门治惊悸。行间主心痛数惊，心悲不乐。

【现代针灸经验方】

《中国传统临床医学·针灸学》

（1）心虚胆怯：心俞、足三里、灵道、神门。

（2）心血不足：心俞、脾俞、膈俞、血海、神门。

（3）阴虚火旺：太溪、通里、内关、肾俞、三阴交。

（4）心血瘀阻：阴郄、心俞、巨阙、膈俞、间使。

（5）水饮凌心：少海、神门、脾俞、三焦俞、肾俞。

（6）心阳虚弱：心俞、关元俞、少冲、膻中、大陵。

失　眠

【症状】心烦焦虑，终夜不寐，多梦、善惊，恍惚、恐惧、多思。

【承门针灸方】四神聪、神庭、巨阙、关元、完骨、神门、内关、公孙。

四神聪或神庭：针3分，留针60分钟。

巨阙：向下45° 针1寸，留针60分钟。

关元：针1寸，留针60分钟。

完骨：针5分，留间捻60分钟。

神门：针2分，留针60分钟。

内关：针2分，留针60分钟。

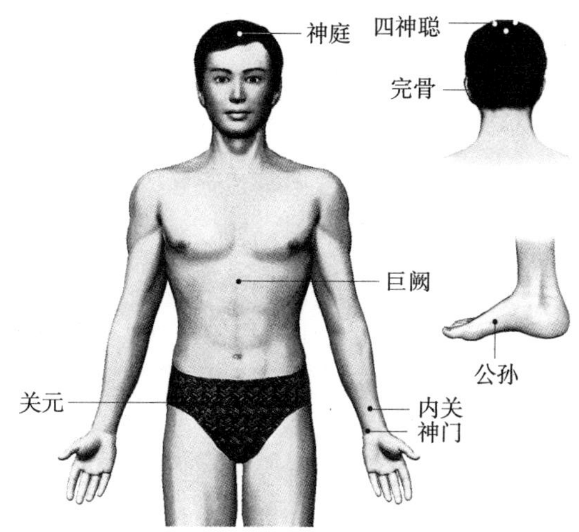

失眠取穴

公孙：针 3 分，留针 60 分钟。

（肝郁化火者加针肝俞、太冲，阴虚火旺者加针照海）

【方义】神庭、神门能宁心安神；神阙安五脏定心神；巨阙配关元能益肾宁心，使心肾交泰；内关能和胃宽胸，宁心安神；完骨是失眠经验穴。

【承门绝技】三间透劳宫，用 1.5 寸针，从三间贴骨刺入，缓慢推进透达劳宫，行提插雀啄手法，留针 30 分钟。均取双侧穴位。留针时，放松神经，闭目养神。配合耳尖或者三商穴（少商、中商、老商）点刺放血更佳。

【八脉配八卦】

艮属内关（母）通阴维，乾属公孙（父）通冲脉。

二脉相合达心胸，擅治心闷善惊与多虑。

【古医籍名家针灸方】

《针灸甲乙经》：惊悸不得眠，取阴交。不得卧，取浮郄。

《针灸大成》：心烦怔忡：鱼际。

烦闷不卧：太渊、公孙、隐白、肺俞、阴陵泉、三阴交。

【现代针灸经验方】

《中国传统临床医学·针灸学》

（1）阴虚火旺：太溪、神门、三阴交、心俞、肾俞。

（2）心脾两虚：阴郄、血海、足三里、心俞、脾俞。

（3）心胆气虚：本神、膻中、气海、心俞、胆俞。

（4）肝郁化火：行间、太冲、神门、劳宫、肝俞。

（5）痰热内扰：丰隆、中脘、胃俞、内关、神道。

水肿（阳水）

【**症状**】水肿在腰以上为著，可伴有肺失宣降，脾气受困，三焦阻滞相关症状。多由风邪外袭，湿邪浸淫，困及肺脾三焦所致。

【**承门针灸方**】水分、石门、肺俞、三焦俞、列缺、足三里、照海。

水分：灸 60 分钟。

石门：灸 60 分钟。

肺俞：针 5 分，留捻 2 分钟。

三焦俞：针 5 分，留捻 2 分钟。

列缺：针 2 分，留捻 2 分钟。

足三里：针 3 分，留捻 2 分钟。

照海：针 2 分，留捻 2 分钟。

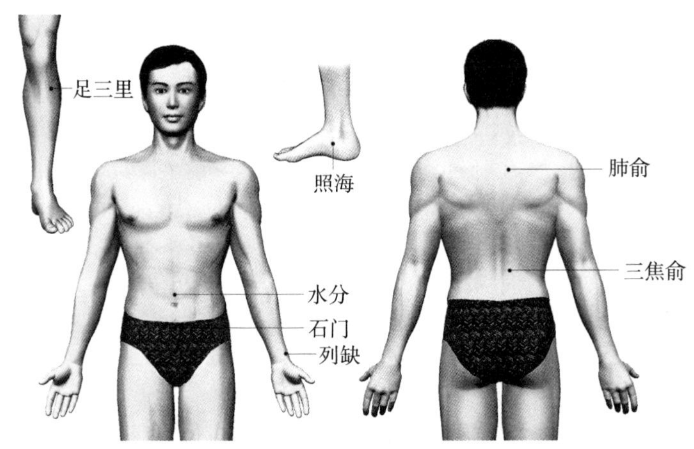

水肿（阳水）取穴

【**方义**】水分、石门通调小肠、膀胱、三焦经气，分利水液；肺俞宣通肺气，使水湿下行；三焦俞通调水道；列缺理肺行水；足三里健脾行气血，水液自消；照海通阴跷利水湿。

【**承门绝技**】二间透合谷，用 1.5 寸细针，贴第 2 掌骨平刺，缓慢进针，达到骨叉间凹陷处，不捻转提插，无痛针法，留针 30 分钟，均取双侧。

【**八脉配八卦**】

离属列缺（主）通任脉，坤属照海（客）通阴跷。

二脉相合通胸腹，擅治水肿水道通。

【古医籍名家针灸方】

《素问病机气宜保命集》：青水灸肝井，赤水灸心荥，黄水灸脾俞，白水灸肺经，黑水灸肾合。

《针灸玉龙经》：水蛊四肢水肿：支沟（泻）、水分、关元。

《古今医统大全·水肿门》：水分（灸七壮，疗腹肿不能食，若是水病宜灸），神阙（灸三壮，主水肿鼓胀，肠鸣如流水之声极效），石门（灸七壮，主水胀水气行皮中，小便黄，气满肿），水沟（灸三壮，主一切水肿人中平满证），足三里（灸七壮，主水腹胀皮肿）。

【现代针灸经验方】

《中国传统临床医学·针灸学》

(1) 风水相搏：列缺、偏历、合谷、阴陵泉、肺俞、三焦俞。

(2) 水湿浸袭：足三里、阴陵泉、水分、脾俞、三焦俞。

(3) 湿热内蕴：足三里、曲池、合谷、水分、三焦俞、膀胱俞。

水肿（阴水）

【症状】水肿腰以下为甚，伴腹胀便溏，面黄肢冷，小便少，舌淡苔白，脉沉弱。多由脾阳虚衰，肾气衰微所致。

【承门针灸方】水分、石门、三焦俞、肾俞、足三里、列缺、照海。

水分：灸 60 分钟。

石门：灸 60 分钟。

三焦俞：针 5 分，留捻 2 分钟。

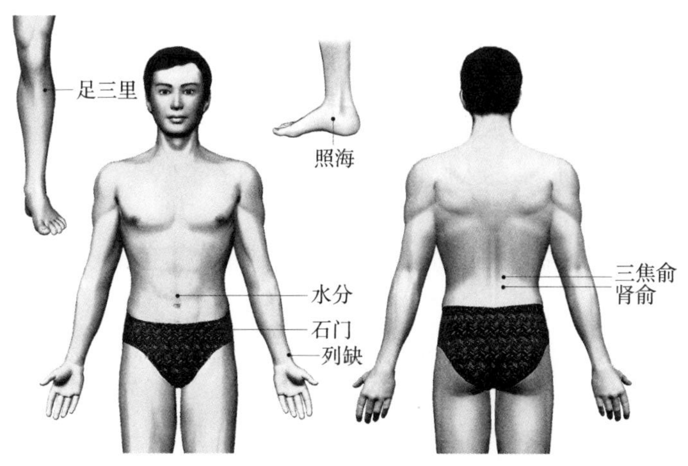

水肿（阴水）取穴

肾俞：灸 30 分钟。

足三里：灸 10 分钟。

列缺：针 2 分，留捻 2 分钟。

照海：针 5 分，留捻 2 分钟。

【方义】脾俞、肾俞温补脾肾阳气，温化通利水邪。

【承门绝技】阴陵泉、地机、三阴交，取 3 根 2 寸针，均贴胫骨内缘刺入，行提插雀啄手法，留针 30 分钟。均取双侧穴位。

【八脉配八卦】

离属列缺（主）通任脉，坤属照海（客）通阴跷。

二脉相合通胸腹，擅治水肿水道通。

【古医籍名家针灸方】

《勉学堂针灸集成·肿胀》

满身卒肿，面浮洪大：内踝下白肉际三壮，立效。

水肿，腹胀：水分、三阴交、阳交并百壮；并治五脏俞穴，中脘针后按其孔勿令出水，阴跷七壮。

四肢面目浮肿：照海、人中、合谷、足三里、绝骨、曲池、中脘、腕骨、脾俞、胃俞、三阴交。

《医学纲目·水肿》：水肿：水分、中脘（各灸之），内庭、行间、足临泣（各泻，立安）。

外腰水肿：肝募、水分。

肉中水肿，面萎黄：腹通谷、气海、水分。

胞中水肿，根在心，水赤：心俞、巨阙、气海。

腹中水肿，从脾起，水黄：脾俞、胃脘、水分。

肺喘水肿，从胸起，水白：肺俞、肝募。

足心水肿，从足起：白环俞、水分、彧中。

四肢水肿，变身浮：胆募。

两胁水肿，四肢枯瘦，从胁起：章门、期门。

小肠水肿，从脐肿起：气海。

《针灸大全》：脾俞不动泻丘墟，复溜治肿如神医。水肿水分灸即安。

肝硬化腹水

【症状】腹部鼓胀，皮色苍黄，脉络暴露，以肝脾病变多，久病肾虚，导致气滞血瘀水停等错综复杂病症。

【承门针灸方】中脘、水分、气海、天枢、足三里、内关、公孙。

中脘：灸 20 分钟。

水分：灸 60 分钟。

气海：灸 60 分钟。

天枢：针 1 寸，留捻 2 分钟，灸 20 分钟。

足三里：针 5 分，留捻 2 分钟，灸 40 分钟。

内关：针 3 分，留捻 2 分钟。

公孙：针 3 分，留捻 2 分钟。

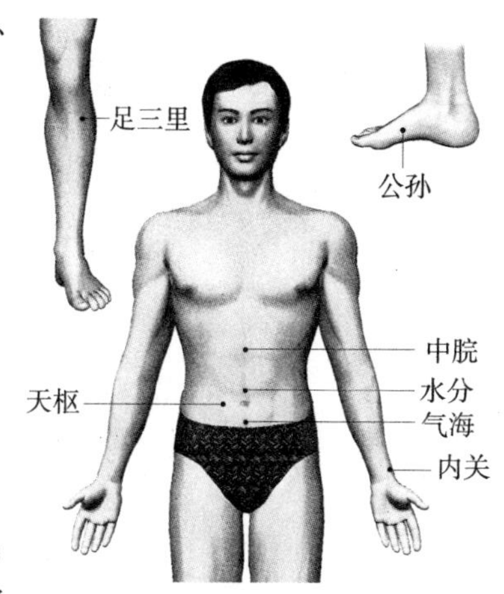

肝硬化腹水取穴

【方义】中脘疏理中焦之气；水分消利腹水；气海调下焦之气；天枢、足三里行气降浊和胃消胀；内关、公孙通利三焦水道。

【承门绝技】阴陵泉下 1 寸敏感点，取 3 寸针，贴胫骨内缘透刺到阳陵泉穴内，行提插捻转手法。严重者太冲透涌泉，内关透外关，留针 30 分钟。均取双侧。

【八脉配八卦】

艮属内关（父）通阴维，乾属公孙（母）通冲脉。

二脉相合达胸腹，擅长消胁胀满与不快。

【古医籍名家针灸方】

《针灸玉龙经》：病称水肿实难调，腹胀膨满不可消；先灸水分通水道，后针三里及阴交。

《医学纲目·腹胀》：鼓胀之状，腹身皆大：脐上下左右（各刺二寸二分），中脘、通关、三里（手）。

腹胀之状，空而不坚，腹身尽肿，按之陷而不起：太白、公孙、复溜、绝骨、三里、水分。

《针灸逢源·症治要穴歌》：蛊胀应知照海灵，行间气海与三阴（交），水沟二里内庭稳，分水多针病转深。

《勉学堂针灸集成》：腹胀坚，脐小腹亦坚：水分中极各百壮，三焦俞、膈俞各三壮，肾俞随年壮，太溪、太冲、三阴交、脾俞、中脘针。

腹 胀

【症状】腹大胀满，胸脘胀闷，食后胀甚，纳食少，大便溏，小便少，舌苔白腻，脉湿或缓，多由太阴之气气滞，或寒痰交阻所至也。

【承门针灸方】中脘、气海、天枢、足三里、内关、公孙。

中脘：针 1 寸，留捻 2 分钟，灸 30 分钟。

气海：针 1 寸，留捻 2 分钟，灸 30 分钟。

天枢：针 1 寸，留针 30 分钟。

足三里：针 5 分，留针 30 分钟。

内关：针 3 分，留针 30 分钟。

公孙：针 3 分，留针 30 分钟。

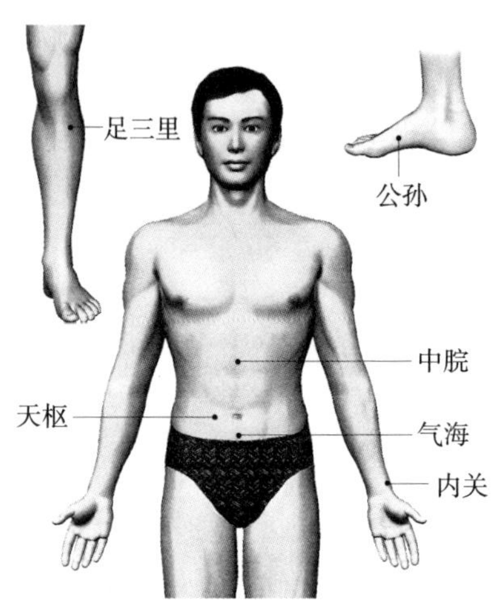

腹胀取穴

【方义】足三里、中脘健脾和胃；天枢调理胃肠气机；气海通利三焦之水道；内关、公孙健脾益气，化湿消胀。

【承门绝技】陷谷透涌泉，取 2 寸针，从陷谷骨叉间凹陷处刺入，达到涌泉穴内，行提插雀啄手法。留针 15 分钟，取双侧穴位。

【八脉配八卦】

艮属内关（母）通阴维，乾属公孙（父）通冲脉。

二脉相合达脐腹，利湿消胀腹亦安。

【古医籍名家针灸方】

《千金要方》：腹胀满，绕脐结痛，坚不能食，灸中守百壮。穴在脐上一寸，一名水分。胀满雷鸣，灸大肠俞百壮。

《针经摘英集》：治腹暴胀按之不下，刺任脉中脘、气海二穴，次针足阳明经三里二穴。

《针灸玉龙经》：小腹胀满气攻心，内庭二穴刺须真。

两足有水临泣泻，无水之时不须针。

【现代针灸经验方】

《针灸学报》（1990.6）：膻中、中脘、气海。

胸胁痛（附：胆石症、胆囊炎）

【症状】胁肋疼痛多由肝气郁、瘀血停，肝胆湿热所引起。

【承门针灸方】外关、期门、阳陵泉、足临泣。

外关：针 1 寸，留捻 2 分钟（透内关）。

期门：针 2 分，留捻 2 分钟。

阳陵泉：针 5 分，留捻 2 分钟（针感向下放射仅提插）。

足临泣：针 3 分，留捻 2 分钟。

【方义】期门疏肝理气；外关行气止痛；阳陵泉清热化湿止痛。

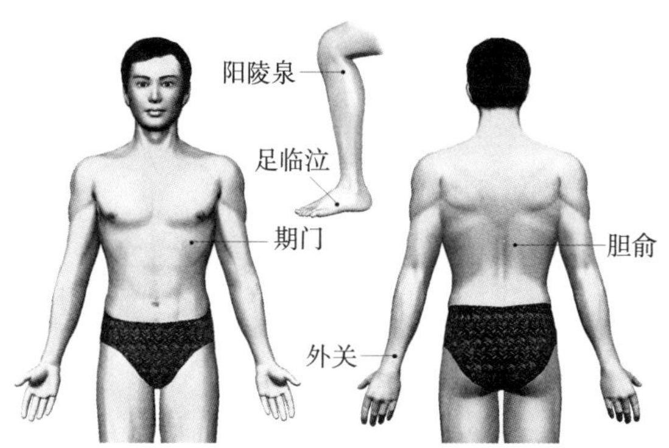

胸胁痛取穴

【承门绝技】外关透内关（取穴靠近腕部 1.5 寸），取 1.5 寸针，快速刺入，行提插雀啄手法。左侧疼痛取右侧，反之亦然。

【八脉配八卦】

震属外关（女）通阳维，巽属临泣（男）通带脉。

二脉相合通胸胁，擅长理气解胁痛。

附针方：胆石症、胆囊炎

针胆囊点、胆俞、中脘、足临泣。

【古医籍名家针灸方】

《针经指南》：胸满腹痛刺内关，胁疼肋痛针飞虎（支沟）。

《素问病机气宜保命集》：两胁痛，针少阳经丘墟。

《针灸捷径》：伤寒胁肋痛：支沟、阳陵泉、足临泣。

伤寒胸膈痛：内关、期门、大陵。

《针灸玉龙经》：胁痛肝俞目翳除。

《针灸聚英》：胁肋腿痛后溪妙，两足两胁满难伸，飞虎神针七分到。

【现代针灸经验方】

《贵阳中医学院学报》（1990.1）：内关透支沟，丘墟透照海。

《河南中医》（1990.10）：内关透外关，或支沟透间使，或三阳络透郄门，或取相应夹脊穴。并视病因相应取穴。

《陕西中医》（1988.9）：支沟，强刺激手法。

黄疸（阴证）

【症状】黄疸（阴证）是由于寒湿蕴于脾胃，身目皆黄，晦暗，如烟熏，形寒胸痞，腹满肢重，大便色白，舌淡苔白，脉濡而细。

【承门针灸方】胆俞、至阳、气海、足三里、内关、公孙。

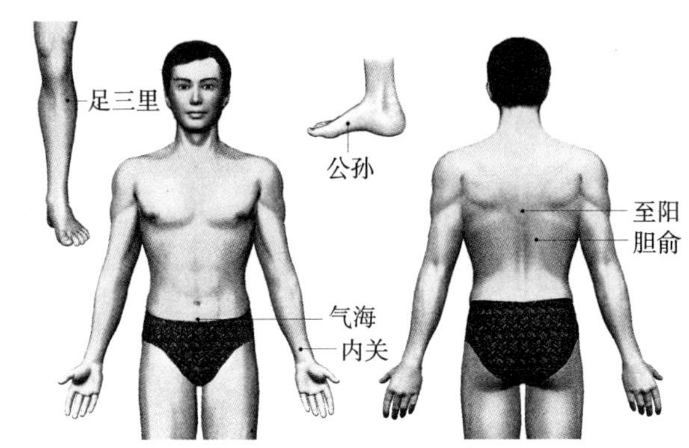

黄疸（阴证）取穴

胆俞：针5分，留捻2分钟。

至阳：灸30分钟。

气海：灸30分钟。

足三里：针3分，留捻2分钟，灸20分钟。

内关：针5分，留捻2分钟。

公孙：针3分，留捻2分钟。

【方义】足三里温运脾胃化寒湿；胆俞利胆退黄；气海、公孙、内关益气行血；至阳宜发在表之湿邪。

【承门绝技】食指、中指、无名指、小指指肚螺纹中心，点刺出血。十指皆刺，隔日1次。

【八脉配八卦】

艮属内关（母）通阴维，乾属公孙（父）通冲脉。

二脉相合通胸腹，擅治脾黄胸腹满。

【古医籍名家针灸方】

《针灸玉龙经·玉龙歌》：至阳亦医黄疸病，先泻后补妙通神；黄疸亦须腕骨灸，金针中脘必痊安。

《普济方·黄疸》：穴鱼际灸七壮。

《勉学堂针灸集成·黄疸》：先灸脾俞、心俞各三壮，次灸合谷三壮，次灸气海百壮，针中脘穴、神效。

【现代针灸经验方】

《针灸治疗学》：脾俞、足三里、胆俞、阳陵泉、三阴交、气海。

黄疸（阳证）

【症状】肝胆湿热郁蒸，一身尽黄，色明如橘，烦渴头汗，善饥，便秘，小便赤，脉滑数，舌苔黄厚。

【承门针灸方】胆俞、阳陵泉、至阳、太冲、外关、足临泣。

胆俞：针5分，留捻2分钟。

阳陵泉：针3分，留捻2分钟。

至阳：针3分，留捻2分钟，灸30分钟（泻）。

太冲：针2分，留捻2分钟。

外关：针3分，留捻2分钟。

足临泣：针3分，留捻2分钟。

【方义】胆俞、阳陵泉清利湿热；太冲疏肝利胆，化里湿热；至阳宣发督脉经气，清在表之湿热；外关通泻三焦导滞。

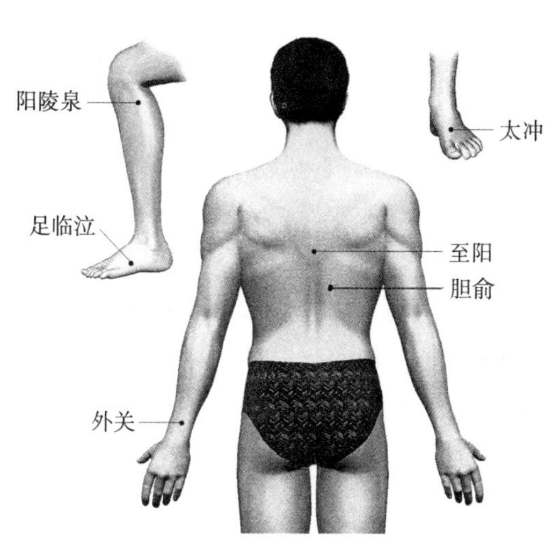

黄疸（阳证）取穴

【承门绝技】小指第一、第二指节中点二穴（掌侧），点刺出血。双手皆刺，隔日1次。

【八脉配八卦】

震属外关（女）通阴维，巽属临泣（男）通带脉。

二脉相合通胸胁，擅清胆热与身黄。

【古医籍名家针灸方】

《针经指南》：胸结身黄，取涌泉穴即可，固知腕骨祛黄，然谷泻肾。

《针灸玉龙经·盘石金直刺秘传》：黄疸、四肢无力：中脘（灸），三里（泻）。浑身发黄：至阳（灸），委中（出血）。

【现代针灸经验方】

《针灸治疗学》：至阳、腕骨、阳陵泉、太冲。

呕　吐

【症状】呕吐是由外邪、饮食、情志、脾胃虚弱等原因引起的胃失和降、胃气上逆所致，可伴上腹不适或疼痛等其他症状。

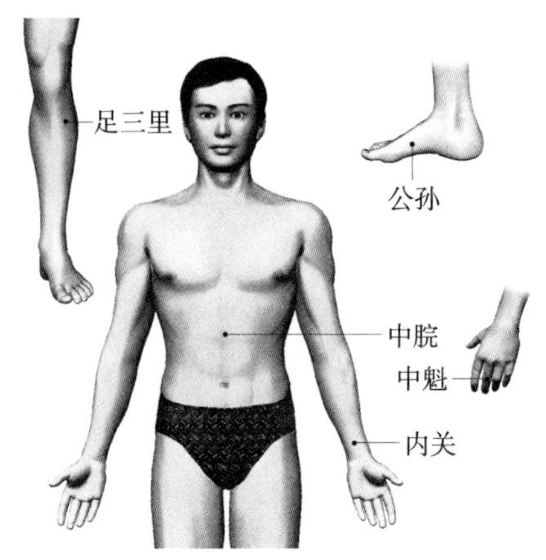

呕吐取穴

【承门针灸方】中脘、足三里、内关、中魁、公孙。

中脘：针 1 寸，留捻 2 分钟，灸 20 分钟。

足三里：针 5 分，留捻 2 分钟，灸 20 分钟。

内关：针 3 分，留捻 2 分钟。

中魁：针 2 分，留捻 2 分钟或灸 10 分钟。

公孙：针 3 分，留捻 2 分钟。

【方义】中脘疏导气机，消积导滞；足三里和胃降逆；内关宽胸行气，通调三焦之气；中魁止呕特效穴。

【承门绝技】止吐穴（内关与腕横纹中间），取 1 寸针针刺。行提插雀啄手法。留针 15 分钟。取双侧穴位。

【八脉配八卦】

艮属内关（母）通阴维，乾属公孙（父）通冲脉。

二脉相合达胸腹，擅治中满及呕逆。

【古医籍名家针灸方】

《扁鹊心书》：呕吐不食，灸中脘五十壮。

《素问病机气机宜保命集》：呕吐无度针手厥阴大陵穴。

《针灸聚英》：或针吐，中脘、气海、膻中补。

《针灸大成》：中脘、脾俞、中魁、三里。

《勉学堂针灸集成》：呕逆不得食：心俞百壮、只针中脘穴，神效。

翻胃：公孙、中脘，针。

《勉学堂针灸集成》：止吐下闭：关格宜泻，四关穴：合谷、太冲。

呕吐：中脘、内关，并针三阴交，留针神效。

【现代针灸经验方】

《针灸治疗学》：伤食呕吐：下脘、璇玑、足三里、腹结。

痰饮呕吐：章门、公孙、中脘、丰隆。

肝气呕吐：上脘、阳陵泉、太冲、梁丘、神门。

外感呕吐：大椎、外关、合谷、内庭、中脘、三阴交、太冲。

《山东医药》（1980.4）：内关、中脘、足三里、天突为主穴，胃俞或膈俞为配穴。

《中国针灸》（1983.3）：巨阙透下脘，不容透太乙。施以电针。

呃 逆

【症状】由于饮食不节、情志不和、正气亏虚所致的胃气上逆动膈而引起喉间呃呃连声，不能自制。

【承门针灸方】中脘、膈俞、足三里、攒竹、内关、公孙。

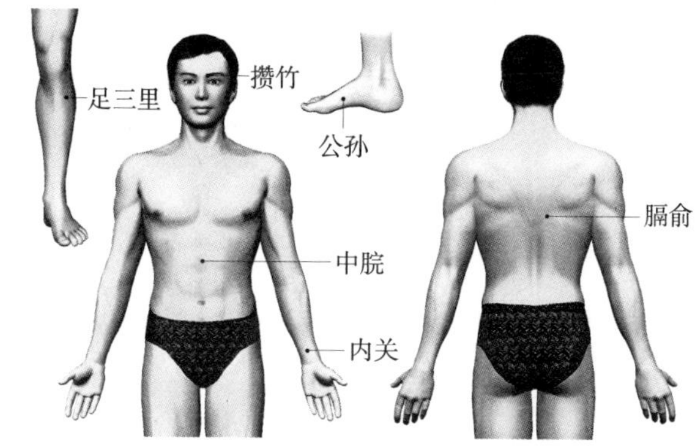

呃逆取穴

中脘：针 1 寸，留捻 2 分钟，灸 20 分钟。

膈俞：针 5 分，留捻 2 分钟，灸 20 分钟。

足三里：针 3 分，留捻 2 分钟。

攒竹：针 1 分，留捻 2 分钟。

内关：针 3 分，留捻 2 分钟。

公孙：针 3 分，留捻 2 分钟。

【方义】膈俞使气机通畅，平降逆气；中脘、足三里和胃降逆；攒竹为止呃逆特殊穴。

【承门绝技】耳穴膈点（寻找敏感点），点按或针刺 2 分钟，呃逆即止。

【八脉配八卦】

艮属内关（母）通阴维，乾属公孙（父）通冲脉。

二脉相合达胸腹，擅治膈满及呃逆。

【古医籍名家针灸方】

《卫生宝鉴》：治一切呃逆不止，男左女右，乳下黑尽处一韭叶许，灸三壮。病甚者灸二七壮。

《针灸玉龙经》：翻胃不禁兼吐食，中魁奇穴试看看。

【现代针灸经验方】

《新中医》（1980.4）：翳风，指压或针刺。

《上海针灸杂志》（1984.1）：中魁穴，施灸。

《辽宁中医杂志》（1990.4）：四花穴长针透刺。

《浙江中医杂志》（1990.1）：少商，指压或针刺。

噎膈

【症状】吞咽困难，甚至食入即吐；多由忧思郁怒，酒食所伤，久病体虚所致。

【承门针灸方】膈俞、上脘、内关、足三里、公孙。

膈俞：针5分，留捻2分钟，灸30分钟。

上脘：针1寸，留捻2分钟，灸20分钟。

内关：针3分，留捻2分钟。

足三里：针5分，留捻2分钟。

公孙：针3分，留捻2分钟。

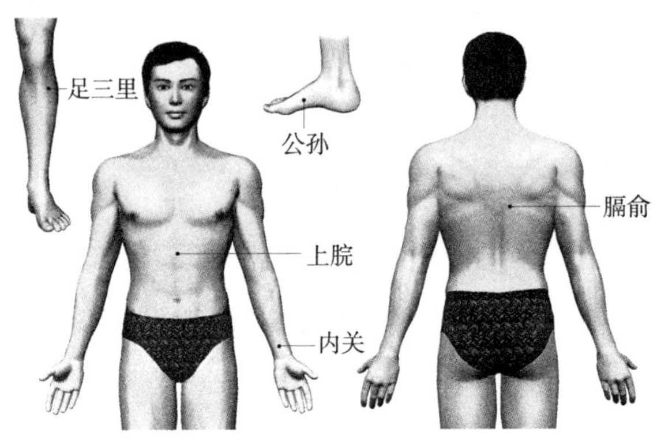

噎膈取穴

【方义】上脘和胃降气，开利食道止吐；内关开胸顺气；足三里健运脾胃，益气血，扶正祛邪；膈俞调气行血开膈。

【承门绝技】中渚，取1寸针，平刺向第4、5掌骨叉处，留15分钟。取双侧穴位。配合“四缝”穴加少商穴点刺放血更佳。

【八脉配八卦】

艮属内关（母）通阴维，乾属公孙（父）通冲脉。

二脉相合达胸膈，擅长宽胸及降逆。

【古医籍名家针灸方】

《医学纲目·呕吐膈气》：治五噎：膻中、中魁（灸之）。

《针灸捷径》：五噎之证，一曰思噎，二曰忧噎，三曰劳噎，四曰乳噎，五曰食噎，其证皆因阴阳不和，三焦隔绝，津液不通，以到此病而生。

膻中（气噎），劳宫（忧噎），心俞（忧噎），乳根（忧噎），中脘（食噎），膈俞（劳噎），脾俞（思噎、食噎），期门（产后噎）。

《针灸大成》：恶性吞酸食不投，膻中七壮除膈热。

《勉学堂针灸集成》：胸噎不嗜食：间使、关冲、中脘针，期门三壮、然谷。

【现代针灸经验方】

《针灸治疗学》：天突、膻中、足三里、内关、上脘、胃俞、脾俞、膈俞。

泄泻（附：慢性结肠炎）

【**症状**】脾虚湿胜，便溏，腹痛胀满，可由寒湿、湿热、伤食、肝乘、脾肾阳虚所致。

【**承门针灸方**】天枢、内关、石门、下巨虚、公孙。

天枢：针 1 寸，留捻 2 分钟，灸 15 分钟。

内关：针 2 分，留捻 2 分钟。

石门：针 1 寸，留捻 2 分钟，灸 30 分钟。

下巨虚：针 5 分，留捻 2 分钟。

公孙：针 2 分，留捻 1 分钟。

【**方义**】天枢疏调胃肠气机，灸之温中散寒化湿；石门通调三焦水道；下巨虚调畅胃肠气机，健运化湿；内关、公孙调利脾胃，化湿止泻。

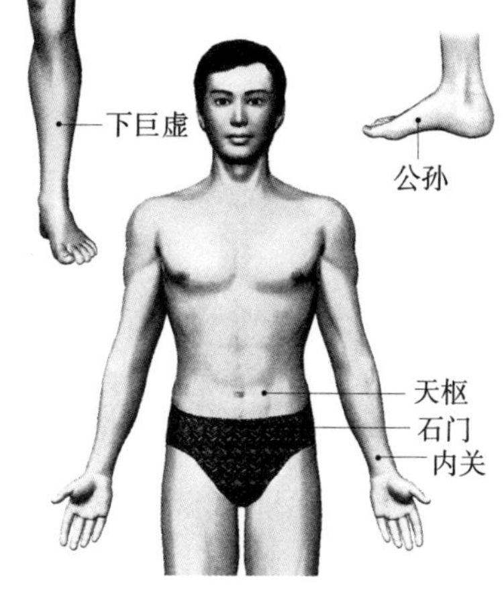

泄泻取穴

【**承门绝技**】陷谷，取 1.5 寸针，透刺涌泉穴内，行提插雀啄手法，留针 10 分钟。取双侧穴位。足临泣或者申脉穴附近敏感点点按也有明显效果。

【**八脉配八卦**】

乾属公孙（父）通冲脉，艮属内关（母）通阴维。

二脉相合达胸腹，脾湿得化泄泻止。

附：慢性结肠炎

针灸天枢、长强，各针 1 寸；大肠俞细火针刺 1 寸，共 2～3 下。

【**古医籍名家针灸方**】

《古今医鉴》：泄泻三五年不愈，灸百会三七壮即愈。

《得效方》：灸泻痢，取天枢、气海，大能止泄。

《杂病治例》：陷下则灸之，脾俞、关元、肾俞、复溜、腹哀、长强、太溪、大肠俞、三里、气舍、中脘。

《针灸大成》：中脘、天枢、中极。

《勉学堂针灸集成》：肠鸣溏泄腹痛：神阙百壮，三阴交三壮。

【**现代针灸经验方**】

《中国针灸》(1985.5)：天枢、内关、三阴交。

《中国针灸杂志》(1985.5)：长强针刺或施灸，三阴交为配穴。

《四川中医》：神阙为主穴，施灸。

《中国针灸》(1986.6)：上脘、中脘、天枢、大横、足三里。

便 秘

【症状】大便秘结不通，便干，有实秘、虚秘之分，可伴腹胀满痛或其他症状。

【承门针灸方】腹结、石门、天枢、支沟、足三里、列缺、照海。

腹结：针 1 寸，留捻 2 分钟（先右后左）。

石门：针 1 寸，留捻 2 分钟（虚秘灸 20 分钟）。

天枢：针 1 寸，留捻 2 分钟（虚秘灸 20 分钟）。

支沟：针 5 分，留捻 2 分钟。

足三里：针 2 分，留捻 2 分钟。

列缺：针 2 分，留捻 2 分钟。

照海：针 3 分，留捻 2 分钟。

【方义】腹结通泄大肠腑气，散结郁；足三里鼓舞中气；天枢增强排便传送能力；石门配支沟通利三焦，调整水液输布。

【承门绝技】悬钟附近敏感点，用 2 寸针，贴腓骨前缘进针，行提插手法，留针 15 分钟。均取双侧穴位。配合商阳穴点刺放血更佳。

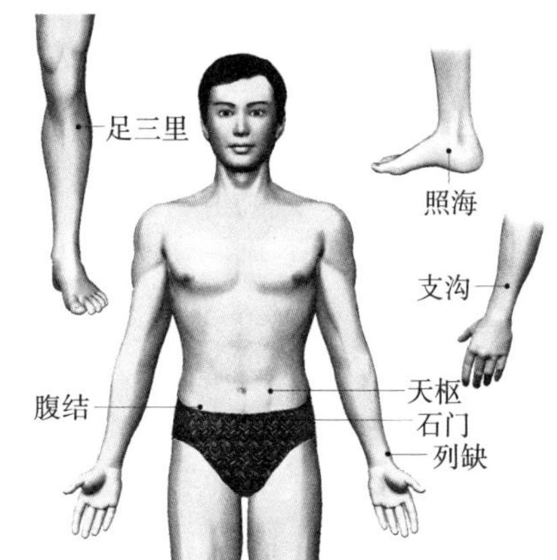

便秘取穴

【八脉配八卦】

离属列缺（主）通任脉，坤属照海（客）通阴跷。

二脉相合通脐腹，能开闭肠大便通。

【古医籍名家针灸方】

《针灸玉龙经》：大便闭塞不能通，照海分明在足中。更把支沟来泻动，方知医士有神功。

《针灸捷径》：承满、大肠俞、章门、支沟、照海、承山，以上穴法虚秘者补则通，实秘者泻则通，寒多先补后泻，热结先泻后补。

《针灸大全》：大便闭涩大敦烧。

《古今医统大全·秘结候》：照海（灸三壮，泻之），章门（灸二七壮），太白（灸三壮，泻之），气海（刺），三里（刺）。

《针灸聚英·玉龙赋》：肚痛秘结，大陵合外关于支沟。

【现代针灸经验方】

《中医杂志》(1980.10)：承山，强刺激手法。

《浙江中医杂志》(1989.8)：天枢，温针灸。

《河北中医》(1985.6)：支沟，强刺激手法。

心绞痛

【**症状**】胸部憋闷疼痛，甚则胸痛彻背，不得安卧，其病位在心。

【**承门针灸方**】心俞、内关、公孙。

心俞：针 2 分，留捻 2 分钟，灸 30 分钟。

内关：针 2 分，留捻到痛止。

公孙：针 3 分，留捻 2 分钟。

【**方义**】内关宣痹开结止痛，疏调心气，行气活血；公孙与内关交会配穴，补益气血，开通胸脉。

【**承门绝技**】陷谷，用 1.5 寸针，贴骨叉间凹陷处进针，透涌泉穴内，行提插雀啄手法，留针 5～10 分钟。取双侧穴位。点按鱼际穴效果也佳。

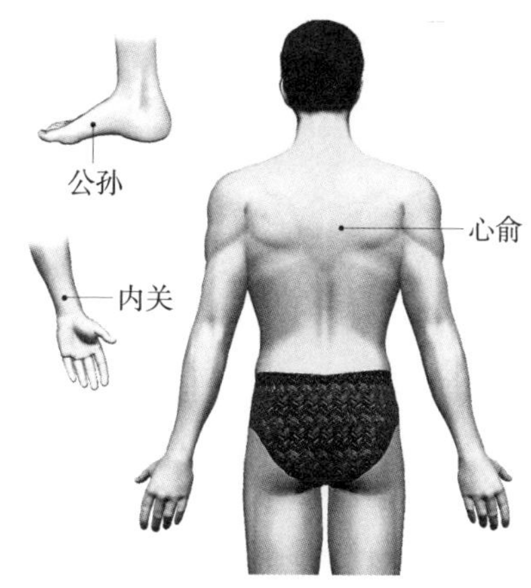

心绞痛取穴

【**八脉配八卦**】

艮属内关（父）通阴维，乾属公孙（母）通冲脉。

二脉相合达心胸，擅能开痹除心痛。

【**古医籍名家针灸方**】

《千金要方》：心闷痛上气牵引：灸巨阙二七壮。

心懊侬，微痛，烦逆：灸心俞百壮。

心痛如锥刀割，气结：灸膈俞七壮。

《针灸玉龙经》：九般心痛及脾痛，上脘穴中宜用针；心闷之疾大陵泻，气攻胸腹一般针。

《针灸逢源》：九种心痛及脾疼，曲泽大陵三里寻；上中脘与冲阳穴，内关公孙主客针。

《医学入门》：热心痛，气痛，泻劳宫。寒心痛，补少泽。

《针灸大全》：心痛手颤针少海，少泽应除心下寒。

【**现代针灸经验方**】

《针灸治疗学》：膻中、内关、心俞、足三里。

《中国针灸》(1987.7)：厥阴俞透心俞、内关。电针治疗。

《江苏中医杂志》(1987.8)：膻中、膈俞，艾灸。

眩 晕

【症状】眼眩头晕，旋转不定，不能站立，或伴恶心呕吐、出汗，甚至昏倒等症，多因肝阳上亢、气血亏虚、肾精不足、痰浊中阻所致。

【承门针灸方】百会、巨阙、关元、风府、太冲、外关。

百会：针2分，留捻2分钟，灸20分钟。

巨阙：针1寸，留捻2分钟。

关元：针2寸，留捻2分钟，灸30分钟。

风府：针5分，留捻2分钟。

太冲：针3分，留捻2分钟。

外关：针3分，留捻2分钟。

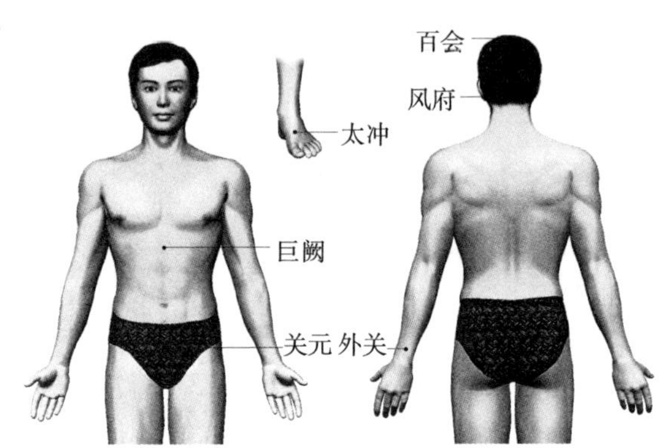

眩晕取穴

重者灸膈俞、肝俞、脾俞、肾俞。

【方义】百会升举清阳；巨阙清心宁神；关元温补肾气；风府疏泄浮阳，祛头部风邪；太冲平肝潜阳，引热下行。

【承门绝技】太冲，取1.5寸针，贴骨叉凹陷处透刺涌泉穴内，行提插手法，留针15~30分钟，取双侧穴位。严重者配合百会穴，用1.5寸针，往前平刺，滞针手法。留针10分钟。

【八脉配八卦】

震属外关（女）通阳维，巽属临泣（男）通带脉。

二脉相关通肝目，可止头风及目眩。

【古医籍名家针灸方】

《医心方·治头风方》：灸头风方：灸百会穴；又灸前顶穴，在囟会后一寸五分；又灸五处穴，在当两眼入发际一寸。

《针经指南》：头晕目眩，要觅于风池。

《针灸玉龙经》：口风头晕面赤，不欲人言；攒竹（泻）、三里（泻），未愈泻合谷、风池。

《针灸捷径》：头眩两目生花：上星、神庭、风池、肝俞、肾俞、合谷。

《针灸集成》：目眩晕不能坐：人中、合谷、丝竹空。

《勉学堂针灸集成》：足临泣、阳谷、腕骨、申脉。

【现代针灸经验方】

《江苏中医杂志》(1986.7)：风池、百会。

《上海针灸杂志》(1989.8)：头维，刺穴放血。

《中医杂志》(1988.2)：百会，艾灸。

头痛证（太阳经型）

【症状】痛在头后部，下连颈项，多因风寒、风热、风湿所致。

【承门针灸方】风池、风门、后溪、申脉。

风池：针 3 分，留捻 2 分钟。

风门：针 3 分，留捻 2 分钟，灸 10 分钟。

后溪：针 2 分，留捻 2 分钟。

申脉：针 2 分，留捻 2 分钟。

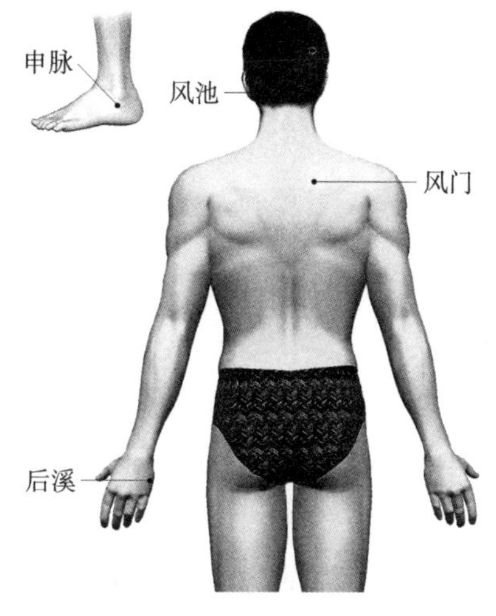

头痛证（太阳经型）取穴

【方义】风门、风池和解表散寒，疏风止痛；后溪通督脉属太阳经，疏散太阳病邪。

【承门绝技】后跟穴（与内外踝平齐，在后跟腱上交叉点），取 1 寸针，垂直刺透跟腱，行提插雀啄手法，留针 5～10 分钟。同侧取穴为主。至阴穴点按或者针刺效果亦佳。

【八脉配八卦】

兑属后溪（夫）通督脉，坎属申脉（妻）通阳跷。

二脉相合达头颈，擅治头痛及颈背痛。

【古医籍名家针灸方】

《针经指南》：头风头痛刺申脉与金门。丝竹疗头疼不忍，头项痛，拟后溪必安然。

《医学入门》：一切风寒暑湿邪，头痛发热外关起，头风连项肿，或引肩者，针申脉金门手三里。

【现代针灸经验方】

《中医杂志》(1982.11)：华佗夹背（5、7、9、11、14)，风池。

《上海针灸杂志》(1989.8)：迎香，雀啄手法。

《四川中医》(1990.6)：风池、丝竹空、率谷、金门。

头痛证（阳明经型）

【症状】头痛在前额及眉棱骨处。

【承门针灸方】攒竹、丝竹空、合谷、列缺、照海。

攒竹：针1分，留捻1分钟。

丝竹空：针1分，留捻1分钟。

合谷：针3分，留捻2分钟。

列缺：针2分，留捻3分钟。

照海：针3分，留捻3分钟。

【方义】合谷解表散邪；攒竹疏通阳明；丝竹空疏散头面风邪；列缺、照海疏导阳明邪热。

【承门绝技】中脘，取1寸针针刺，行提插捻转手法，留针5～10分钟。

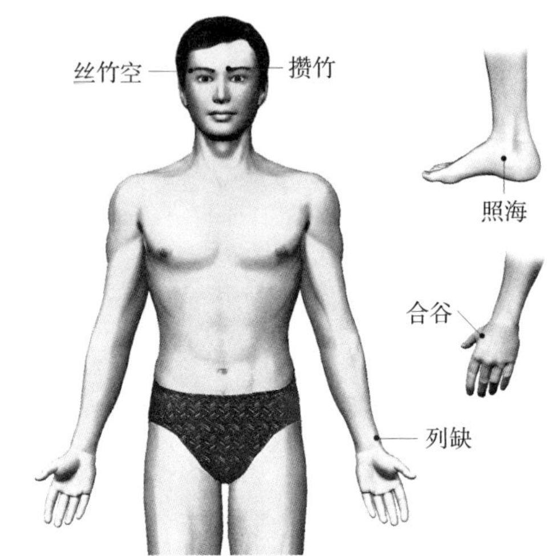

头痛证（阳明经型）取穴

【八脉配八卦】

离属列缺（主）通任脉，坤属照海（客）通阴跷。

二脉相合面额咽，擅治面赤咽干与头痛。

【古医籍名家针灸方】

《针灸玉龙经》：中风后头痛如破：百会（灸，次用三棱针刺之出血），合谷（泻）；

头风偏痛不可忍，半边口燥热：合谷（泻），解溪（左疼取右，右疼取左）；

头风如破眉目间痛：阳白、解溪、合谷（并泻）。

【现代针灸经验方】

《中国针灸》（1982.2）：太阳、头维、风池、太冲、合谷。

《浙江中医杂志》（1983.4）：太阳、鱼腰、印堂，三棱针点刺放血。

《上海针灸杂志》（1989.8）：迎香，雀啄手法。

头痛证（厥阴经型）（附：高血压）

【症状】痛处多在巅顶部及目痛。

【承门针灸方】外关、太冲、百会、风池、足临泣。

外关：针 2 分，留捻 2 分钟。

太冲：针 3 分，留捻 5 分钟。

百会：针 2 分，留捻 2 分钟，灸 15 分钟。

风池：针 2 分，留捻 2 分钟。

足临泣：针 3 分，留捻 2 分钟。

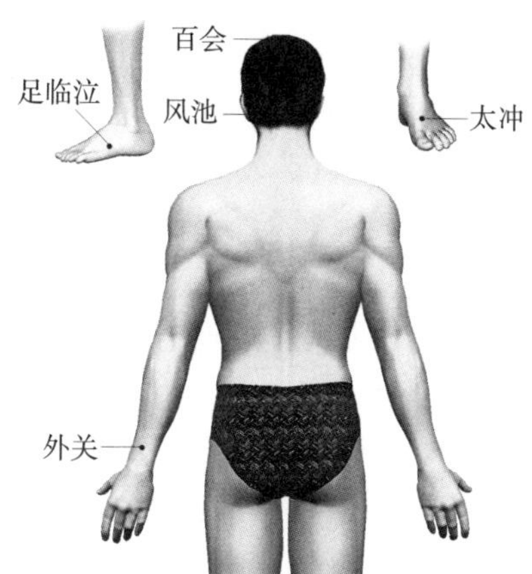

头痛证（厥阴经型）取穴

【方义】百会举升清阳入脑，配风池祛风行血定痛；太冲疏肝解郁，降逆平阳；外关维系阳脉，行气通经活络，散阳邪。

【承门绝技】太冲附近敏感点，取 1.5 寸针针刺，透刺涌泉穴内，行提插雀啄手法，留针 5 ~ 10 分钟。交叉取穴。

【八脉配八卦】

震属外关（女）通阳维，巽属临泣（男）通带脉。

二脉相合通肝目，疏肝清热镇头痛。

附：高血压

（1）灸百会，针神门、大敦。

（2）太冲透涌泉（向足趾麻电感最佳）。

【古医籍名家针灸方】

《针灸捷径》：伤寒头痛：解溪、风池、合谷。

伤寒头项强：后溪、承浆（看虚实补泻）。

头风头痛及遍身体痛：脑空、百会、神庭、风池、合谷。

偏头风痛：丝竹空、太阳、率谷、风池、太渊、申脉。

【现代针灸经验方】

《上海针灸杂志》（1988.7）：涌泉。

《江西中医药》（1983.2）：百会、上星、后溪、太冲。

《辽宁中医杂志》（1983.3）：厥阴头痛主穴行间，配内关、足窍阴。

头痛证（少阳经型）

【症状】痛在头之侧，连及耳部。

【承门针灸方】方一：风池、外关、翳风、足临泣、侠溪。

风池：针3分，留捻2分钟，灸10分钟。

外关：针2分，留捻2分钟。

翳风：针2分，刺3~5下，灸10分钟。

足临泣：针2分，留捻3分钟。

侠溪：针2分，留捻2分钟。

方二：针刺风池、太阳、合谷、列缺。

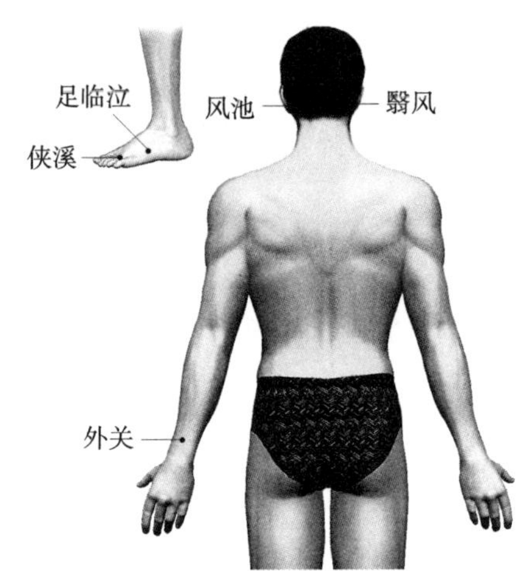

头痛证（少阳经型）取穴

【方义】风池、外关、翳风疏散风邪止痛；侠溪解泄少阳邪热；足临泣行气解郁。

【承门绝技】液门，取1.5寸针，贴第4掌骨缘平刺到骨叉处，行提插雀啄手法，留针2分钟。交叉取穴。

【八脉配八卦】

震属外关（女）通阳维，巽属临泣（男）通带脉。

二脉相合达耳颊颈，擅清头风偏头痛。

【古医籍名家针灸方】

《古今医统大全·头痛门》：神庭（灸三壮），上星（灸三壮），后顶、百会、风池（随灸一处可愈）。

《针灸大全》：攒竹、丝竹空主头疼，偏正皆宜向此针。更去大都徐泻动，风池又刺三分深。曲池合谷先针泻。列缺头痛及偏正，重泻太渊无不应。

《针灸聚英》：头风鼻渊，上星可用（针加灸），攒竹、头维治目疼头痛。

【现代针灸经验方】

《江西中医药》(1983.2)：颞部痛：太阳透率谷、风池、外关、中渚。

《上海针灸杂志》(1989.3)：翳风。

《辽宁中医杂志》(1983.3)：少阳头痛：主穴绝骨，配穴风池、太阳。

腰 痛

【症状】中医多以寒湿，湿热，肾亏，血瘀为主分型。现代医学腰肌劳损，腰椎骨质增生，腰椎间盘突出，腰部软组织损伤，脊柱炎等参考治疗。

【承门针灸方】局部俞穴、后溪、申脉、腰痛穴。

局部俞穴：针 8 分，留捻 3 分钟，灸 20 分钟。

后溪：针 3 分，留捻 2 分钟。

申脉：针 3 分，留捻 2 分钟。

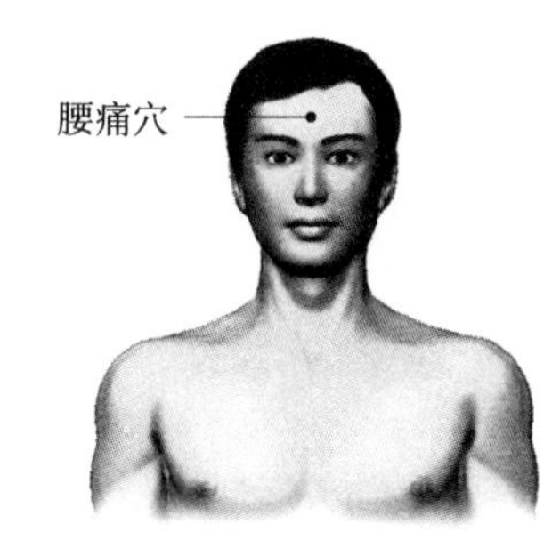

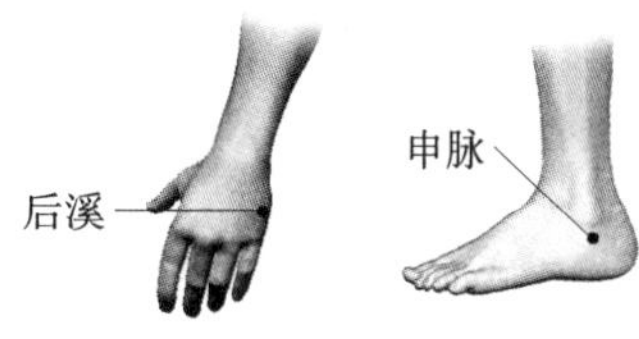

腰痛取穴

【方义】腰痛穴（在神庭和印堂中点）疏导督脉经气，祛风散寒止痛；局部俞穴疏导局部气血，温经散寒祛瘀邪；后溪通督脉，善治腰疾。

【承门绝技】太冲，取 1.5 寸针针刺，贴骨叉凹陷处透刺涌泉穴内，行提插雀啄手法，留针 5 分钟。左痛取右，右痛取左。

【八脉配八卦】

兑属后溪（夫）通督脉，坎属申脉（妻）通阳跷。

二脉相合贯腰脊，疏经通络化瘀痛。

【承门针灸方】

脐上下、左右各 1 寸共 4 穴：各灸 30 分钟。

肾俞：针 5 分，留捻 2 分钟，灸 30 分钟。

【古医籍名家针灸方】

《千金要方》：腰痛，灸脚跟上横纹中白肉际十壮良。又灸足巨阳七壮，巨阳在外踝下。又灸腰眼穴七壮。

《卫生宝鉴·灸腰痛法》：肾俞穴、中膂穴二穴，腰俞一穴各灸五壮。

《针灸玉龙经》：肾虚腰痛最难当，起坐艰难步失常；肾俞穴中针一下，多加艾火灸无妨；脊膂强痛泻人中，挫闪腰痛亦可针；委中亦是腰痛穴，任君取用两相通。

《医方类聚》：腰痛针承山，得气泻之立愈，或连胯痛于风市、足三里兼泻之。

【现代针灸经验方】

《黑龙江中医药》（1981.3）：急性腰痛：人中、养老、百劳、跟上穴、龈交异点。

慢性腰痛：肾俞、关元、次髎、殷门、委中、太溪、三阴交。

《中国针灸》(1982.2)：攒竹。

《浙江中医杂志》(1987.9)：腰脊正中痛：人中。

腰脊两侧痛：委中、至阴。均刺血疗法。

腰背痛

【症状】因风湿寒邪侵入，或劳坐日久，腰肾亏虚所致。

【承门针灸方】肾俞、至阳、风池、后溪、申脉。

肾俞：针 5 分，留捻 2 分钟，灸 15 分钟。

至阳：针 5 分，留捻 2 分钟，灸 15 分钟。

风池：针 5 分，留捻 2 分钟。

后溪：针 3 分，留捻 2 分钟。

申脉：针 3 分，留捻 2 分钟。

【方义】温经壮腰，祛风散寒，疏通阳络，行气止痛。

【承门绝技】三间，取 1.5 寸细针，沿手第 2 全息掌骨缘平刺到骨叉处，缓慢进针，无痛针感，留针 10 分钟。配合活动腰背。左痛取右，右痛取左。同时点按腰腿点（手背掌 3、4 指缝及 4、5 指缝骨叉间凹陷处）二穴，也非常有效。

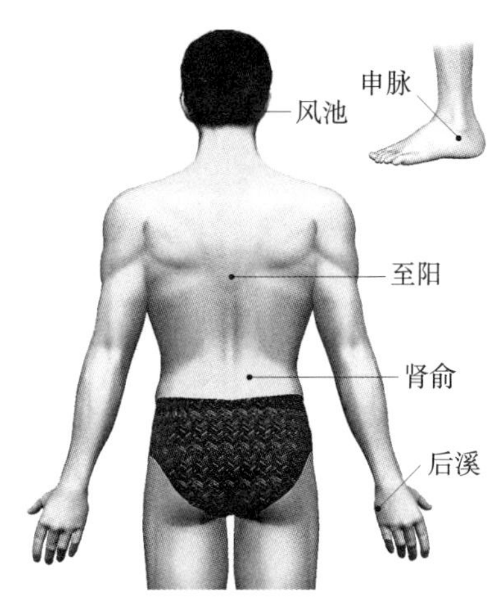

腰背痛取穴

【八脉配八卦】

兑属后溪（夫）通督脉，坎属申脉（妻）通阳跷。

二脉相合贯腰脊，祛风温经止痹痛。

【古医籍名家针灸方】

《针经摘英集》：治腰背俱疼不可忍，刺风池二穴，次针合谷二穴，次针昆仑二穴，针入五分。凡痛勿便攻之，先以正痛处针之，穴名天应穴，针名决痛针，针讫，以手重按，捻之，而随经刺穴而愈，谓痛捻之发散，荣卫流行，刺之速愈也。

治肾虚腰痛久不已，刺肩井二穴，次针肾俞二穴，治腰脊内引痛不得屈伸，近上痛者刺合谷二穴，近下痛者，刺昆仑二穴，次刺复溜二穴。

《类经图翼》：腰背重痛难行：章门、腰俞、委中刺血出，昆仑七壮。

【现代针灸经验方】

《中医杂志》(1988.10)：天柱、昆仑。

《上海针灸杂志》(1989.8)：神阙，隔姜灸。

脚气（湿脚气）

【症状】两足渐肿，软弱无力，不便行走，心悸气促，甚则足跗至膝水肿特大，破之流水，酸重难动，脉濡数。

【承门针灸方】阳陵泉、足三里、悬钟、照海、后溪、申脉。

阳陵泉：灸20分钟。

足三里：针3分，向下传导为度，灸60分钟。

悬钟：灸20分钟。

照海：针3分，留捻2分钟。

后溪：针3分，留捻2分钟。

申脉：针3分，留捻2分钟。

若触之热甚，皆改为针刺放血（不灸）。

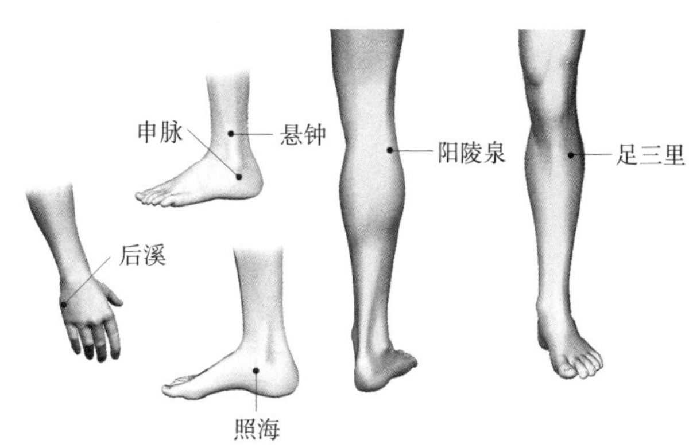

脚气（湿脚气）取穴

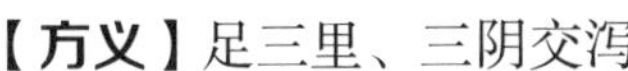
【方义】足三里、三阴交泻阳明、太阴之湿；阳陵泉、绝骨强筋骨而健步；申脉、照海清足部湿邪。

【承门绝技】脚趾尖及委中青筋点刺放血。严重者配合悬钟透三阴交（贴腓骨前缘针刺），取双侧穴位。

【八脉配八卦】

兑属后溪（夫）通督脉，坎属申脉（妻）通阳跷。

二脉相合通诸阳，行经活络消湿痹。

【古医籍名家针灸方】

《针灸资生经》：若始觉脚气，速灸风市、三里，各一二百壮，以泻风湿毒气，若觉闷热者，不得灸。

《扁鹊心书》：脚气少力，或顽麻疼痛，灸涌泉穴五十壮。

《针灸聚英》：脚气连延，里绝三交（足三里、绝骨、三阴交）。

《类验图翼·手足病》

脚气：肩井、足三里、阳陵泉、阳辅、昆仑、照海、太冲。

《勉学堂针灸集成》

脚气：中脘针、三阴交灸针后勿为饱食，经七日更针，神效。又方腹下股间必有结核以针贯刺，灸针孔三七壮，立效。

【现代针灸经验方】

《针灸治疗学》：足三里、三阴交、阴陵泉、八风。

脚气（干脚气）

【症状】两脚不肿，脚胫日渐枯瘦，皮燥两脚酸软，脉细数，舌红。

【承门针灸方】阳陵泉、悬钟、昆仑、足三里、照海、三阴交、列缺。

阳陵泉：针3分，留捻2分钟。

悬钟：针4分，留捻2分钟。

昆仑：针2分，留捻2分钟。

足三里：针2分，留捻2分钟。

照海：针2分，留捻2分钟。

三阴交：针3分，留捻2分钟。

列缺：针1分，留捻1分钟。

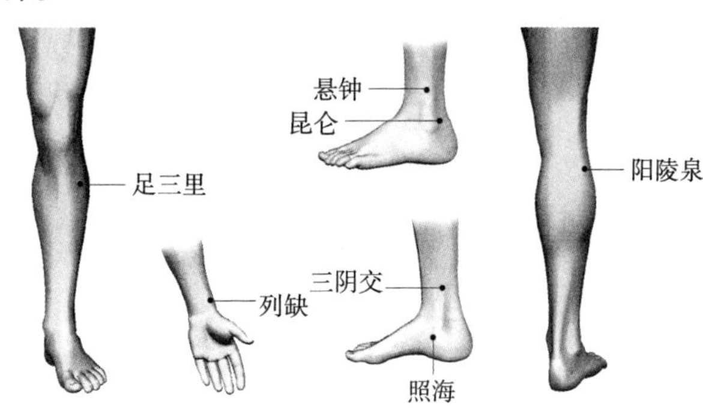

脚气（干脚气）取穴

【方义】列缺、照海清热利湿；绝骨、三阴交补脾益精髓、筋骨得养；昆仑可通脉健步；足三里疏通气血。

【承门绝技】三间，取1.5寸细针，沿第2全息掌骨透刺骨叉处，缓慢平刺，要求无痛针感，取单侧即可。配合针刺陷谷透涌泉，效果极佳。

【八脉配八卦】

坤属照海（客）通阴维，离属列缺（主）通任脉。

二脉相合达阴络，滋阴泄热祛病疾。

【古医籍名家针灸方】

《针灸大成》：干脚气，膝头并内踝及五趾疼痛，先取照海，次取膝关、昆仑、绝骨、委中、阳陵泉、三阴交。

《针灸玉龙经》：寒湿脚气痛难熬，先针三里及阴交；更兼一穴为奇妙，绝骨才针肿便消。

《杂病治例·脚气》：针公孙、冲阳，灸三里。

《针灸大全》：阴跷阳跷两踝边，脚气四穴先寻取；阴阳陵泉亦主之，阴跷阳跷与三里；诸穴一般治脚气，在腰玄机宜正取。

【现代针灸经验方】

《针灸治疗学》：解溪、阴市、复溜、血海、照海、悬钟；

脚气冲心：尺泽、膻中、劳宫、神门、足三里、涌泉。

耳鸣耳聋

【**症状**】耳鸣指自觉耳内鸣响，如蝉鸣、如潮声；耳聋指听觉减退或消失，二者可相伴。多因肾精不足、气血两虚、肝火上扰，痰火上壅所致。

【**承门针灸方**】迎香、听宫、翳风、肾俞、合谷、外关。

迎香：针5分，留捻2分钟。

听宫：针5分，留捻2分钟。

翳风：针5分，提插5~8次，留30分钟，灸20分钟。

肾俞：针8分，留捻2分钟，灸15分钟。

合谷：针2分，留捻2分钟。

外关：针5分，留捻2分钟。

酌情肝火旺者加太冲，痰火盛者加丰隆。

【**方义**】合谷、迎香疏调阳明经气；听宫、翳风调和局部气血，使经气疏达；外关清泄风热，降郁火，聪内耳。

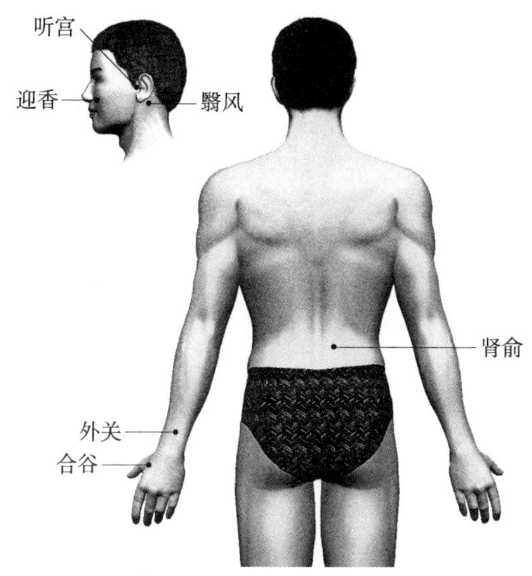

耳鸣耳聋取穴

【**承门绝技**】

（1）液门透中渚。取1.5寸针针刺，平刺到第4、5掌骨间骨叉处（贴第4掌骨缘进针），行提插雀啄手法。

（2）三阴交透悬钟，取2寸针贴胫骨后缘进针，行提插雀啄手法，留针30分钟。均取双侧穴位。

【**八脉配八卦**】

巽属临泣（男）通带脉，震属外关（女）通阳维。

二脉相合达肝肾通耳，疏风降火耳脉通。

【**古医籍名家针灸方**】

《针灸大全》：听会兼之与听宫，七分针泻耳中聋；耳门又泻三分许，更加七壮灸听宫；大肠经内将针泻，曲池合谷七分中。

《针灸捷径》：两耳虚鸣：翳风、听会、肾俞、太溪。

耳聋气闭：翳风、听会、合谷、足三里。

耳红痛肿：翳风、听会、合谷、足临泣。

《神农针灸图经》：治耳聋，二三年不闻音声者，灸之，中极一穴，翳风二穴，颊车二穴，风池二穴，合谷二穴，承山二穴，行间二穴，曲池二穴，下三里二穴，上用洗心散服之，忌酒发物，用葱入耳通气。

【现代针灸经验方】

《针灸治疗学》

实证：翳风、听会、中渚、侠溪，肝胆火旺配太冲、丘墟；痰热郁结配丰隆、劳宫。

虚证：翳风、听会、肾俞、关元、太溪。

《上海针灸杂志》（1989.8）：外关，中度刺激。

《中国针灸》（1990.10）

（1）耳门、完骨、听敏（耳垂下缘根部）；风市、合谷、外关。

（2）百会、足三里、合谷、听会、头窍阴、会宗。

均留针 60 ~ 90 分钟。两组交替使用。

消渴证（上消）

【症状】口渴多饮，是因上焦蕴热、肺燥津乏所致。

【承门针灸方】肺俞、鱼际、内关、照海、舌下、公孙。

肺俞：针 5 分，留捻 2 分钟。

鱼际：针 3 分，留捻 2 分钟。

内关：针 3 分，提插 5 下出针（向手部传导为佳）。

照海：针 3 分，留捻 2 分钟。

舌下：刺络放血。

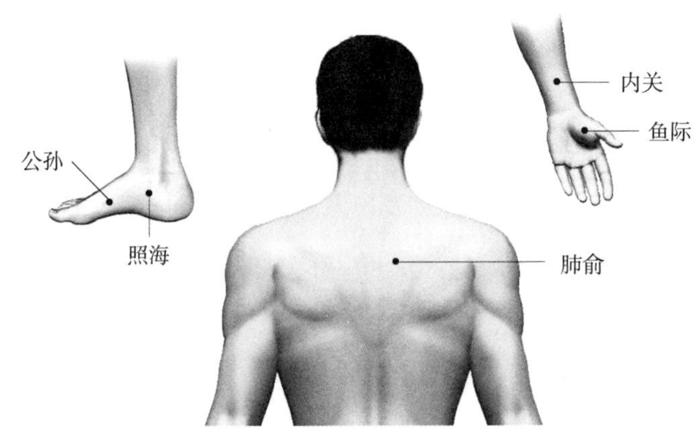

消渴证（上消）取穴

公孙：针 3 分，留捻 2 分钟。

【方义】肺俞配鱼际清上焦之热润肺；内关清胸膈郁热除烦；照海滋肾水养肺金；舌下刺络清火利咽，生津止渴。

【承门绝技】阳池、京骨、胰俞，点按或者针刺，留针 30 分钟；地机附近寻找敏感点贴骨进针 2 寸。均取双侧穴位。

【八脉配八卦】

艮属内关（母）通阴维，乾属公孙（父）通冲脉。

二脉相合达胃肺，养阴清热口渴消。

【古医籍名家针灸方】

《勉学堂针灸集成》

消渴饮水：人中、兑端、隐白、承浆、然谷、神门、内关、三焦俞。

肾虚消渴：然谷、肾俞、腰俞、肺俞、中膂俞在第二十椎下两旁各二寸夹脊起肉端，灸三壮。

食渴：中脘、三焦俞、胃俞、太渊、列缺，皆泻。

【现代针灸经验方】

《针灸治疗学》：少府、心俞、太渊、肺俞、胰俞。

《上海针灸杂志》(1984.4)：肺俞（泻）、肾俞（补）、照海（补）、金津、玉液（均出血）。

消渴证（中消）

【症状】善食易饥，形体消瘦，是因中焦积热、胃火炽盛所致。

【承门针灸方】中脘、内庭、阳池、内关、舌下、公孙。

中脘：针 1 寸，留捻 2 分钟。

内庭：针 2 分，留捻 2 分钟。

阳池：针 3 分，留捻 2 分钟，灸左阳池 10 分钟。

内关：针 3 分，提插 5 下出针（向手部传导为佳）。

舌下：刺络放血。

公孙：针 3 分，留捻 2 分钟。

【方义】中脘、内庭通气脉清胃火；阳池通调三焦气机；内关清膈下郁热除烦渴；舌下刺络生津清火。

【承门绝技】阳池、京骨、胰俞，点按或者针刺，留针 30 分钟；地机附近寻找敏感点贴骨进针 2 寸。均取双侧穴位。

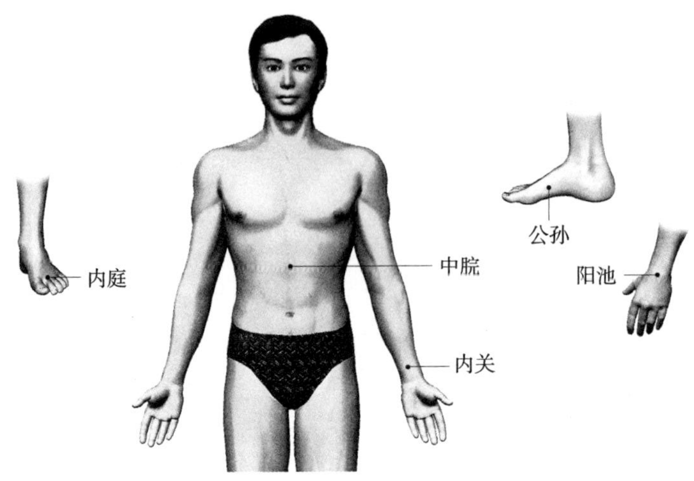

消渴证（中消）取穴

【八脉配八卦】

艮属内关（母）通阴维，乾属公孙（父）通冲脉。

二脉相合达胃肺，养阴清热口渴消。

【古医籍名家针灸方】

《针灸捷径》：消渴有三，金津、玉液、人中、承浆、关元、肾俞。

《针灸聚英》：行间、涌泉主消渴之肾渴。

《医学纲目》：小肠俞、阳池（各灸之），廉泉（出恶血方已）。以法：胃俞、心俞、膻中（各灸之）。

又法：承浆、然谷、劳宫、曲池、意舍、关元（各灸之）。

【现代针灸经验方】

《针灸治疗学》：内庭、三阴交、脾俞、胃俞、胰俞。

《中国针灸》（1989.5）：液门、阳池、三焦俞、胰俞（第八胸椎棘下旁开 1.5 寸），隔橘皮灸。

消渴证（下消）

【**症状**】饮一溲一，尿甜或如脂膏，是因肾虚不固所致。

【**承门针灸方**】肾俞、关元、阳池、内关、公孙、照海、舌下。

肾俞：针 5 分，留捻 2 分钟。

关元：灸 20 分钟。

阳池：针 2 分，留捻 2 分钟，灸左阳池 10 分钟。

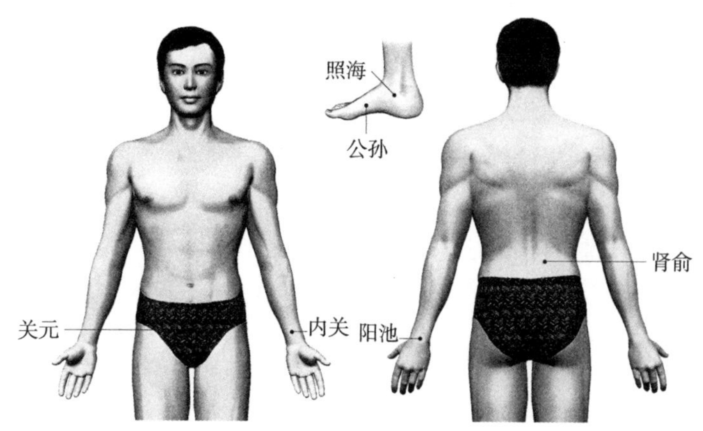

消渴证（下消）取穴

内关：针 3 分，提插 5 下出针（向手部传导为佳）。

公孙：针 3 分，留捻 2 分钟。

照海：针 2 分，留捻 2 分钟。

舌下：刺络放血。

【方义】肾俞、关元补肾气；阳池通调三焦气机；内关除烦热；照海滋肾阴清下焦余热；舌下刺络放血生津清火。

【承门绝技】阳池、京骨、胰俞，点按或者针刺，留针 30 分钟；地机附近寻找敏感点贴骨进针 2 寸。均取双侧穴位。

【八脉配八卦】

艮属内关（母）通阴维，乾属公孙（父）通冲脉。

二脉相合达胃肺，养阴清热口渴消。

附：消渴证经验方

针刺阳池、脾俞、然谷，灸左阳池穴。

【古医籍名家针灸方】

《千金要方》：消渴口干不可忍者，灸小肠俞百壮，横三间寸灸之。

《勉学堂针灸集成·消渴》：消渴饮水：人中、兑端、隐白、承浆、然谷、神门、内关、三焦俞。

肾虚消渴：然谷、肾俞、腰俞、肺俞、中膂俞灸三壮。

食渴：中脘、三焦俞、胃俞、太渊、列缺，皆泻。

【现代针灸经验方】

《针灸治疗学》：太溪、太冲、肝俞、肾俞、胰俞。

《吉林中医药》(1989.1)：曲池、三阴交、阳陵泉、复溜。多饮加鱼际，多食加中脘，多尿加关元。

疲劳（气虚萎靡）（附：病后萎弱）

【症状】气虚体弱，萎靡不振。

【承门针灸方】百会、中脘、关元、内关、公孙。

百会：灸20分钟。

中脘：灸20分钟。

关元：灸30分钟。

内关：针2分，留捻3分钟。

公孙：针3分，留捻3分钟。

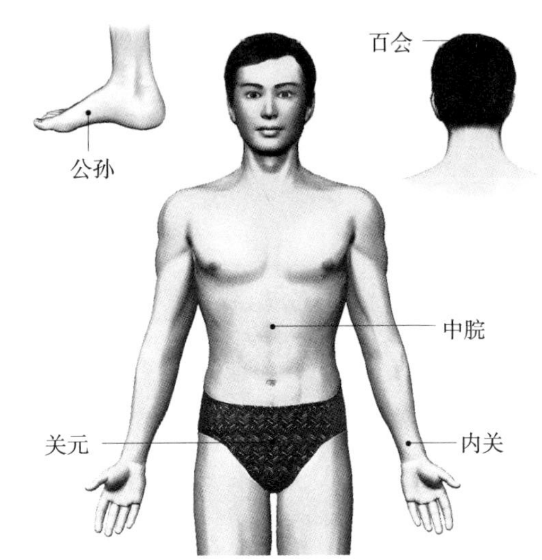

疲劳（气虚萎靡）取穴

【方义】百会提举清阳；中脘补脾和胃；关元壮元补肾。

【承门绝技】

（1）三间，取1.5寸细针，沿第2全息掌骨缘贴骨针刺到骨叉处。要求缓慢进针，无痛针感。每天取一侧即可。

（2）地机、三阴交，取2寸针，贴胫骨内缘进针，留针30分钟。均取双侧穴位。

【八脉配八卦】

艮属内关（母）通阴维，乾属公孙（父）通冲脉。

二脉相合达心脾肾，益气补血振心神。

附：病后萎弱

针灸肾俞、命门、关元、足三里、三阴交。

【古医籍名家针灸方】

《针灸玉龙经》：风劳气嗽灸未痊，第一椎下灸两边。劳嗽应须泻魄户，小儿骨蒸偏历尊。虚损天枢实为主。

《针经摘英集》：治男子脏气虚惫，真气不足，一切气疾久不瘥，不思饮食，全无气力，燔针。针任脉气海一穴，针入五分，可灸百壮。次以毫针针足阳明经三里二穴。

疲劳（羸瘦）

【症状】身体虚弱，日见消瘦而黄。

【承门针灸方】膏肓、脾俞、肾俞、内关、公孙。

膏肓：灸 60 分钟。

脾俞：灸 30 分钟。

肾俞：灸 30 分钟。

内关：针 3 分，留捻 2 分钟。

公孙：针 3 分，留捻 2 分钟。

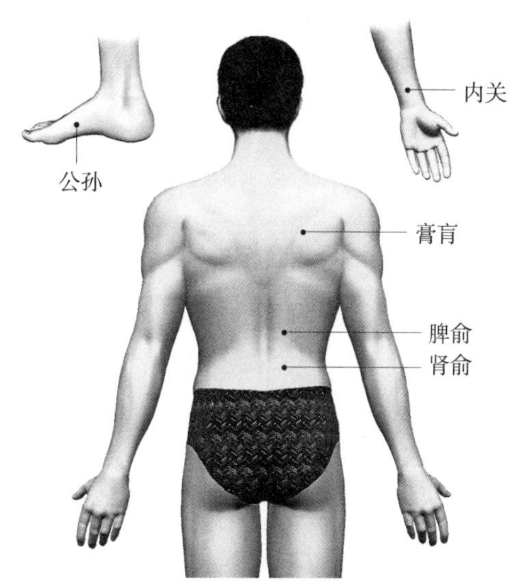

疲劳（羸瘦）取穴

【方义】补益脾肾，化生精血，壮元补肾，宽胸健脾益气血，生肉益肌。膏肓是调补身体虚劳之经验效穴。

【承门绝技】

（1）三间，取 1.5 寸细针，沿第 2 全息掌骨缘贴骨针刺到骨叉处。要求缓慢进针，无痛针感。每天取一侧即可。

（2）地机、三阴交，取 2 寸针，贴胫骨内缘进针，留针 30 分钟。均取双侧穴位。

【八脉配八卦】

艮属内关（母）通阴维，乾属公孙（父）通冲脉。

二脉相合达心脾肾，益血生肌精气旺。

【古医籍名家针灸方】

《勉学堂针灸集成》

虚劳羸瘦，耳聋，尿血，小便浊，或出精阴中痛，足寒如冰：昆仑、肾俞、照海、绝骨。

《类经图翼》

羸瘦骨立：百劳、胃俞、腰俞、长强。

《针经指南》：三里却五劳之羸瘦。

疲劳（气血亏虚）（附：气虚畏寒）

【症状】头晕乏力，自汗，易感冒，少气懒言，食少便溏，舌淡苔薄白，脉细弱。偏血虚者，面白无华，心悸不宁，唇见色淡明显。

【承门针灸方】内关、中脘、关元、脾俞、足三里、公孙。

内关：针5分，留捻2分钟。

中脘：灸15分钟。

关元：灸20分钟。

脾俞：针5分，留捻1分钟，灸20分钟。

足三里：针3分，留捻2分钟。

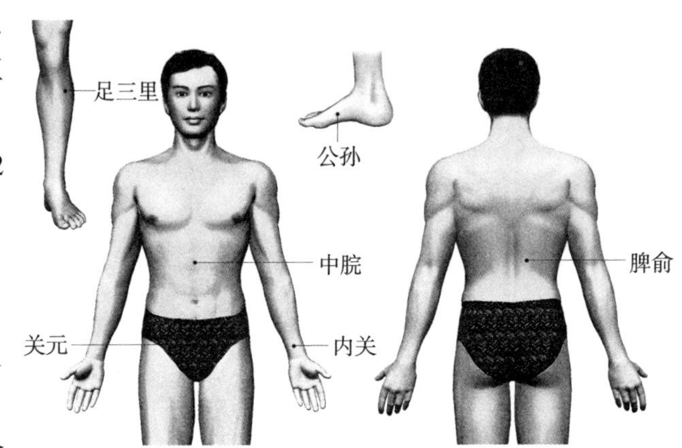

疲劳（气血亏虚）取穴

公孙：针3分，留捻2分钟。

【方义】足三里健脾胃，调气血；脾俞助运化，生气血；中脘补中益气，调脾和胃；关元壮下元；公孙生气血，除虚热。

【承门绝技】

（1）三间，取1.5寸细针，沿第2全息掌骨缘贴骨针刺到骨叉处。要求缓慢进针，无痛针感。每天取一侧即可。

（2）地机、三阴交，取2寸针，贴胫骨内缘进针，留针30分钟。均取双侧穴位。

【八脉配八卦】

艮属内关（母）通阴维，乾属公孙（父）通冲脉。

二脉相合达心脾肾，益气补血精力旺。

附：气虚畏寒

针灸膻中、气海（重灸）。

【古医籍名家针灸方】

《乾坤生意》：四花穴灸法：治男子妇人五劳七伤，气虚血弱，骨蒸潮热，形容憔悴，咳痰喘，五心烦闷，四肢困倦及诸风体弱，痼疾形体虚弱者，并宜灸之。

四花穴图形：陶道一穴在第一椎骨节下，俯而取之，灸二七壮。

身柱一穴在第二椎骨节下间，俯而取之，灸二七壮。

肺俞二穴在第三椎骨节下，三分微多，四椎上二分微少，以脊骨分中。横开两旁各二寸，灸七壮至百壮。常灸二七壮。

膏肓二穴在第四椎下一分微多，五椎上二分微少，以脊骨俞中，横开两旁各三寸半，主百病皆治。灸三七至七七壮。凡取前六穴，令患者平身正坐，手搭膝端正，度量取之。

疲劳（阴虚）

【症状】手足心热，骨蒸潮红，盗汗，咳嗽痰稠，咽干怔忡，心烦少寐，便秘，尿赤，两脉虚数，少苔。

【承门针灸方】列缺、照海、阴郄、复溜。

列缺：针 1 分，留捻 2 分钟。

照海：针 2 分，留捻 2 分钟。

阴郄：针 1 分，留捻 2 分钟。

复溜：灸 20 分钟。

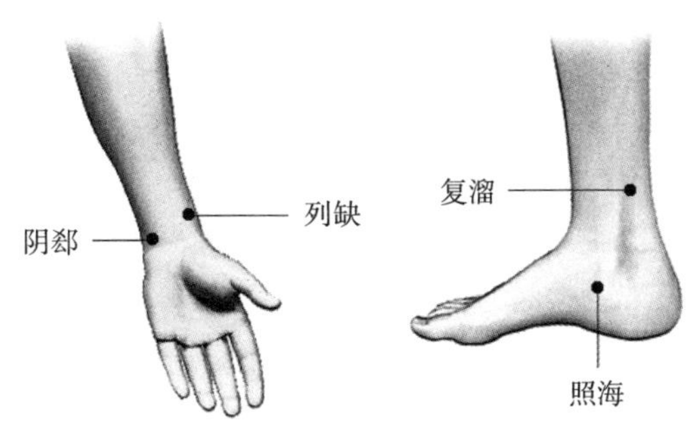

疲劳（阴虚）取穴

【方义】阴郄补心安神；照海滋阴降火利咽；阴郄、复溜清虚热止盗汗，滋肾润肺固阴。

【承门绝技】

（1）三间，取 1.5 寸细针，沿第 2 全息掌骨缘贴骨针刺到骨叉处。要求缓慢进针，无痛针感。每天取一侧即可。

（2）地机、三阴交，取 2 寸针，贴胫骨内缘进针，留针 30 分钟。均取双侧穴位。

【八脉配八卦】

艮属照海（客）通阴跷，乾属列缺（主）通任脉。

二脉相合达心肺肾，清心润肺补肾阴。

【古医籍名家针灸方】

《医学纲目》：盗汗不止，取阴郄泻之。

《医学入门》：骨蒸劳瘵，灸膏肓三里。

劳瘵骨蒸，或板齿干燥：大椎，鸠尾各灸二七壮。

又膏肓、肺俞、四花、大椎等穴，若灸之早，百发百中。

《针灸甲乙经》：虚损盗汗，取百劳肺俞。汗不止，取曲差。

《勉学堂针灸集成》：传尸骨蒸：肺俞灸，膏肓俞灸，四花穴、腰眼穴并灸。

疲劳（阳虚）

【症状】腰膝酸冷，头晕乏力，自汗气喘，食少腹胀，畏寒发冷，两脉沉细，苔白。

【承门针灸方】百会、命门、气海、内关、公孙。

百会：针3分，留捻2分钟，灸15分钟。

命门：针5分，留捻1分钟，灸30分钟。

气海：灸30分钟。

内关：针2分，留捻2分钟。

公孙：针3分，留捻2分钟。

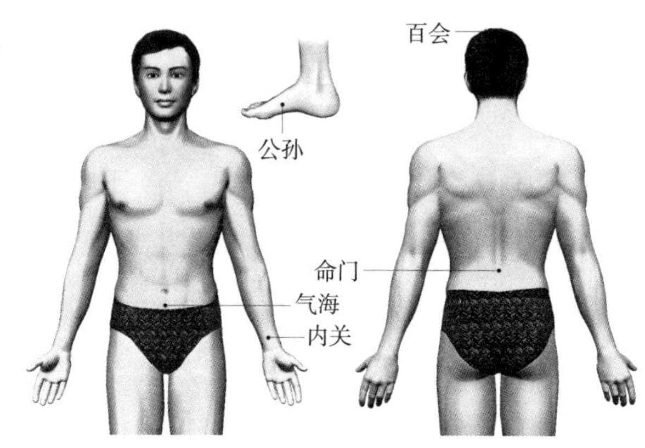

疲劳（阳虚）取穴

【方义】百会提举清阳，通诸阳；气海补元气，调气机；命门能培元补肾，益元气，共同达到调补肾气、益脾生血的作用。

【承门绝技】

（1）三间，取1.5寸细针，沿第2全息掌骨缘贴骨针刺到骨叉处。要求缓慢进针，无痛针感。每天取一侧即可。

（2）地机、三阴交，取2寸针，贴胫骨内缘进针，留针30分钟。均取双侧穴位。

【八脉配八卦】

艮属内关（母）通阴维，乾属公孙（父）通冲脉。

二脉相合达脾肾，益气补脾助阳复。

【古医籍名家针灸方】

《扁鹊心书》：男妇虚劳，灸脐下三百壮。

《洪氏集验方·灸劳法》：以肚脐相对取背脊骨，灸之甚妙。

《得效方》：诸虚极，灸膏肓俞、气海穴，壮数愈多愈妙。

《勉学堂针灸集成》：劳瘵证：灸腰眼穴，其名遇仙灸。人脉微细或时无者；以圆利针刺足少阴经复溜穴，深刺以候回阳脉生方可出针。

虚劳百损，失精劳证：肩井、大椎、膏肓俞、肝俞、肾俞、脾俞、下三里、气海。

瘿气、瘿囊

【症状】与甲状腺功能亢进、甲状腺囊肿相近，多由肝郁痰湿、阴虚阳亢，瘿结于颈前而成病。

【承门针灸方】天突、列缺、合谷、太冲、照海。

阿是穴（病灶中心点鸡爪刺法）：针3～5分，捻转快速出针。

天突：灸30分钟。

列缺：针5分，留捻2分钟。

合谷：针3分，留捻2分钟。

太冲：针3分，留捻2分钟。

照海：针3分，留捻2分钟。

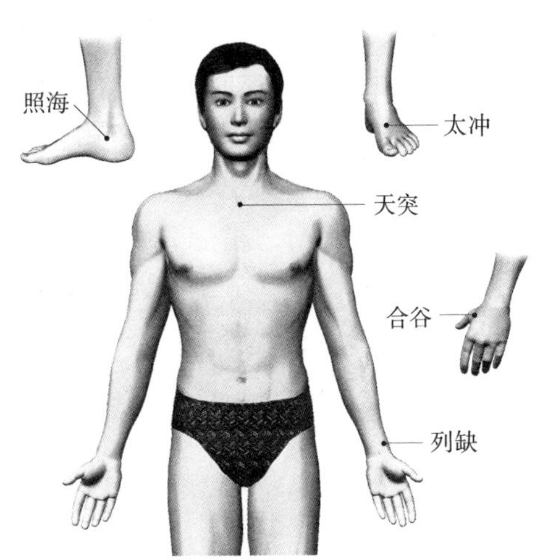

瘿气、瘿囊取穴

【方义】阿是穴疏通局部气血，软坚散结，消瘿气；合谷配列缺疏导阳明经气，行气活血散瘀；太冲清泻肝火、疏肝散郁；天突疏泄局部壅滞，化瘀散结。

【承门绝技】悬钟、丰隆，取2～3寸针，贴腓骨前缘进针透刺；配合复溜穴用1寸针贴筋刺，行提插雀啄中度刺激手法。均取双侧穴位。

【八脉配八卦】

离属列缺（主）通任脉，坤属照海（客）通阴跷。

二脉相合达咽颈，利咽散郁湿痰消。

【古医籍名家针灸方】

《得效方·项瘿》：治诸瘿，灸天突穴三七壮，又灸肩髃左右相当宛宛处。又灸两耳后发际，共百壮。

《外台秘要》：灸耳后发际阴骨间有一小穴，亦有动脉，准前灸，大效。

《神农针灸图经》：治疮瘿气方：灸百会一穴，百劳二穴，肩井二穴，曲池二穴。

【现代针灸经验方】

《中国针灸》(1988.8)：气瘿穴（相当水突穴），内关、间使、足三里、三阴交，针灸治疗甲亢、甲状腺肿。

《新中医》(1987.3)：天应穴（直刺入腺体1/2以上）配合谷、列缺，治疗单纯性甲状腺肿。

《中国针灸》(1982.2)

(1) 局部视结节大小在其周围刺四至八分；

(2) 天柱、大杼、内关、曲骨。治良性甲状腺结节。

癫狂（狂证）

【症状】喜怒无常，喧扰打骂，狂躁不宁，妄行乱语，少卧不饥，脉多滑大。

【承门针灸方】少商、隐白、肝俞、鸠尾、内关、公孙。

少商：针2分，留捻3分钟。

隐白：针2分，留捻3分钟。

肝俞：针5分，留捻2分钟。

鸠尾：针1寸5分，患者深吸气，向下45度快速捻转进针，不留针。

内关：针3分，留捻2分钟。

公孙：针5分，留捻2分钟。

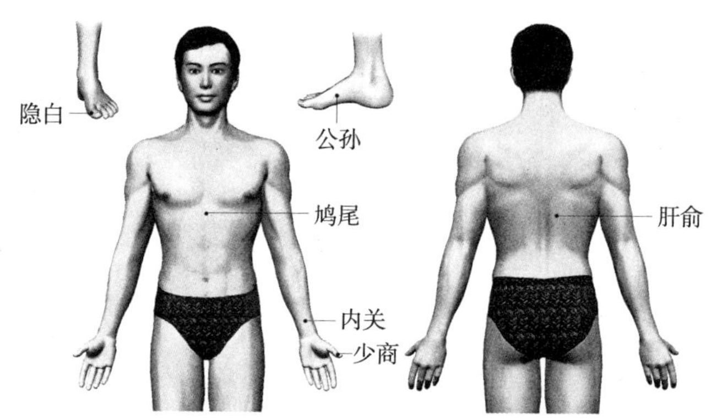

癫狂（狂证）取穴

【方义】少商、隐白醒神开窍，泻火涤痰；肝俞疏肝解郁；鸠尾养心安神。

【承门绝技】长强（尾骨尖内），按揉5分钟或针刺1寸深，行提插捻转中度刺激手法；束骨，取1.5寸针，贴骨斜刺到足临泣，留针15分钟。均取双侧穴位。

【八脉配八卦】

艮属内关（母）通阴维，乾属公孙（父）通冲脉。

二脉相合达心胸，开窍醒神养心气。

【古医籍名家针灸方】

《千金翼方》：癫狂二三十年者，灸天窗、次肩井、次风门、次肝俞、次肾俞、次手心主（大陵）、次曲池、次足五册（委中）、次涌泉（各五百壮），日七壮。

《补辑肘后方》：针其足大趾爪下少许，即止。又方：灸天枢，百壮，亦主狂言恍惚。

《针经指南》：痫发癫狂兮，凭后溪而疗理。

《针灸聚英·百证赋》：发狂奔走，上脘同起于神门。

【现代针灸经验方】

《针灸治疗学》：劳宫、人中、上脘、大钟。

《云南中医杂志》（1983.4）：风府、间使、四神聪、大陵。

《新中医》（1988.4）：合谷（雀啄术）、少商、中冲、四缝（均点刺出血）。

癫狂（癫证）

【症状】精神抑郁，沉默痴呆，或笑或哭，语言颠倒，恍惚，时好时坏，经年不愈。

【承门针灸方】方一：喜怒无常

水沟：针2分，留捻2分钟。

巨阙：针1寸，留捻2分钟。

神门：针2分，留捻2分钟。

心俞：针5分，留捻2分钟，灸30分钟。

内关：针3分，留捻2分钟。

公孙：针5分，留捻2分钟。

方二：呆痴不灵

针刺巨阙、神门，针灸心俞、少商、涌泉。

方三：悲伤落泪

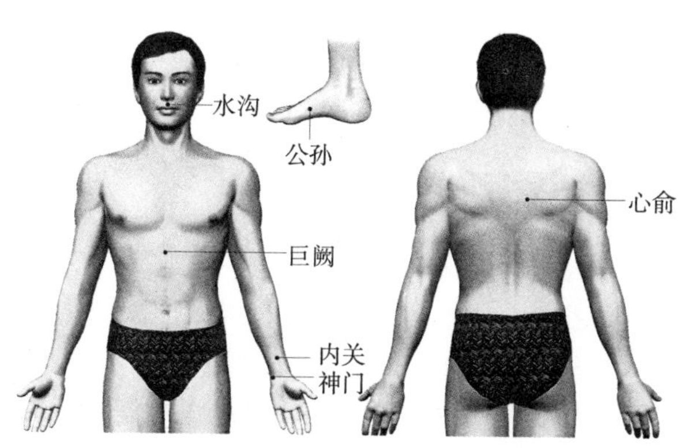

癫狂（癫证）取穴

针水沟、大陵，针灸百会。

【方义】水沟醒神开窍；神门安神定志；巨阙、心俞俞募配穴养心气，安心神；涌泉降气醒神安志；百会升清阳，醒脑；少商醒神开窍，泻火涤痰。

【承门绝技】长强（尾骨尖内），按揉5分钟或针刺1寸深，行提插捻转中度刺激手法；束骨，取1.5寸针，贴骨斜刺到足临泣，留针15分钟。均取双侧穴位。

【八脉配八卦】

艮属内关（母）通阴维，乾属公孙（父）通冲脉。

二脉相合达心胸，开窍醒神养心气。

【古医籍名家针灸方】

《景岳全书·癫狂痴呆》：间使（五壮），人中（小炷艾灸之），骨骶（二十壮）。

《补辑肘后方·治卒发癫狂病方》：灸阴茎上三壮，囊下缝二七壮。灸两乳头三壮。灸足大趾本聚毛中七壮，灸足小趾本节七壮。

《卫生宝鉴》：小儿癫痫瘛疭，脊强互相引，灸长强穴三十壮，小儿癫痫，惊风目眩，灸神庭穴七壮。

【现代针灸经验方】

《针灸治疗学》：神门、大陵、印堂、膻中、丰隆、三阴交。

《云南中医杂志》（1985.3）：人中、少商、隐白、大陵、申脉（火针）、风府（温针）、海泉（刺出血）。

《中医药学报》（1987.2）：主穴百会、神门、太冲，配穴膻中、期门。

痫　证

【症状】痫证又名“癫痫”或“羊痫风”，发作时精神恍惚，甚则突然仆倒，不识人，口吐涎沫，双目上视，四肢抽搐，或口中猪、羊叫声，过时苏醒。

【承门针灸方】腰奇、水沟、鸠尾、后溪、神门、申脉。

腰奇：针3分，留捻2分钟，灸20分钟。

水沟：针2分，留捻2分钟。

鸠尾：针2寸（吸气双臂上举时向下45°进针）快速捻转后出针。

后溪：针3分，留捻2分钟。

神门：针2分，留捻2分钟。

申脉（金门）：针2分，留捻2分钟（病重者酌情针灸心俞、肝俞、肾俞）。

【方义】神门养心益智安神，息风止痉；鸠尾降气解郁除痫；腰奇为治痫要穴；水沟醒神开窍。

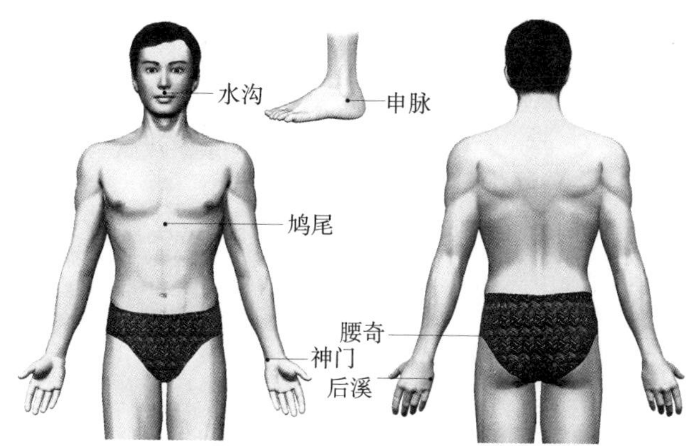

痫证取穴

【承门绝技】合谷、太冲，点按 10 分钟或者取 1 寸针刺，强刺激，留针 30 分钟。均取双侧穴位。尾骨尖按揉（经常坚持），特效。

【八脉配八卦】

兑属后溪（夫）通督脉，坎属申脉（妻）通阳跷。

二脉相合达诸阳，潜阳息风止痉痫。

【古医籍名家针灸方】

《杂病治例·痫》：灸百会、鸠尾、上脘、神门。

《针灸大全》：鸠尾能治五般痫，若下涌泉人不死；人中治痫功最高，十三鬼穴不须饶。

《古今医统大全》：神庭、百会、囟会、长强，左右随意会相宜，灸炷如麦大，灸三壮即愈。

《医学入门》：劳宫能治五般痫，更刺涌泉疾若逃，人中间使怯颠妖，上星亦好。

【现代针灸经验方】

《中国针灸》（1988.8）：神道透腰阳关，神道透大椎，腰奇透腰阳关。

《中医杂志》（1986.2）

（1）大椎、风府、百会；

（2）长强、腰俞、命门；

（3）百会、长强；

（4）人中、龈交。

厥证（气厥）（附：热厥）

【症状】猝然昏倒，不省人事，口噤拳握，气促，肢厥冷，舌苔薄白，脉伏或沉弦。

【承门针灸方】人中、膻中、气海、内关、行间、公孙。

人中：针1分，留捻2分钟。

膻中：针2分，留捻2分钟。

气海：针5分，留捻2分钟，灸20分钟。

内关：针3分，留捻2分钟。

行间：针2分，留捻2分钟。

公孙：针5分，留捻2分钟。

【方义】人中开窍醒神；膻中降气宽胸；内关行气解郁，宽胸宁心；气海补气回阳；行间疏肝清热，降逆气。

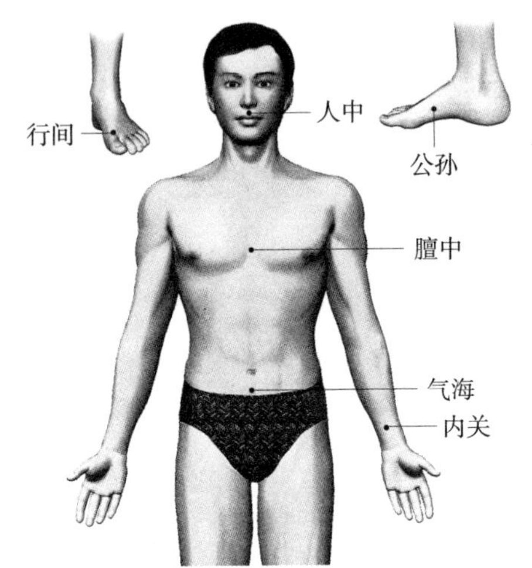

厥证（气厥）取穴

【承门绝技】人中、涌泉，点按10分钟，或者取1寸针针刺，强刺激手法，立效。

【八脉配八卦】

艮属内关（母）通阴维，乾属公孙（父）通冲脉。

二脉相合达心胸，益气宽胸开醒窍。

附：热厥

针刺水沟、少商、神门、涌泉。

【古医籍名家针灸方】

《勉学堂针灸集成·厥逆》：中恶：百会三七壮，间使年壮，承浆七壮，心俞七壮，人中五十壮，隐白一壮，囊下十字纹三壮，神阙百壮，下三里七壮，最神。

《医学入门》：尺厥百会一穴美，更针隐白效昭昭。

《百症赋》：厥寒厥热涌泉清。

【现代针灸经验方】

《中医杂志》(1980.12)：十二井穴、百会、水沟、涌泉、承浆、神阙、关元、四神聪。

《上海针灸杂志》(1987.6)：神阙、关元、艾灸。

《浙江中医杂志》(1989.3)：太冲，指掐治气厥。

厥证（食厥）（附：痰厥）

【症状】饮食过饱，突发昏厥，气窒，腹胀满，苔厚腻，脉滑实。

【承门针灸方】人中、中脘、足三里、内关、公孙。

人中：针 1 分，留捻 1 分钟。

中脘：针 5 分，留捻 2 分钟，边灸边按摩 200 下。

足三里：针 3 分，留捻 2 分钟，灸 15 分钟。

内关：针 2 分，留捻 3 分钟。

公孙：针 5 分，留捻 3 分钟。

【方义】人中开窍醒神；中脘疏导气机，消积导滞；足三里和胃降逆导滞。

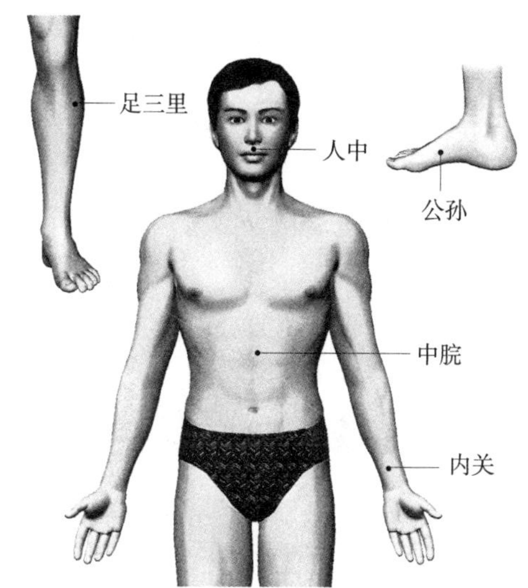

厥证（食厥）取穴

【承门绝技】人中、陷谷、劳宫，点按 10 分钟，或者取 1 寸针针刺，行提插雀啄中度刺激手法，留针 30 分钟。均取双侧穴位。

【八脉配八卦】

艮属内关（母）通阴维，乾属公孙（父）通冲脉。

二脉相合达心胃，补脾降逆神易醒。

附：痰厥

针中脘、丰隆、大敦，灸灵台。

【古医籍名家针灸方】

《针灸大成》：寒厥刺太渊、液门。

《类经图翼·厥逆》：人中（灸七壮，或针入至齿妙），膻中（二十一壮），百会（暴厥逆冷），气海。

《扁鹊心书·厥证》：一妇人产后发昏，二目滞涩，面上发麻，牙关紧急，二手拘挛，令灸中脘穴五十壮，即日而愈。

【现代针灸经验方】

《浙江中医杂志》（1985.11）：食厥：商阳、十宣出血。

痰厥：人中、十宣（点刺出血）、内关、神门、丰隆。

《中医杂志》（1987.10）：食厥：神阙、隔盐灸。

痰厥：天突、少商（点刺放血）。

《辽宁中医杂志》(1988.12)：三才穴（百会、璇玑、涌泉）、人中。

厥证（寒厥）

【症状】手足逆冷，身寒面苍，指甲青紫，吐泻腹痛，脉沉迟细，舌苔淡白。

【承门针灸方】百会、神阙、关元、内关、公孙。

百会：针2分，留捻2分钟，灸30分钟。

神阙：灸30分钟。

关元：灸30分钟。

内关：针3分，留捻2分钟。

公孙：针5分，留捻2分钟。

【方义】神阙益气回阳；百会升阳举陷；关元温阳益气；内关宽胸行气醒神。

【承门绝技】百会、人中、涌泉，取1寸针针刺，强刺激，留针30分钟。涌泉取双侧穴位。

【八脉配八卦】

艮属内关（母）通阴维，乾属公孙（父）通冲脉。

二脉相合达心胃，补脾降逆神易醒。

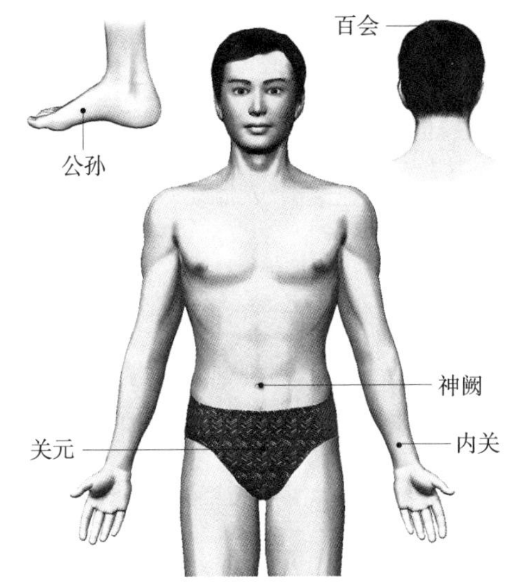

厥证（寒厥）取穴

【古医籍名家针灸方】

《圣济点录·治中恶灸刺法》：尸厥者，灸厉兑二穴。

《针经摘英集》：治尸厥刺任脉玉泉一穴，在脐下四寸，针入三分。次针足太阴经隐白二穴，针入三分，更兼两胁下，熨之。

《得效方·卒厥尸厥》：头上百会穴四十九壮，兼脐下气海、丹田穴三百壮。觉身体温暖即止。

【现代针灸经验方】

《中医杂志》(1987.10)：寒厥：中脘、关元、气海、肾俞、足三里，均隔姜灸。

《河南中医》(1982.2)：天突、气海。

痉证（柔痉）

【症状】项背强直，头痛，发热不恶寒，汗出，甚则四肢抽搐，苔薄白，脉浮缓。

【承门针灸方】大椎、后溪、风池、曲泉、水沟、申脉。

大椎：针 3 分，留捻 2 分钟，灸 20 分钟。

后溪：针 3 分，留捻 2 分钟。

风池：针 5 分，留捻 2 分钟。

曲泉：针 2 分，留捻 2 分钟。

水沟：针 1 分，留捻 2 分钟。

申脉：针 3 分，留捻 2 分钟。

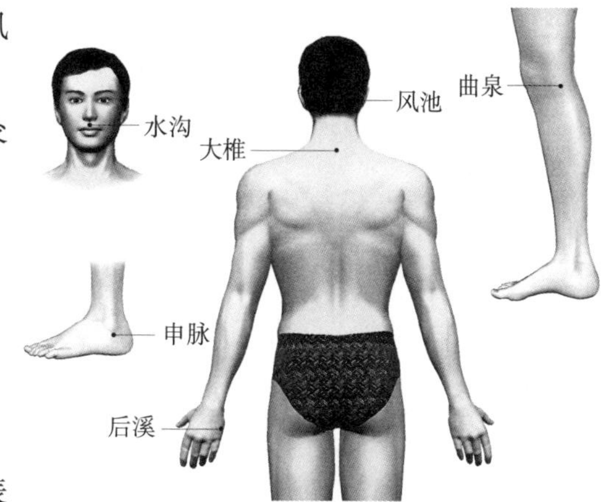

痉证（柔痉）取穴

【方义】大椎疏通诸阳，驱散表邪，镇痉止搐；风池疏散风邪、通经活络，舒筋止痉；曲泉养肝阴和营血，舒筋解痉；水沟醒神开窍。

【承门绝技】人中、长强（尾骨尖内缘），点按 5 分钟，或者用 1 寸针针刺，留针 15～30 分钟，强刺激。

【八脉配八卦】

兑属后溪（夫）通督脉，坎属申脉（妻）通阳跷。

二脉相合通颈背，阳脉调和经筋舒。

【古医籍名家针灸方】

《针灸聚英》：打仆伤损破伤风，先于痛处下针攻，后向承山立作效，甄权留下意无穷。刚柔二痉最乖张，口噤眼合面红妆，热血流入心肺腑，须要金针刺少商。

《针灸聚英》：脊强兮，水道筋缩。脐风须然谷而易醒。反张悲哭，仗太冲大横须精。

《类经图翼》：角弓反张：百会、神门、间使、仆参（七壮）、命门、太冲。

【现代针灸经验方】

《中国针灸》(1985.5)：大椎、身柱、风池、上关、下关、颊车、合谷、曲池、阴陵泉、太冲。

《山东中医杂志》(1988.7)：人中、印堂、百会、风府、风池、大椎、督俞、肝俞、曲池、手三里、合谷、后溪、环跳、阳陵泉、足三里，施重雀啄术。

痉证（刚痉）

【症状】项背强直，头痛，发热恶寒，无汗，牙关紧闭，四肢抽搐，舌淡苔薄白，脉浮紧。

【承门针灸方】风池、筋缩、列缺、合谷、后溪、申脉、太冲。

风池：针 5 分，留捻 2 分钟。

筋缩：灸 20 分钟。

列缺：针 2 分，留捻 2 分钟。

合谷：针 3 分，留捻 2 分钟。

后溪、申脉：各针 3 分，留捻 2 分钟。

太冲：针 3 分，留捻 2 分钟。

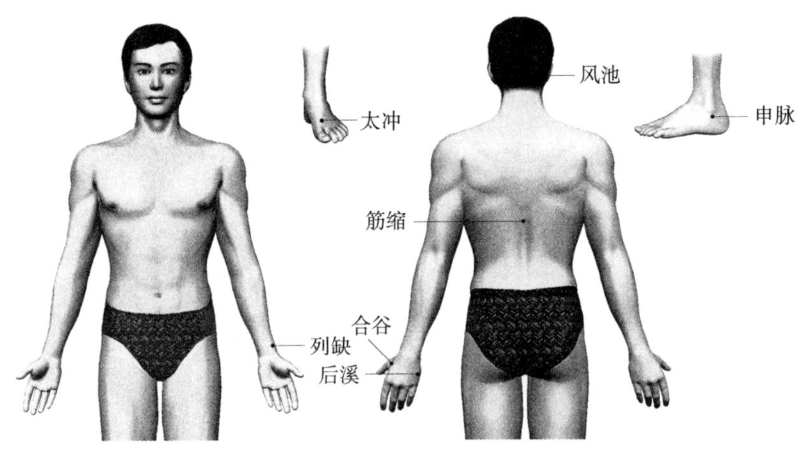

痉证（刚痉）取穴

【方义】风池疏散风邪；列缺、合谷解表散寒；筋缩能舒筋解痉，与合谷、太冲相配，能解一身痉痛；后溪、申脉为交会穴，有止痉之功。

【承门绝技】

（1）人中、长强（尾骨尖内缘），点按 5 分钟，或者取 1 寸针针刺，留针 15 ~ 30 分钟，强刺激。

（2）合谷、太冲，点按 5 分钟，或者取 1 寸针针刺，留针 15 ~ 30 分钟，中度刺激。均取双侧穴位。

【八脉配八卦】

兑属后溪（夫）通督脉，坎属申脉（妻）通阳跷。

二脉相合通颈背，阳脉调和经筋舒。

【古医籍名家针灸方】

《扁鹊心书》：破伤风，牙关紧急，项背强直，灸关元百壮。妇人无故风搐发昏，灸中脘五十壮。

《针经摘英集》：治脊强反折，刺督脉哑门一穴，应时立愈。

《针灸捷径》：风痉之证（其状眼目昏花口喔旋转）：神庭、百会、风池、上星。

伤寒发痉（其状身体强直有汗者柔痉，无汗者刚痉）：百会、人中、合谷、曲池、风门、复溜。

【现代针灸经验方】

《针灸治疗学》：高热伤阴：百会、风府、大椎、曲池、涌泉、太冲、十二井穴；

热入营血：曲泽、劳宫、委中、行间、十宣穴；

破伤风：百会、大椎、人中、委中、后溪、丰隆、三间。

痿　证

【症状】肢体筋脉弛缓，软弱不能行，或腰腿膝不利，不能伸屈，或冷麻失知觉。日久肌肉萎缩（多见下肢）。现代医学中多发性神经炎、肌营养不良症、重症肌无力、进行性肌萎缩，可参考治疗。

【承门针灸方】膏肓、肩髃、曲池、筋缩、阳陵泉、悬钟、后溪、申脉。

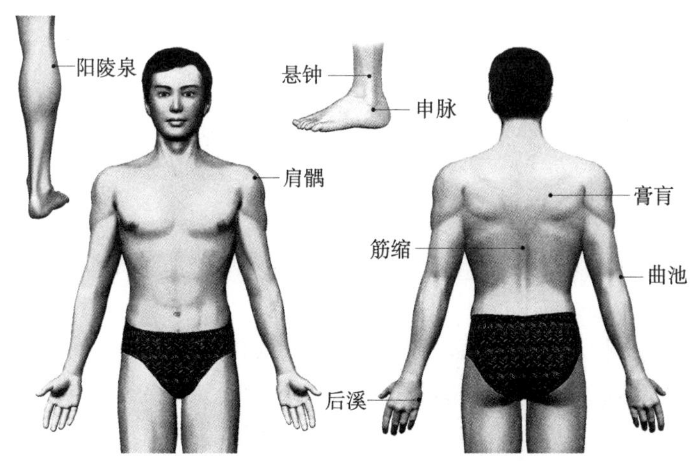

痿证取穴

膏肓：针 3 分，留捻 2 分钟，灸 20 分钟。

肩髃：针 5 分，留捻 2 分钟，灸 20 分钟。

曲池：针 3 分，向下传导，灸 20 分钟。

筋缩：针 5 分，留捻 2 分钟，灸 20 分钟。

阳陵泉：针 5 分，向下传导，灸 20 分钟。

悬钟：灸 20 分钟。

后溪、申脉：各针 3 分，留捻 2 分钟。

【方义】肩髃、曲池使经脉气血旺盛，脏腑得养，筋脉濡润；筋缩灸之使筋脉得养，弛缓得收；筋会阳陵泉，髓会绝骨，使筋强骨坚。

【八脉配八卦】

兑属后溪（夫）通督脉，坎属申脉（妻）通阳跷。

二脉相合达诸阳，筋脉濡养步健行。

【古医籍名家针灸方】

《扁鹊心书》：久患伛偻不伸灸脐俞一百壮。腰足不仁，行步少力，乃房劳损肾以致骨痿，急灸关元五百壮。

《针灸资生经·足麻》：是足之不能行，盖肾有病也。当灸肾俞或一再灸而不效。宜灸环跳、风市、犊鼻、膝关、阳陵泉、阴陵泉、三里、悬钟等穴。

《针灸玉龙经》：肩髃相对主痿留，壮数灸之宜推求。

《针灸聚英》：人中、曲池可治其痿证。风痹痿厥如何治，大杼曲泉真是妙。

【现代针灸经验方】

《新中医》(1983.6)：上肢：肩髃、曲池、阳池、合谷。

下肢：环跳、阳陵泉、悬钟、解溪。

《四川中医》(1987.5)：悬钟透三阴交，足三里、梁丘、环跳。

阳陵泉透阴陵泉，解溪、伏兔、风市。两组交替使用。

颈　痛

【症状】指颈部活动不适或疼痛，又称颈筋急，其疼痛可以突然发作，也可以缓慢发痛。疼痛可牵连肩背或引发肢体麻木。多因正气虚或风寒湿邪留滞于经脉、筋肉关节，导致气血瘀滞而发病。

【承门针灸方】大杼、肩井、风池、后溪、申脉。

大杼：针 3 分，留捻 2 分钟，灸 20 分钟。

肩井：针 3 分，留捻 2 分钟。

风池：针 3 分，留捻 2 分钟。

后溪：针 3 分，留捻 2 分钟。

申脉：针 2 分，留捻 2 分钟。

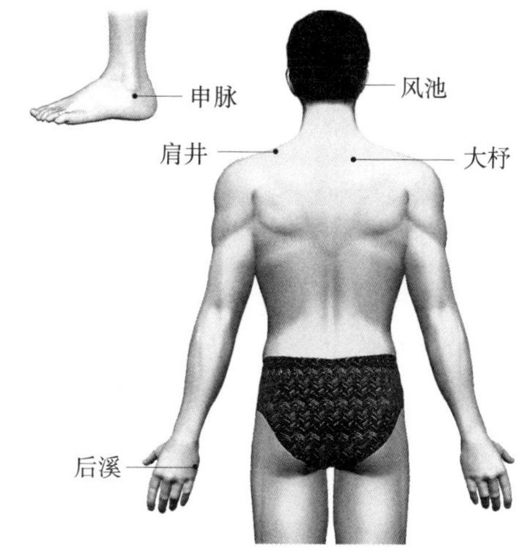

颈痛取穴

【方义】骨会大杼配肩井、风池舒筋活络，祛风除湿，温经散寒；后溪通头颈诸阳脉络、散瘀邪消痹痛。

【承门绝技】

（1）液门透中渚，取 1.5 寸针，贴第 4 掌骨缘进针，行提插刺激手法；阳陵泉下 1.5 寸左右敏感点，贴腓骨前缘进针，行提插刺激手法。均取健侧穴位。留针 2 分钟。

（2）后跟穴（与内外踝平齐，在后跟腱上交叉点），取 1 寸针，垂直刺透跟腱，行提插雀啄手法，留针 2 分钟。同侧取穴为主，立效。

【八脉配八卦】

兑属后溪（夫）通督脉，坎属申脉（妻）通阳跷。

二脉相合通诸阳，祛瘀散邪痛自消。

【古医籍名家针灸方】

《针灸大全》：头项拘急，引肩背痛：公孙、承浆、百会、肩井、中渚。

《医学纲目》：颈项痛：后溪、承浆、风府。

《千金要方》：少泽、前谷、后溪、阳谷、完骨、昆仑、少海、攒竹，主项强急痛，不可以顾。

《针灸玉龙经》：项强、天井及天柱。

巨骨更取穴谚譆，肩背痛兼灸天柱。

肩井曲池躯背痛，风伤项急风府寻。

【现代针灸经验方】

《河北中医》（1990.12）：支沟。

《中国针灸》（1981.4）：风池、天柱、肩中俞、外关、后溪，针刺加火罐。

《中国针灸》（1984.4）：悬钟。

落 枕

【**症状**】以一侧或两侧颈项疼痛剧烈、活动受限，头向患侧歪斜。其疼痛多是晨醒后突然出现。可牵连肩及背部。多因颈部筋肉扭伤或颈部关节紊乱及感受外邪所致气血凝滞，筋络痹阻而出现局部疼痛，活动受限。

【**承门针灸方**】大杼、阿是穴、后溪、养老、申脉。

大杼：针 5 分，留捻 2 分钟，灸 20 分钟。

阿是穴：针 5 分，留捻 2 分钟，灸 20 分钟。

后溪：针 3 分，留捻 2 分钟。

养老：针 3 分，留捻 2 分钟。

申脉：针 2 分，留捻 2 分钟。

【**方义**】大杼、阿是穴疏通局部气血，温经通络，舒筋止痛；后溪通于督脉，善治颈痛；养老治落枕效穴。

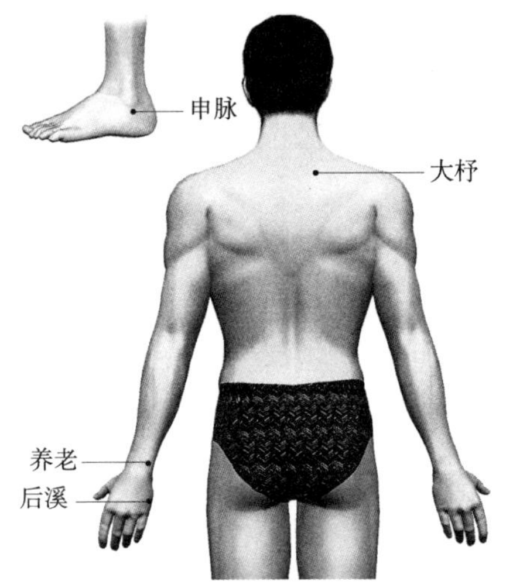

落枕取穴

【**八脉配八卦**】

兑属后溪（夫）通督脉，坎属申脉（妻）通阳跷。

二脉相合通诸阳，祛瘀散邪痛自消。

【**古医籍名家针灸方**】

腰胫项强不能舒：风府、风池、人中。

《医学纲目》：肩背胛痛：昆仑、悬钟、肩井。

《针灸大全》：头项寻列缺。

《勉学堂针灸集成》：项强：风门、肩井、风池、昆仑、天柱、风府、悬钟详其经络之、兼针阿是穴，随针之，法详在于手臂酸痛之部能行则无不神效。

【**现代针灸经验方**】

《针灸治疗学》：落枕穴、压痛点、后溪、悬钟。

《新中医》（1983.7）：内关透外关，指掐透穴。

《中国针灸》（1984.4）：后溪。

《江西中医药》（1987.1）：中渚。

痹　证

【症状】由风寒湿等外邪侵袭人体、闭阻经络所致。风盛疼痛游走不定称行痹，寒盛疼痛剧烈称痛痹，湿盛疼痛有定处称着痹。

【承门针灸方】膏肓、肩髃、曲池、环跳、足三里、阳陵泉、悬钟、后溪、申脉。

膏肓：灸 20 分钟。

肩髃：针 1 寸，留捻 2 分钟，灸 20 分钟。

曲池：针 5 分，留捻 2 分钟，灸 20 分钟。

环跳：针 5 分，留捻 2 分钟，灸 15 分钟。

足三里：针 3 分，留捻 2 分钟，灸 15 分钟。

阳陵泉：针 3 分，留捻 2 分钟。

悬钟：针 3 分，留捻 1 分钟，灸 10 分钟。

后溪、申脉：各针 2 分，留捻 2 分钟。

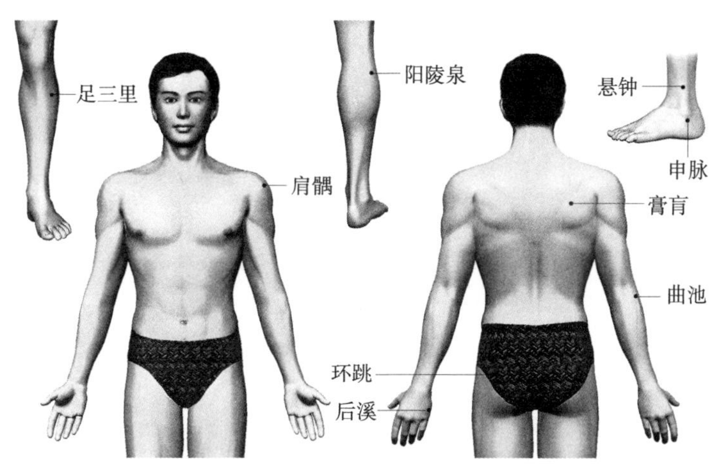

痹证取穴

【方义】祛风除湿，温经散寒，通经活络，活血止痛。

【八脉配八卦】

兑属后溪（夫）通督脉，坎属申脉（妻）通阳跷。

二脉相合通诸阳，擅治肢节烦痛与不遂。

【古医籍名家针灸方】

《针灸聚英》：骨寒髓冷火未烧，灵道妙穴分明说。

《医学纲目》：白虎历节风痛，两踝尖（在内外两踝尖灸之）。浑身疼痛，往来上下无常，阳辅。如足跟不得履地：风池。如膝盖肿起：曲池（一寸半）阳陵泉（一寸半）。

《类经图翼·手足病》：曲池、外关、合谷、中渚。

《医学入门·杂病穴法》：冷风湿痹针环跳、阳陵，三里烧针尾。

《扁鹊心书·痹证》：风寒湿气合而为痹，走注疼痛，或臂腰足膝拘挛，两肘牵急……于痛处灸五十壮自愈。

【现代针灸经验方】

《中国针灸》(1984.4)

行痹：风门、风市；

痛痹：曲池、三阴交、内关；

着痹：血海、足三里。

上肢关节取肩三针、曲池、手三里、天井、外关、阳池、合谷、中渚、八邪等；腰脊柱取相应背俞穴如肾俞、大肠俞、次髎等。

《云南中医药》(1985.6)：扶突，不留针。

《中医杂志》(1987.9)：天枢（双)、阴交、水分。

肩凝证（附：网球肘）

【症状】现代医学称肩周炎，多因素体虚弱、外感风寒湿邪或外伤所致。

【承门针灸方】肩髃、肩前、外关、申脉、后溪。

肩髃：针1寸（针感下传)，留捻2分钟，灸30分钟。

肩前、肩后痛点：针1寸，留捻2分钟，灸30分钟。

外关：针2分，留捻2分钟。

申脉：针2分，留捻2分钟。

后溪：针2分，留捻2分钟。

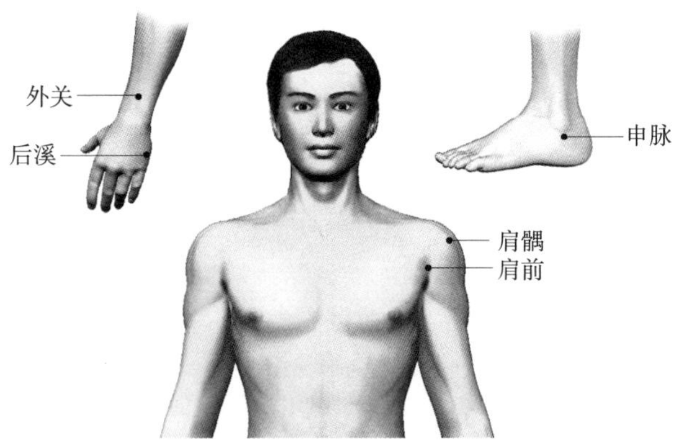

肩凝证取穴

【方义】温经散寒除湿，活血通脉止痛。

【承门绝技】肩周炎：在阳陵泉、阴陵泉二穴下1.5寸寻找敏感点，用1.5寸针二根，双针贴骨进针对刺，行提插雀啄手法，留针 15 分钟。均取健侧穴位。立效。

网球肘：在梁丘、血海附近寻找敏感点，点按 10 分钟，或者贴骨针刺，行提插雀啄手法，留针 15 分钟。均取健侧穴位。立效。

【八脉配八卦】

兑属后溪（夫）通督脉，坎属申脉（妻）通阳跷。

二脉相合通诸阳，祛瘀散邪痛自消。

附：网球肘

商阳：点刺出血；阿是穴：针鸡爪刺法，艾灸之。

（或细火针点刺 2 ~ 3 针直达病灶）

【古医籍名家针灸方】

《针灸玉龙经》：肩端红肿痛难，刺足阳经肩井穴。肩髃穴中针遍，顿然神效保安康。双手拘挛筋骨痛，举动艰难疾可憎。若是曲池针泻动，更医尺泽便堪行。

《针灸逢源》：臂痛少泽与外关，肩髃合谷曲池间，握物拘挛曲泽当，中渚腕骨少海兼。

《医学纲目》：肩不可动，臂不可举：肩髃（二寸半），巨骨（五分），清冷渊（一寸），关冲（五分）。

【现代针灸经验方】

《上海针灸杂志》（1983.5）

病在阳明经：巨骨、肩髃配曲池、合谷；

病在太阳经：天宗、臑俞配养老、后溪；

病在少阳经：肩井、肩髃配外关。

《针灸学报》（1989.5）：肩髃透极泉，先泻后补，针灸并用。

《吉林中医药》（1989.2）：阳陵泉下穴（穴下 2 厘米）。

《陕西中医》（1986.7）：条口透承山，巨刺法。

肩臂痛（附：弹响指）

【症状】整个上肢，即腕以上部位发生疼痛的症状，属于“痹证”范畴。由外邪侵袭于手三阳经，经气闭阻而引起。

【承门针灸方】肩中俞、秉风、肩髃、曲池、外关、后溪、申脉。

肩中俞：针 2 分，留捻 2 分钟。

秉风：针 2 分，留捻 2 分钟。

肩髃：针 1 寸，会针感下传出针，灸 30 分钟。

曲池：针3分，会针感下传出针，灸30分钟。

外关：针2分，留捻2分钟。

后溪、申脉：各针3分，留捻2分钟。

【方义】肩中俞、秉风为治疗肩胛部疼痛之效穴；肩髃、曲池有祛风通络之功；外关通阳维，配后溪、申脉舒筋脉散瘀邪，止痹痛。

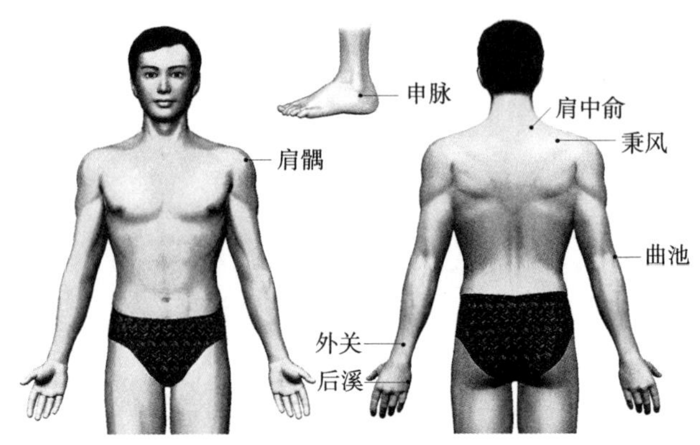

肩臂痛取穴

【承门绝技】在阳陵泉下1.5寻找敏感点，用2寸针贴骨进针，行提插雀啄手法，留针15分钟；液门透中渚，取1.5寸针，贴第4掌骨缘进针，行提插刺激手法。均取健侧穴位。立效。

【八脉配八卦】

兑属后溪（夫）通督脉，坎属申脉（妻）通阳跷。

二脉相合通诸阳，祛瘀散邪痛自消。

附：弹响指

少商点刺出血，阿是穴针鸡爪刺法，艾灸之。

【古医籍名家针灸方】

《千金翼方》：臂重不举，灸肩井，随年壮，可至百壮，针入五分补之。又灸尺泽三十壮，针入三分补之。

《针经摘英集》：治臂腰疼痛不可忍，刺足少阳经肩井穴，手阳明经肩髃穴，次曲池穴，得气先泻后补之，灸亦大良，可灸三壮。

《针灸玉龙经》：肩臂风连背亦痛，用针胛缝妙通灵。五枢本治腰疼痛，入穴分明疾顿轻。臂细无力转动难，筋寒骨痛夜无眠。曲泽一针依补泻，更将通里保平安。

【现代针灸经验方】

《上海针灸杂志》（1987.6）：太渊、列缺、合谷、偏历。

《中国针灸》（1983.3）：夹脊穴，电针治疗。

《中国针灸》（1983.3）：扶突（闪电穴），治疗臂痛。

足跟痛

【**症状**】多由内伤或外感寒湿而发病，肝肾亏损或气血两虚而致筋骨失去气血濡养而引起虚性疼痛；寒湿之邪侵袭，使气血凝滞，脉络闭阻不通而致麻木疼痛。

【**承门针灸方**】方一：承山、大陵、后溪、申脉。

承山：针5分，留捻2分钟。

大陵：针2分，留捻2分钟。

后溪：针2分，留捻2分钟。

申脉（金门）：针3分，留捻2分钟。

方二：针风池、内庭，昆仑透照海，灸昆仑。

【**方义**】温经散寒，活血止痛。

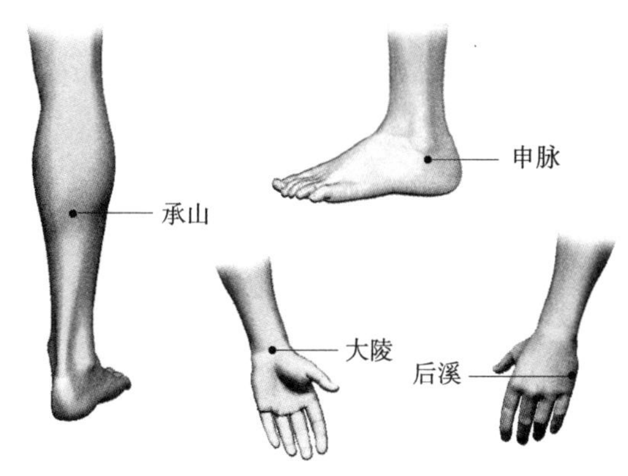

足跟痛取穴

【**承门绝技**】鱼际靠近掌指节赤白肉际处敏感点，取1寸针针刺，向腕横纹中点方向，行提插刺激手法，留针15分钟，健侧取穴。配合行走运动。

【**八脉配八卦**】

兑属后溪（夫）通督脉，坎属申脉（妻）通阳跷。

二脉相合通诸阳，祛瘀散邪痛自消。

【**古医籍名家针灸方**】

《医学入门》：脚盘痛者泻内庭，脚跟痛者泻仆参。

《针灸资生经》：足踝下痛者，宜灸申脉、照海、丘墟、公孙、京骨、太冲、足临泣等穴，其疼痛处可灸之方效。

【**现代针灸经验方**】

《上海针灸杂志》：天柱、后溪、大陵，治足跟痛。

《河南中医》(1990.10)：肩奇穴（肩峰内开二寸，锁骨后缘处的锁骨喙突粗隆处）。

腿膝肿痛（附：滑膜炎、滑囊炎、风湿性关节炎）

【症状】膝部红肿、疼痛，行走困难。

【承门针灸方】足三里、阳陵泉、悬钟、三阴交、后溪、申脉。

足三里：针 5 分，留捻 2 分钟，灸 20 分钟。

阳陵泉：针 5 分，留捻 2 分钟，灸 20 分钟。

悬钟：针 5 分，留捻 2 分钟，灸 10 分钟。

三阴交：针 3 分，留捻 2 分钟，灸 15 分钟。

后溪：针 3 分，留捻 2 分钟。

申脉：针 2 分，留捻 2 分钟。

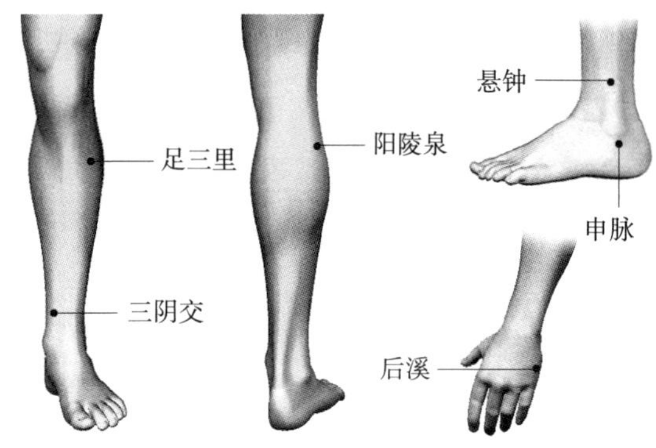

腿膝肿痛取穴

【方义】祛风除湿，温经活络，行血止痛。

【承门绝技】

(1) 委中附近青筋，点刺放血。

(2) 曲池下穴（下 1 寸），取 3 寸针，贴肱骨外上髁上缘进针，行提插手法，留针 2 分钟。取健侧穴位。

手背腰腿点（在骨叉凹陷处），用 1 寸针针刺，留针 15 分钟。每天单手取穴。

【八脉配八卦】

兑属后溪（夫）通督脉，坎属申脉（妻）通阳跷。

二脉相合通诸阳，祛瘀散邪痛自消。

附 1：滑膜炎

细火针（内外膝眼深速刺入 2 ~ 3 针，消毒敷盖）。

附 2：滑囊炎

中火针（速刺 1 ~ 2 针，挤出黄水，消毒敷盖）。

附 3：风湿性关节炎

针刺滑肉门、外陵、小肠俞，深 2 寸留针；关节周围阳经阿是穴点刺出血。

【古医籍名家针灸方】

《针灸捷经》

两脚膝肿痛：悬钟、膝眼、膝关、委中、阴陵泉、阳陵泉、足三里、行间。

腿脚红肿痛：风市、三阴交、足三里、下巨虚、阳陵泉、昆仑。

《针灸大全》：最是阳陵泉一穴，膝间疼痛用针烧。委中腰痛脚挛急，取得其经血自调。脚疼膝肿针三里，悬钟二陵三阴交。更向太冲须引气，指头麻木自轻飘。转筋目眩针鱼腹，承山昆仑立便消。

【现代针灸经验方】

《针灸学报》(1990.6)：主穴取阿是穴，火针多刺（五针左右），使黄色黏稠液体流尽后加压包扎；配穴取腰一至五夹脊、足三里、阳陵泉。治疗鹤膝风。

《云南中医杂志》(1988.9)：主穴阳陵泉、阴陵泉、委中。热痹加合谷；风寒湿痹加关元、足三里。

《广西中医药》(1989.12)：痛在膝盖处取曲池、肘髎；痛在膝内侧取曲泽、尺泽；痛在膝弯处取小海。治疗风湿性膝关节炎。

脑中风后遗症（一）

【症状】中风后吞咽困难，失语。

【承门针灸方】百会、偏瘫穴、颊车、金津、玉液、海泉、天突、照海、公孙、列缺。

百会：针2分，留捻1分钟，灸15分钟。

偏瘫穴（健侧）：针2分，留捻1分钟，灸10分钟。

颊车（健侧）：针2分，留捻1分钟。

舌面散刺金津、玉液；海泉点刺。

天突：针3分，留捻2分钟，灸10分钟。

公孙、照海、列缺：各针2分，留捻2分钟。

脑中风后遗症（一）取穴

【承门绝技】

(1) 失音二穴（膝内侧中点及后方2寸点）。取1寸针四根，皆垂直刺向委中方向，行提插刺激手法，留针30分钟。

(2) 配合上廉泉针刺，刺向舌根方向，快速捻转后出针；或者从舌尖瘫侧进针透刺到舌根，快速捻转后（听到患者喊“啊”后）出针。

【八脉配八卦】

离属列缺（主）通任脉，坤属照海（客）属阴维。

二脉相合达咽喉，擅治咽痹能开音。

【古医籍名家针灸方】

《类经图翼》：口噤不开：颊车、承浆、合谷。

《医学纲目》：口噤不开，唇吻不收，喑不能言：百会、人中。

《千金要方》：若不能语，灸第三椎上百壮。

《扁鹊心书》：中风、半风不遂，语言謇涩，乃肾气虚损也，灸关元五百壮。

【现代针灸经验方】

《针灸学报》(1990.6)：风府、哑门。

《吉林中医药》(1990.2)：涌泉。

脑中风后遗症（二）

【症状】上下肢瘫痪，运用不灵活。

【承门针灸方】肩髃、合谷、环跳、风市、足三里、外关、十二井穴。

上、下肢（先针健侧，后针患侧加灸)。

肩髃：针 1 寸，留捻 1 分钟，灸 60 分钟。

合谷：针 3 寸，留捻 1 分钟，灸 60 分钟。

环跳：针 1 寸，留捻 1 分钟，灸 60 分钟。

风市：针 5 分，留捻 1 分钟。

足三里：针 5 寸，留捻 1 分钟，灸 60 分钟。

外关：针 3 分、留捻 1 分钟。

十二井穴：点刺出针。

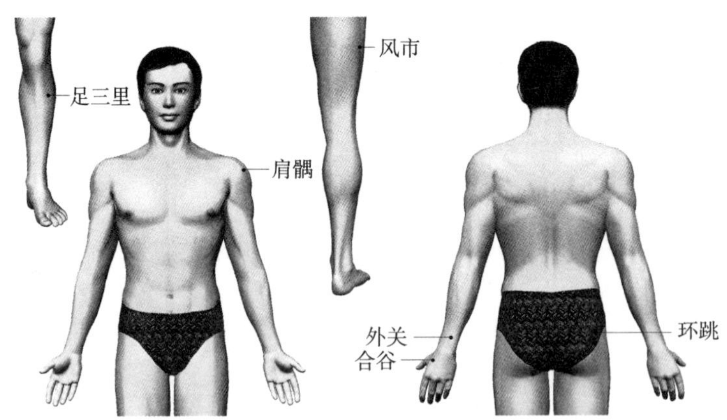

脑中风后遗症（二）取穴

【承门绝技】

(1) 三间（健侧），取 1.5 寸细针，沿手第 2 全息掌骨缘平刺到骨叉处，缓慢进针，无痛针感，留针 30 分钟。

(2) 膝阳关（健侧），取 3 寸针，健腿半屈膝位取穴，在股二头肌腱上缘，贴股骨外髁边进针，行提插手法，留针 30 分钟。配合患侧上肢活动。

(3) 支正（健侧）：手掌心朝上，贴尺骨内缘，筋肉边进针，经桡骨内缘到温溜穴附近，行提插雀啄手法。配合患腿活动，留针 30 分钟。

【八脉配八卦】

兑属后溪（夫）通督脉，坎属申脉（妻）通阳跷。

二脉相合达诸阳，擅治手足不遂不能用。

震属外关（女）通阳维，巽属临泣（男）通带脉。

二脉相合走筋经，擅治手足不举筋无力。

【古医籍名家针灸方】

《卫生宝鉴》

手太阴：列缺、偏风，半身不遂。天府，卒中恶鬼疰，不得安卧。

手阳明：肩髃、曲池、偏风，半身不遂。

足阳明：大巨，偏枯、四肢不举。冲阳，偏风，口眼歪斜，足缓不收。

手太阳：腕骨，偏枯狂惕。

足太阳：辅阳，风痹不仁、四肢不举。

足少阴：照海，大风偏枯、半身不遂，善悲不乐。

足少阳：阳陵泉，半身不遂。环跳，风眩、偏风半身不遂。

【现代针灸经验方】

《山东中医杂志》(1987.6)：天窗、百会、艾灸。

《中国针灸》(1984.4)：百会透曲鬓。

《上海针灸杂志》(1988.7)

①肩髃→臂臑，肩髃→臑会，曲池→少海，四渎→臂中，梁丘→伏兔，血海→箕门，足三里→下巨虚，太溪→昆仑。

②颈臂、曲池→外关，合谷→后溪，环跳、殷门、承山→承筋，阴陵泉→阳陵泉，三阴交→绝骨。隔日交替使用，长针透穴治疗。

面痛（三叉神经痛）

【症状】指面颊抽搐疼痛、眉棱骨痛、颧骨痛、下颌及舌和颊痛。

【承门针灸方】风池、内庭、下关、鱼腰、后溪、申脉。

风池（患）：针 5 分，留针 30 分钟（泻）。

内庭（健）：针 3 分，留针 30 分钟（泻）。

下关（患）：针 1.5 寸，留针 30 分钟，灸 20 分钟。

鱼腰（Ⅰ支痛）、四白（Ⅱ支痛）、夹承浆（Ⅲ支痛）；针 2 分，闪电感，禁捻，适当弹拨或电针 30 分钟。

后溪、申脉：各针 3 分，留捻 2 分钟。

面痛（三叉神经痛）取穴

【承门绝技】取 1.5 寸针，针刺后溪透劳宫，行提插强刺激手法；陷谷（健侧），取 2 寸针，针刺透刺涌泉，行提插强刺激手法，留针 30 分钟，中间运针 3 次。

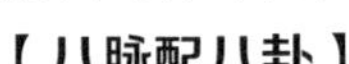

【八脉配八卦】

兑属后溪（夫）通督脉，坎属申脉（妻）通阳跷。

二脉相合达诸阳，擅治额面与头疾。

【古医籍名家针灸方】

《医学入门》：头面耳目口鼻咽牙病，曲池合谷为之主。二穴又治肩背肘膊疼痛及疟疾。

《医学纲目》：面赤颊热，恶风寒，颌痛：攒竹、玉枕（灸三壮，妙）、巨髎（灸五壮）。

《针灸聚英》：头面之疾针至阴。

【现代针灸经验方】

《陕西中医》（1985.6）：人迎

《中医杂志》（1990.12）：听宫、听会、翳风。

《针灸学报》（1989.5）：颧髎，深刺放电感为佳。

面瘫（附：面肌痉挛）

【症状】以口眼㖞斜为主要表现。又称“卒口僻”“口眼㖞斜”“引口移颊”。多因荣卫不足，卫气不固，加之风邪内侵，或感受寒邪，导致荣卫阻涩或寒湿阻络，或气亏血滞，脉络失养所致。

【承门针灸方】颊车、地仓、下关、巨髎、翳风、丝竹空、合谷、后溪、申脉。

颊车对刺地仓：各针5分，留捻2分钟，灸15分钟。

下关对刺巨髎：各针8分，留捻2分钟，隔姜灸20分钟。

翳风（早期健，晚期患：针5分，提插泻法），（患）隔姜灸30分钟。

丝竹空、阳白透鱼腰：各针5分，留捻2分钟。

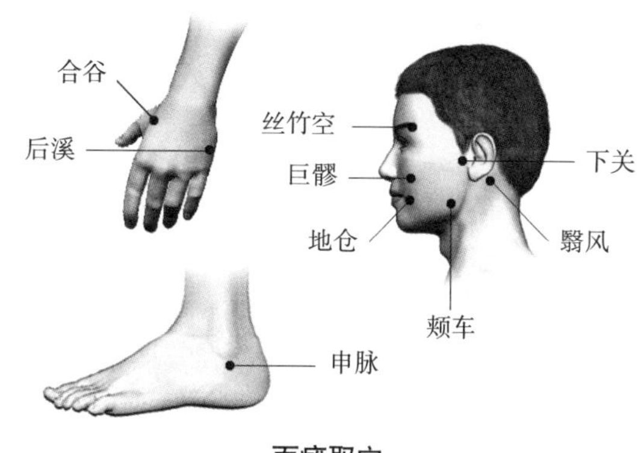

面瘫取穴

合谷：针3分，留间捻30分钟。

后溪、申脉：各针2分，留捻2分钟。

【方义】祛风散邪，活血通脉，养筋牵正。

【承门绝技】阳陵泉下方1.5寸敏感点，取1.5寸针，贴腓骨骨缘进针，行提插强刺激手法；严重者，其下方2寸左右再寻找一敏感点，贴骨进针。留针30分钟，取健侧穴位。

【八脉配八卦】

兑属后溪（夫）通督脉，坎属申脉（妻）通阳跷。

二脉相合达诸阳，擅治额面与头疾。

附：面肌痉挛

敏感点皮肤别针，灸下关，针风池、翳风、合谷、太冲。

【古医籍名家针灸方】

《勉学堂针灸集成》：口眼㖞斜：合谷、地仓、承浆、大迎、下三里、间使灸三七壮。

偏风口㖞：间使左取右，右取左，灸三七壮，立瘥神效。

《扁鹊心书》：贼风入耳，口眼㖞斜，随左右灸地仓穴五十壮，或二七壮。

《普济本事方》：右于耳垂下麦粒大灸三壮。左引右灸，右引左灸。

《圣济总录》：风口㖞，灸列缺二穴。患左灸右，患右灸左。

【现代针灸经验方】

《辽宁中医杂志》(1985.5)：四白、阳白、地仓、人中、合谷、内庭，缪刺法。

《山东中医杂志》(1986.5)：地仓、太阳、天牖，针灸治疗。

《内蒙古中医药》：内颊车，点刺出血。

腰腿痛（附：坐骨神经痛）

【症状】指以腰部和腿部疼痛主要症状的病证。

【承门针灸方】大肠俞、次髎、环跳、阳陵泉、后溪、申脉。

大肠俞：针 1 寸，留捻 2 分钟，灸 20 分钟。

次髎：针 1 寸，提插泻法，使麻电感。

环跳：针 2.5 寸，提插泻法，使麻电感放散至足。

阳陵泉：针 1 寸，留捻 2 分钟，灸 20 分钟。

后溪：针 2 分，留捻 2 分钟。

申脉：针 3 分，留捻 2 分钟。

【方义】疏通经脉，活血祛瘀，祛风散寒，温经止痛。

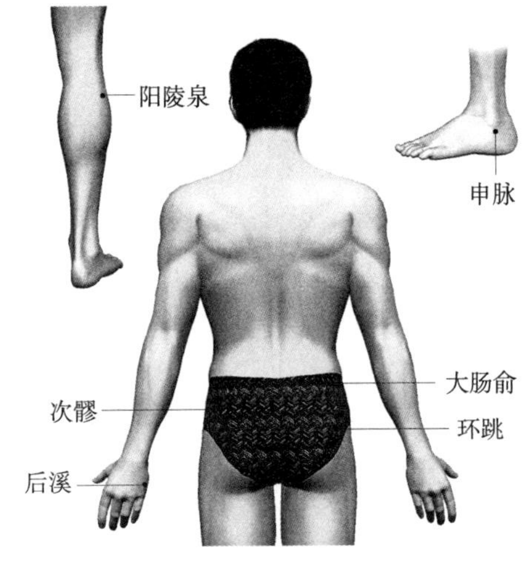

腰腿痛取穴

【承门绝技】后溪透腰腿点（健侧），取 1.5 寸针贴骨斜刺，行提插雀啄手法；束骨透足临泣（患侧），取 1.5 寸针贴骨斜刺，行提插雀啄手法。配合活动患肢。留针 15 分钟。

【八脉配八卦】

兑属后溪（夫）通督脉，坎属申脉（妻）通阳跷。

二脉相合达诸阳，祛瘀通经止痹痛。

附：坐骨神经痛

针八髎、环跳、丘墟，灸昆仑下二寸。

【古医籍名家针灸方】

《针灸玉龙经》：腿行步难：髋骨（痛泻之、拘挛补之）；腰股瘫痪痛，内痛针血海，外疼针风市。

脚步难行：曲池、承山，痛则针太冲。

脚背红肿，痛入风：委中。

《针灸逢源》

腿疼环跳及委中，临泣阳陵泉可通，
最好大钟并京骨，支沟阳辅病堪攻。

重症肌无力

【症状】 四肢痿软无力，不能行为主症，此病常伴眼睑下垂之症，参照五官科针方。

【承门针灸方】 足临泣、足三里、阳陵泉、悬钟、肩髃、曲池、合谷、外关。

足临泣：针2分，留捻2分钟。

足三里：针5分，留捻2分钟。

阳陵泉：灸60分钟。

悬钟：灸15分钟。

肩髃：针1寸，留捻2分钟，灸30分钟。

曲池：针5分，留捻2分钟，灸30分钟。

合谷：针3分，留捻2分钟。

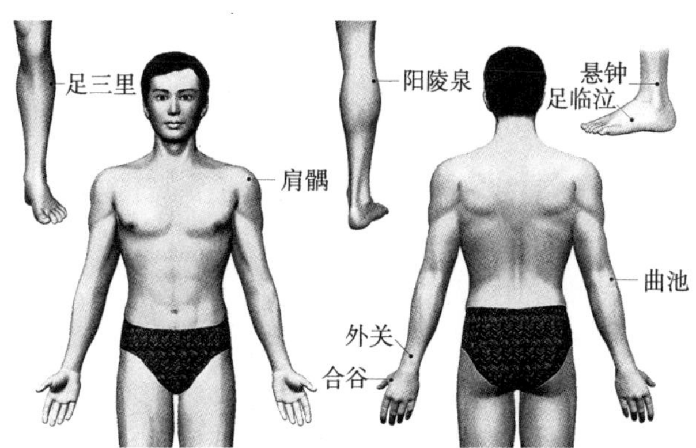

重症肌无力取穴

外关：针5分，留捻2分钟。（酌情针灸华佗夹脊穴及肺、肝、脾、肾俞穴）

【方义】 益气补脾，疏通周身经气，强筋壮骨，填精补髓。

【八脉配八卦】

震属外关（女）通阳跷，巽属临泣（男）通带脉。

二脉相合通经脉，擅治手足不举筋无力。

【现代针灸经验方】

《四川中医》（1987.5）：悬钟透三阴交，足三里、梁丘、环跳；阳陵泉透阴陵泉，解溪、伏兔、风市。两组交替使用。

《山西中医》（1990.6）：周身痿取人中、后溪、大椎、肾俞、秩边或环跳、曲池、外关、髀关、足三里、阳陵泉、三阴交；上肢取肩髃、肩贞、曲池、合谷、内关、外关；下肢取肾俞、大肠俞、秩边、环跳、委中、髀关、伏兔、梁丘、犊鼻、足三里、解溪、阳陵泉、丘墟、阴陵泉、三阴交；脊柱取人中、后溪、风池、大椎、肾俞、腰阳关、大肠俞、夹脊穴。

脊髓空洞症

【症状】脊髓退行性病变，相关阶段疼觉、温觉减退，甚至消失，肢瘫，肌萎，属中医痹证及痿证范畴。

【承门针灸方】命门、筋缩、身柱、合谷、环跳、阳陵泉、悬钟、申脉、后溪。

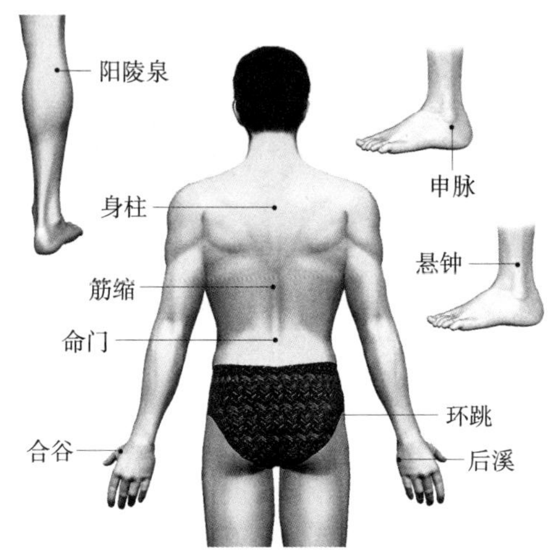

脊髓空洞症取穴

命门：针5分，留捻2分钟，灸30分钟。

筋缩：针5分，留捻2分钟，灸30分钟。

身柱：针5分，留捻2分钟，灸30分钟 。

合谷：针3分，留捻2分钟。

环跳：针3寸，发现麻电感即可，灸60分钟。

阳陵泉：针5分，留捻2分钟，灸60分钟。

悬钟：灸15分钟。

申脉、后溪：各针2分，留捻2分钟。

【方义】补肝益肾，温通脉络，养筋益髓，益气通阳。

【八脉配八卦】

兑属后溪（夫）通督脉，坎属申脉（妻）通阳跷。

二脉相合通诸阳，益气温阳痿痹消。

【现代针灸经验方】

《实用针灸内科学》：脾肾阳虚：肾俞、脾俞、三阴交、气海、太溪。治则健脾补肾。

肝肾两虚：肝俞、肾俞、太溪、三阴交、志室。治则养血柔肝，滋补肝肾。

皮肤针疗法：手足阳明经督脉、膀胱经叩刺，并结合患部腧穴叩刺，滋补肝肾。

水针疗法：曲池、外关、合谷、足三里、悬钟、阳陵泉，相应节段华佗夹脊穴。维生素（B_1、B_6、B_{12}）等药物选择。

小儿泄泻（附：小儿疝气）

【症状】泄泻又称下利，是指大便次数增多，便质稀薄或呈水样或完谷不化为特征的一种病证。

【承门针灸方】中脘、关元、天枢、足三里、内关、公孙。

中脘：灸 10 分钟。

关元：灸 15 分钟。

天枢：针 3 分，留捻 1 分钟，灸 15 分钟。

足三里：灸 5 分钟。

内关、公孙：各针 1 分，留捻 10 秒。

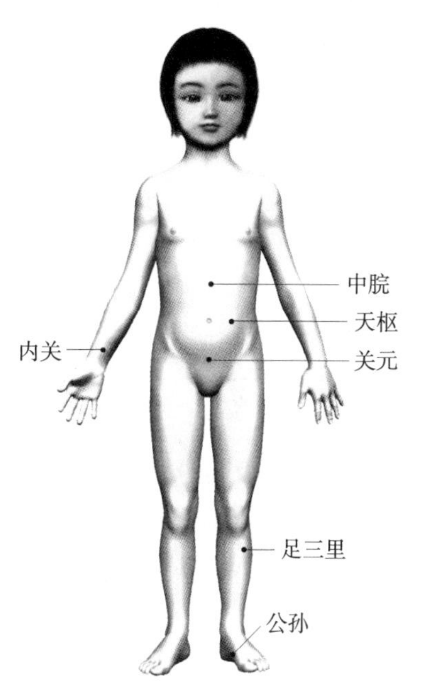

小儿泄泻取穴

【方义】中脘、天枢、足三里疏调肠胃气机，健脾利湿止泻；关元温元助肾，脾得运化，泄泻可止。

【承门绝技】陷谷或者足临泣，点按 2 分钟或者取 1 寸针针刺 0.5 寸，留针 5 分钟。取双侧穴位。

【八脉配八卦】

艮属内关（母）通阴维，乾属公孙（父）通冲脉。

二脉相合达胃腹，擅治米谷不化及泄泻。

附：小儿疝气

针大敦，灸疝点、关元、三阴交。

【古医籍名家针灸方】

《针灸大成·小儿门》：大小五痫：水沟、百会、神门、金门、昆仑、巨阙。

惊风：腕骨。

瘛疭，五指掣：阳谷、腕骨、昆仑。

摇头张口，反折：金门。

风痫，目戴上：百会、昆仑、丝竹空。

脱肛：百会、长强。

卒疝：太冲。

泻痢：神阙。

赤游风：百会、委中。

积淡冷痢：灸脐下二寸及三寸动脉中。

小儿流涎（附：小儿语迟）

【症状】阳明积热而致廉泉不能约制，或因脾胃寒凝，涎为脾液，脾寒则不能收约而发本病证。中医又名“滞颐”，俗称“流口水”。

【承门针灸方】地仓、中脘、足三里、内关、公孙。

地仓：针2分，捻转不留针。

中脘：灸10分钟。

足三里：灸5分钟。

内关、公孙：各针1分，留捻10秒。

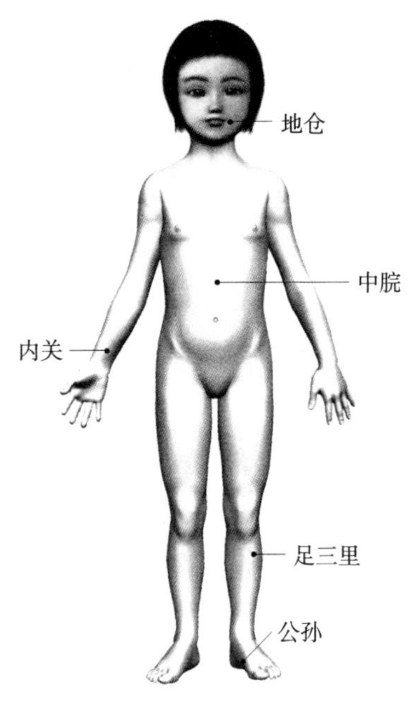

小儿流涎取穴

【方义】地仓疏风扶正；中脘、足三里温脾健胃，化湿降浊。

【承门绝技】拇指末节背外侧缘中点及上下0.2寸三点是穴，点按2分钟或取0.5寸针针刺0.2寸，留针5分钟。单侧取穴即可。

【八脉配八卦】

艮属内关（母）通阴维，乾属公孙（父）通冲脉。

二脉相合达胃脾，擅能补脾化湿消痰涎。

附：小儿语迟

针灸心俞，针哑门，灸足内踝尖。

【古医籍名家针灸方】

《类经图翼》：夜啼心气不足：中冲三壮。

小儿气弱数岁不语：心俞。

口中转溺：因母食寒凉所致。中脘九壮，大小十四壮。

小儿呕吐（附：小儿厌食）

【症状】此病多因外感、伤乳、胃寒热、虚火、虫积、失惊、痰饮所致。凡食物从口中而出有声有物者，称为呕吐。乳儿伤乳称为伤乳呕。

【承门针灸方】内关、中脘、足三里、公孙。

内关：针1分，留捻10秒。

中脘：灸10分钟。

足三里：灸5分钟。

公孙：针 1 分，留捻 10 秒。

【方义】中脘、足三里和胃降逆止吐；内关、公孙宽胸健脾止逆。

【承门绝技】四缝穴，点按 2 分钟或者点刺放血；严重者加少商穴点刺放血。

【八脉配八卦】

艮属内关（母）通阴维，乾属公孙（父）通冲脉。

二脉相合达膈脾，擅治中满烦躁与吐逆。

附：小儿厌食

针承浆，灸中脘、足三里。

【古医籍名家针灸方】

《勉学堂针灸集成》：多哭：百会。

脐肿：灸对脐脊骨上，灸三壮或七壮。

四五岁不言：心俞，足内踝尖上各灸三壮。

吐乳：中庭在膻中下一寸六分，灸五壮。

儿生一七日内多啼，客风，中于脐至心脾：合谷、太冲、神门。

列缺七壮，承浆七壮。

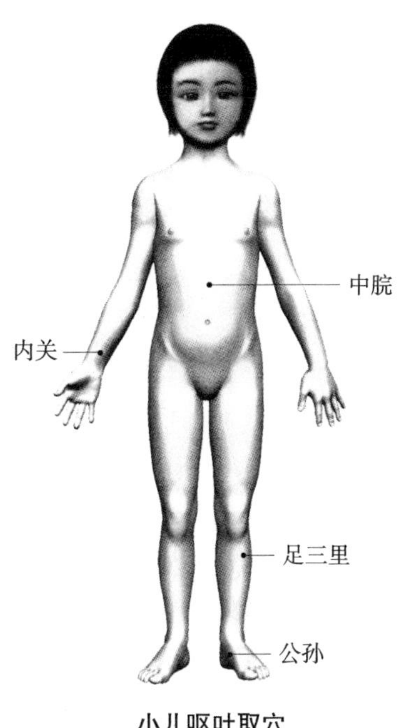

小儿呕吐取穴

小儿脾疳（附：小儿肌软无力）

【症状】小儿脾胃虚损，运化失常，气津干涸，形体羸瘦，又称疳证，疳积。多因小儿恣食肥甘，损伤脾胃，积滞中焦，日久形成疳疾。表现为面黄肌瘦，毛发焦枯，肚大青筋，精神萎靡，饮食异常。

【承门针灸方】大敦、脾俞、四缝、内关、公孙。

大敦：灸 15 分钟。

脾俞：针 2 分，留捻 10 秒。

四缝：针 2 分，挤出少量黄色黏液或出血。

内关、公孙：各针 1 分，留捻 10 秒。

【方义】健脾和胃，消郁散滞；大敦清热散郁，疏肝降逆；脾俞健脾和胃；四缝是

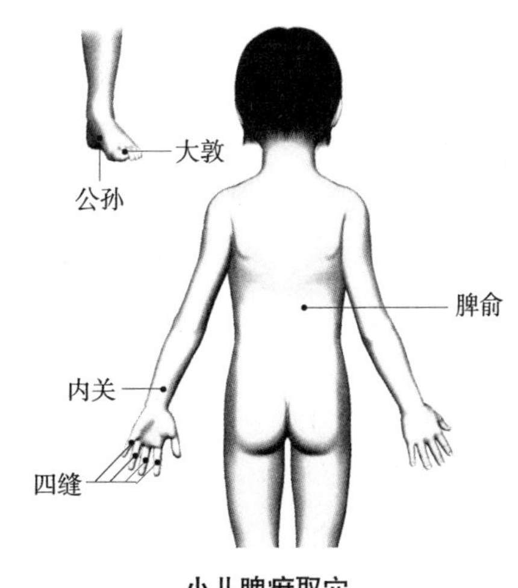

小儿脾疳取穴

治疗小儿疳积的经验效穴。

【承门绝技】四缝穴，点按 2 分钟或者点刺放血；严重者加少商穴点刺放血。

【八脉配八卦】

艮属内关（母）通阴维，乾属公孙（父）通冲脉。

二脉相合达胃脾，擅能健脾和胃消积滞。

附：小儿肌软无力

针足三里，灸百会、神阙。

【古医籍名家针灸方】

《琐琗录》：小儿未满月，瘦怯者，先灸其脐，然后灸百会，则会小儿壮而少疾。

《田氏保婴集》：小儿疳瘦；于胸下鸠尾骨尖上灸三壮，次于脊下端尾翠骨尖上灸三壮。

小儿疳瘦；脱肛体瘦，渴饮，诸方不瘥，尾骨上三寸骨陷中，灸三壮。

小儿身羸瘦，奔豚，腹肿，四肢懈惰，肩背不举。章门二穴，灸七壮。

脾俞二穴……又治腹胀引背，食饮多，渐渐羸瘦黄，可灸七壮。

【现代针灸经验方】

《江苏中医杂志》(1986.7)：四缝、中脘、天枢，随症加取配穴。穴位挑刺疗法。

《河南中医》(1983.6)：鱼际，于穴位纵行切开 0.4 厘米，深 0.3 厘米。

小儿夜啼（附：小儿烂喉痧）

【症状】婴儿白天如常，入夜则啼哭不安，或每夜定时啼哭，甚则通宵达旦。中医又称为“上灯啼”，婴幼儿系稚阳之体，脏腑娇嫩，脾寒、心热、阴血亏虚或惊恐等原因均可致夜啼。

【承门针灸方】印堂、神门、肝俞、命门、内关、公孙。

印堂：针 1 分，点刺出针。

神门：针 1 分，点刺出针。

肝俞：灸 15 分钟。

命门：灸 15 分钟。

内关、公孙：各针 1

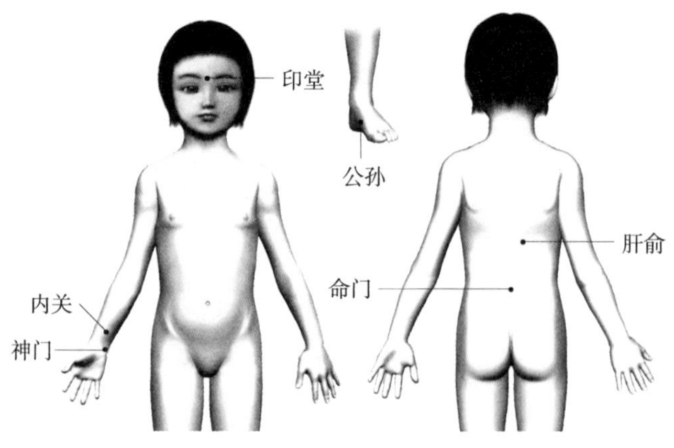

小儿夜啼取穴

分，留捻 10 秒。

【方义】印堂、神门两穴宁神醒脑；命门温阳益肾；肝俞疏肝理气。

【承门绝技】中冲，点刺放血。

【八脉配八卦】

艮属内关（母）通阴维，乾属公孙（父）通冲脉。

二脉相合达心脾，擅能清心宽胸温脾寒。

附：小儿烂喉痧

大椎、少商点刺出血，针合谷、鱼际。

【古医籍名家针灸方】

《针灸聚英·杂病歌》：假如吐乳灸中庭，一寸六分下膻中。夜啼百会灸三壮。

《类经图翼·小儿病》：夜啼心气不足：中冲三壮。

《婴童宝鉴》：小儿夜啼，灸幼宫三壮，又灸中指甲后一分。

小儿慢惊风

【症状】神疲、嗜睡、面色白或萎黄，体温低、肢冷或似搐非搐、手足蠕动，脉沉细无力。多因脾虚肝旺而生风，或热病后期，气阴耗伤，肝肾两亏，筋脉失养，虚风内动所致。

【承门针灸方】百会、神阙、关元、列缺、照海。

百会：针 1 分，留捻 1 分钟，灸 5 分钟。

神阙：灸 10 分钟。

关元：灸 15 分钟。

列缺、照海：各针 1 分，留捻 10 秒。

【方义】关元温阳育阴；神阙益气补脾；百会提举清阳，醒神开窍。

【承门绝技】太冲，点按 5 分钟或者取 1 寸针针刺 0.5 寸，留针 5 分钟。取双侧穴位。四缝穴点刺放血也非常有效。

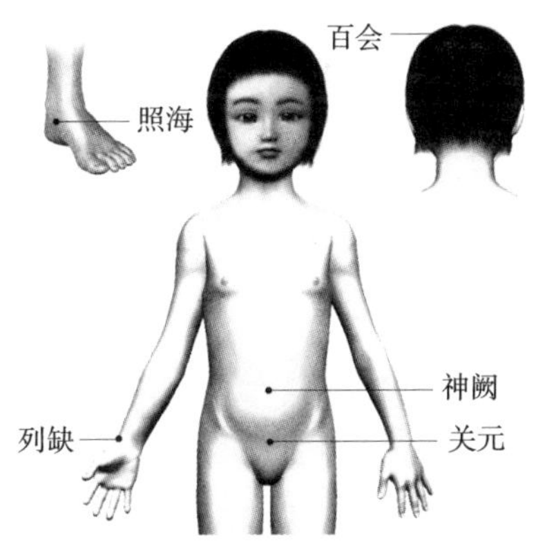

小儿慢惊风取穴

【八脉配八卦】

离属列缺（主）通任脉，坤属照海（客）通阴跷。

二脉相合肺脾肾，补脾润肺肾精旺。

【古医籍名家针灸方】

《扁鹊心书》：若脾虚发搐，或吐泻后发搐，乃慢惊风也。灸中脘三十壮，服姜附汤而愈。

《普济云·惊风》：治小儿惊恐，穴瘈脉。治小儿睡中惊掣及惊痫，灸足大趾次端，去爪甲如韭叶，各一壮。

《类经图翼》：百会（五七壮）、囟会、上星、率谷（三壮）、水沟、尺泽（慢惊）、间使、合谷、太冲（七壮）。

【现代针灸经验方】

《中国针灸》(1984.4)：十宣、四缝，点刺出血；补脾俞、肾俞、足三里。

《北京中医》(1987.4)：印堂（针后加灸五壮）、中脘、关元、神阙、天枢（各灸五壮）。

小儿急惊风

【症状】高热、神昏、牙紧、颈强、四肢抽搐。来势急骤，常有呕吐发热、烦躁、睡惊或时发惊啼等先兆。热、痰、风、惊四证为急惊风的特征。

【承门针灸方】人中、少商、中脘、涌泉、后溪、申脉。

人中：针1分，捻转不留针。

少商：针1分，点刺出血。

中脘：针3分，捻转不留针。

涌泉：针1分，捻转不留针。

后溪、申脉：各针1分，留捻10秒。

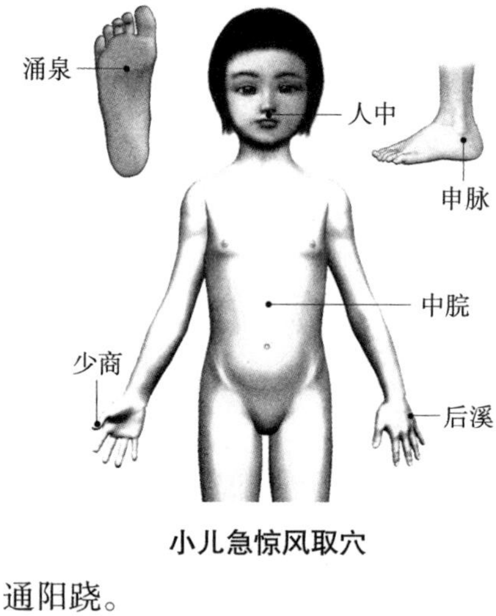

涌泉
人中
申脉
中脘
少商
后溪

小儿急惊风取穴

【方义】少商清热镇惊；涌泉息风止痉；中脘导滞涤痰；人中醒脑开窍。

【承门绝技】耳尖放血。太冲透涌泉，点按5分钟或者取1寸针针刺0.5寸，留针5分钟。取双侧穴位。

【八脉配八卦】

兑属后溪（夫）通督脉，坎属申脉（妻）通阳跷。

二脉相合通诸阳，擅能疏风清热治惊痫。

【古医籍名家针灸方】

《针灸捷径》

小儿惊风（阳证少灸）：百会（治急慢惊，脱肛，心风，赤游等风）、印堂（治惊风）、中脘（通治）、人中（治惊风）、神阙（治极危证）、颊车（治噤口不开）、尻尾（治急慢惊风极危，灸）。

《医学入门》：小儿惊风少商穴，人中涌泉泻莫深。

【现代针灸经验方】

《江西中医药》(1983.2)：曲池、合谷、印堂（点刺放血），严重者加人中。

《中医杂志》(1985.6)：人中、合谷、少商（点刺放血）。

《四川中医》(1990.8)：水沟（沿鼻中隔方向横刺）、十宣（点刺放血）。

小儿发热（附：小儿气喘）

【症状】小儿疾病中的各种发热。有潮热、惊热、衣热、余热、食热、疳热、壮热、烦热、积热、风热、虚热、客热、痰热、寒热、疮疹热等多种。发热可见于多种疾病之中。

【承门针灸方】身柱、合谷、后溪、申脉。

身柱：灸15~30分钟。

合谷：针1分，留捻10秒。

后溪、申脉：各针1分，留捻10秒。

【方义】身柱能宣散一身之阳热，合谷疏风解表，清热泻火。

【承门绝技】耳尖放血或者四缝穴点刺放血。

【八脉配八卦】

兑属后溪（夫）通督脉，坎属申脉（妻）通阳跷。

二脉相合通诸阳，能散热邪解表汗。

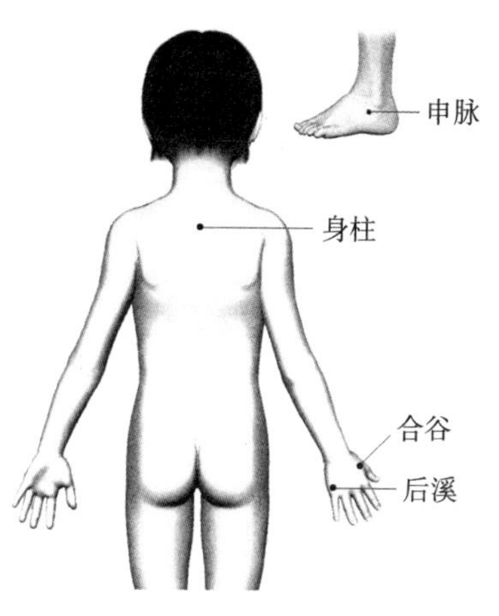

小儿发热取穴

附：小儿气喘

针太溪、太渊，灸身柱。

【古医籍名家针灸方】

《针灸大成》：阳掌图各穴手法仙诀。

①掐心经，二掐劳宫，推上三关，发热出汗用之。如汗不来，再将二扇门揉之、掐之，手心微汗出乃止。

②揉劳宫，动心中之火热，发汗用之，不可轻动。

阴掌图各穴手法仙诀：

①掐两扇门，发脏腑之汗，两手陷揉，平中指为界，壮热汗多者，揉三即止。

②掐外劳宫，和脏腑之热气，遍身潮热，肚肟青筋揉之效。

③掐阳池，止头痛，清补肾水，大小便闭塞，或赤黄，眼翻白，又能发汗。

月经不调

【症状】实证：经期未到而先至，色紫，可伴身热，腹痛轻，脉洪数。

虚证：经色红，身不热，伴腹痛，脉沉细。

【承门针灸方】方一：关元、归来、三阴交、公孙、列缺、照海。

关元：灸 30 分钟。

归来：针 1 寸，留捻 2 分钟。

三阴交：针 3 分，留捻 3 分钟。

公孙：针 2 分，留捻 2 分钟。

列缺、照海：各针 2 分，留捻 1 分钟。

（实证针刺泻法、不灸，虚证针刺补法加灸）

方二：

灸血海、至阴。

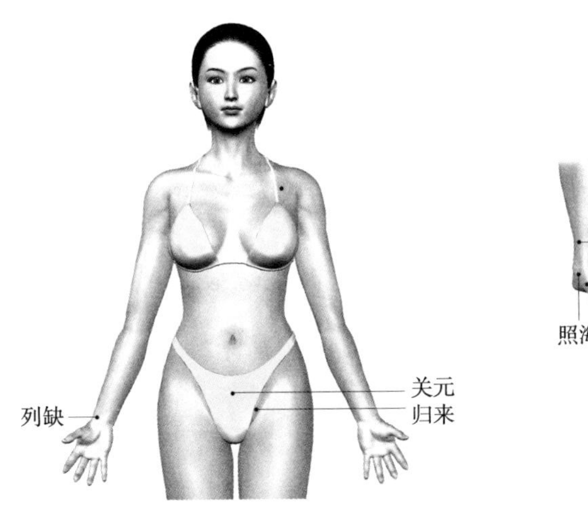

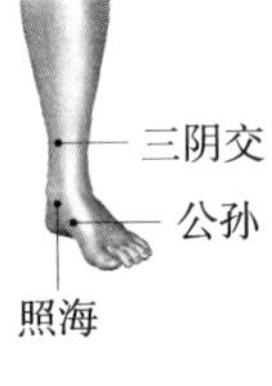

月经不调取穴

【方义】关元灸之调补冲任；归来温经调血；三阴交补益气血，调经活血；公孙为冲脉交会穴，通调冲脉。

【八脉配八卦】

坤属照海（客）通阴跷，离属列缺（主）通任脉。

二脉相合达腰腹，擅治妇人血积经不调。

【古医籍名家针灸方】

《千金要方·妇人方》：月水不利，奔豚上下并无子，灸四满三十壮，穴在丹田两边相去各一寸半。

治月水不断方：又方灸内踝下白肉际青脉上，随年壮。

《针灸玉龙经·盘石金直刺秘传》：妇人经血不通：三阴交（泻）。

妇人血气痛：合谷（补），三阴交（泻）。

《针灸玉龙经·针灸歌》

关元气海脐心下，虚惫崩中真妙绝。妇人血气痛难禁，四满灸之效可许。

大敦二穴足大趾，血崩血衄宜细详。女人经候不匀调，中极气海与中髎。

《医学纲目·调经》

（1）月经不调：阴独（三分此穴大效，在足四趾间三壮）。

（2）妇人五旬，经断后再行，或多或少，或瘀或红，并下腹中气满如胎孕：天枢、中脘、气海（各五分、立愈）。

（3）经闭久，忽大崩，复又断绝，复又大行不调者：丰隆（六分、止血），石门（五分、断经）。

【现代针灸经验方】

《针灸治疗学》：经早：关元、血海。

经迟：气海、气穴、三阴交。

经乱：关元、三阴交。

痛 经

【症状】经期前中后发生小腹痛，可阵发加剧，常伴腰骶疼、面苍白、冷汗、肢冷甚至昏厥等症。

【承门针灸方】关元、次髎、三阴交、内关、合谷、太冲、公孙。

关元：灸 30 分钟。

次髎：针 1 寸（针感下传为佳），不留针。

三阴交：针 3 分，留捻 2 分钟，灸 20 分钟。

内关、合谷：各针 2 分，留捻 2 分钟。

太冲、公孙：各针 2 分，留捻 2 分钟。

痉经重者加针四关穴（合谷、太冲）。

【方义】关元灸之调补冲任，温经止痛；次髎活血止痛；三阴交温经调血止痛；公孙为冲脉交会穴；内关功擅疏肝理气，调经活血止痛。

【承门绝技】陷谷或者足临泣（寻找敏感点），点按 5 分钟或者针刺 1 寸，行提插雀啄手法，留针 15 分钟。特效。

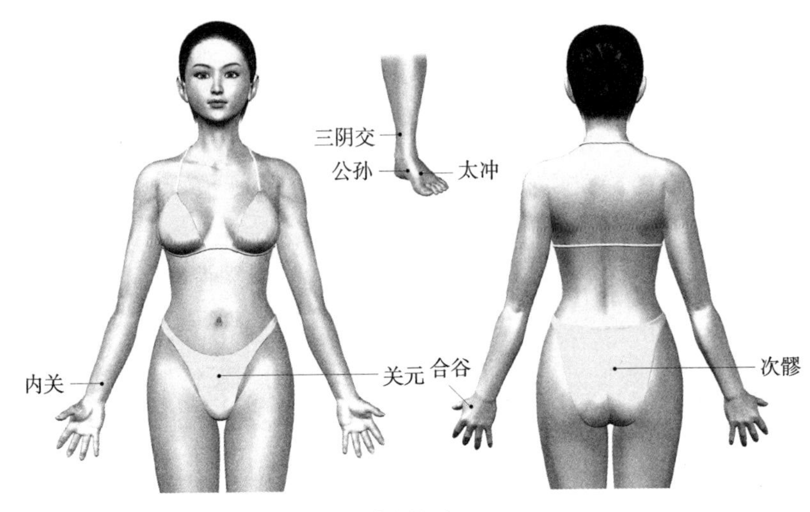

痛经取穴

【八脉配八卦】

乾属公孙（父）通冲脉，艮属内关（母）通阴维。

二脉相合达胸腹，能调妇人冲任不和腰腹痛。

【古医籍名家针灸方】

《兰室秘藏》：足太阳肾经中阴谷二穴……妇人漏血不止，少腹急引阴痛，腹胀如肿，女子如妊娠，可灸三壮。

《针灸甲乙经》：小腹胀满痛引阴中，月水至则腰脊痛，胞中瘕，子宫有寒，引髌髀，水道主之。

《医心方》：灸中极穴在脐下四寸。

《针灸捷径》：气海、阴交、曲泉、石门、带脉、百会、中极、血海。

【现代针灸经验方】

《针灸治疗学》：寒湿凝滞：中极、水道、地机。

肝郁气滞：气冲、太冲、三阴交。

肝肾亏损：肝俞、肾俞、关元、足三里、照海。

《河北中医》(1985.6)：承山。

《陕西中医》(1986.7)：承浆、大椎。

闭　经

【症状】气虚血少，血枯经闭，多见血气亏虚病症。气滞血瘀，痰阻胞门而致经闭，多见烦躁易怒，胸肋胀满，小腹胀痛拒按诸症。或见胸闷呕恶，神疲倦息，带下量多色白诸症。

【承门针灸方】中极、血海、三阴交、大敦、内关、公孙。

中极：针 3 分，留捻 2 分钟。

血海：针 1 寸，留捻 2 分钟（朝上针刺）。

三阴交：灸 30 分钟。

大敦：针 1 分，留捻 2 分钟，灸 20 分钟。

内关、公孙：各针 3 分，留捻 2 分钟。

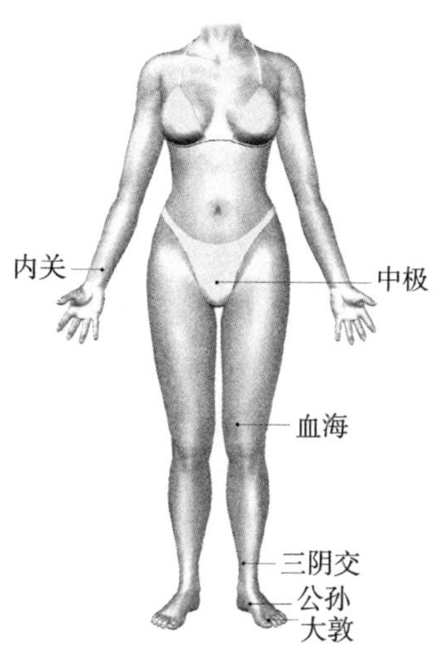

闭经取穴

【方义】中极能理冲任，合血海以化瘀通经；三阴交能调经活血，又能健脾祛湿化痰；大敦清热行血。

【八脉配八卦】

乾属公孙（父）通冲脉，艮属内关（母）通阴维。

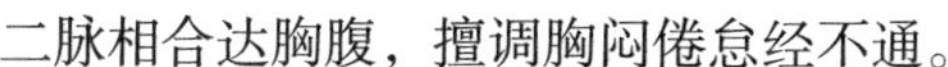
二脉相合达胸腹，擅调胸闷倦怠经不通。

【古医籍名家针灸方】

《针灸甲乙经》：妇人漏下，若血闭不通，逆气胀，血海主之。女子漏血，太冲主之。女子不下月水，照海主之。女子漏血，腹胀满不得息，小便黄，阴谷主之。妇人子脏中有恶血，内逆满痛，石关主之。女子胞中痛，月水不以时休止，天枢主之。

【现代针灸经验方】

《中国针灸》(1986.3)：长强，强刺激。

《上海针灸杂志》(1988.7)

（1）心俞、肾俞、足三里、气海。

（2）脾俞、血海、三阴交，两组交替使用。

《针灸治疗学》：血枯经闭：肝俞、脾俞、膈俞、肾俞、关元。

血滞经闭：中极、地机、合谷、三阴交、太冲、丰隆。

带　下

【症状】白带过多，多为虚证；若色深黄，或五色杂下，多为湿热实证。

【承门针灸方】次髎、中极、带脉、三阴交、阳陵泉、列缺、照海。

次髎：针 1 寸，针感下传会阴。

中极：灸 30 分钟。

带脉：灸 30 分钟。

三阴交：针 3 分，留捻 2 分钟。

阳陵泉：针 3 分，针感下传为度不留针。

列缺、照海：各针 2 分，留捻 2 分钟。

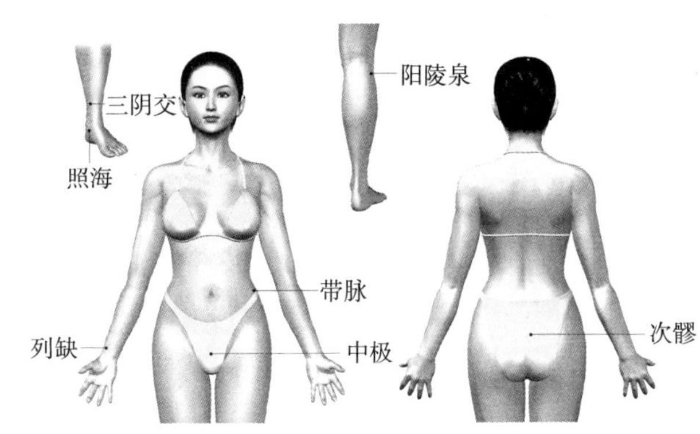

带下取穴

（伴湿热者针隐白、行间穴）

【方义】次髎调经活血，化湿止带；中极补肾气，清湿热；带脉调带脉而止带下；三阴交健脾利湿，调理三阴；阳陵泉疏肝利胆，清热利湿。

【八脉配八卦】

坤属照海（客）通阴跷，离属列缺（主）通任脉。

二脉相合达腰腹，擅能调水补肾化湿热。

【古医籍名家针灸方】关元治带下瘕聚因产恶露不止，月脉断绝，下经冷。

气海、小肠俞治带，中髎治带下，月事不调，带脉治带下赤白。阴交疗带下。曲骨疗带下赤白，恶合阴阳，小便闭不通，但是虚乏冷极，皆宜灸。上髎主白沥。次髎主赤白沥，心积胀腰痛。中髎主赤淫时白，气癃，月事少。带下，灸间使三十壮。绝嗣不生，漏下赤白，泉门十壮。下血，痢赤白，漏血，足太阴五十壮，在内踝上三寸。腹中五寒百壮。漏下赤白，月水不利，灸交仪。

【现代针灸经验方】

《上海针灸杂志》（1988.7）：曲骨，深刺 2.5 ~ 3 寸。

《中国针灸》（1990.10）：足临泣、中极。

《河南中医》（1985.6）：次髎为主穴。寒湿型配命门加灸；阴痹配蠡沟；湿热型配三阴交。针刺加拔火罐治疗。

崩　漏

【症状】 崩，指经血非时暴下不止，又称经崩；漏，指经血淋滴不尽，又称经漏。二者常交替出现，故称崩漏。多由血热气虚，血瘀之证导致冲任二脉受损所致。

【承门针灸方】 百会、长强、足通谷、隐白、列缺、照海。

百会：灸 15 分钟。

长强：灸 30 分钟。

足通谷：针 3 分，留捻 2 分钟。

隐白：针 1 分，留捻 2 分钟，灸 30 分钟。

（血瘀证重者加针太冲穴）

列缺、照海：各针 2 分，留捻 2 分钟。

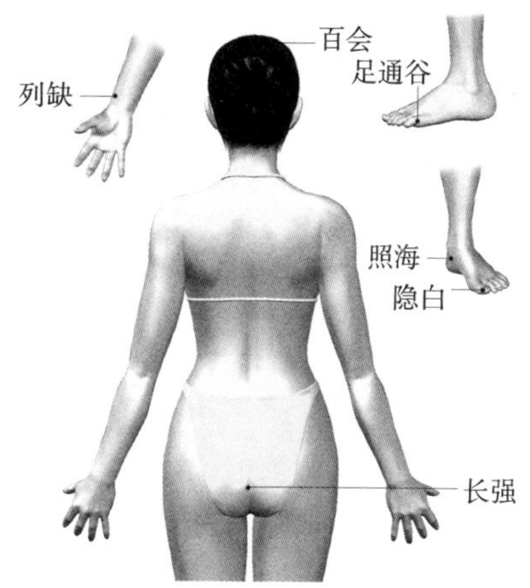

崩漏取穴

【方义】 百会提升阳气，配长强固崩止漏；足通谷滋阴补血，固崩止漏；隐白是治疗崩漏的常用经验穴。

【八脉配八卦】

坤属照海（客）通阴跷，离属列缺（主）通任脉。

二脉相合达腰腹，能使冲任调和下血止。

【古医籍名家针灸方】

《针灸大成》：月经不调：气海、中极、带脉（一壮）、肾俞、三阴交。

月事不利：足临泣、三阴交、中极。

过时不止：隐白。

下经若冷，来无定时：关元。

女人漏下不止：太冲、三阴交。

血崩：气海、大敦、阴谷、太冲、然谷、三阴交、中极。

《针灸资生经》：大敦治血崩不止。

【现代针灸经验方】

《新中医》（1989.3）：断红穴（位于手背第二、三掌骨间），进针沿掌骨水平方向刺入一寸半，针后旋雀啄灸。

《浙江中医杂志》：隐白，艾灸。

《江苏中医杂志》（1983.4）：崩证：地机、血海。漏证：交信、合阳。

不孕症（附：预防流产）

【症状】女子婚后不孕，又称无子，断绪。多由肾气虚弱，或冲任失调，或寒湿阻胞或气滞血瘀所致。

【承门针灸方】关元、中极、子宫、三阴交、列缺、照海。

关元：灸 30 分钟。

中极：针 5 分，留捻 2 分钟，灸 15 分钟。

子宫：针 1 寸，留捻 2 分钟，灸 15 分钟。

三阴交：针 3 分，留捻 3 分钟。

列缺、照海：各针 2 分，留捻 2 分钟。

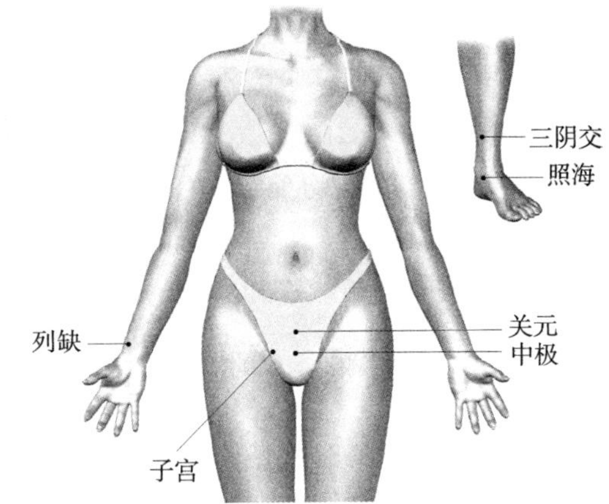

不孕症取穴

【方义】关元、中极壮元暖宫，调补冲任；三阴交调经活血，理气启宫；子宫调养冲任，启宫育子。

【八脉配八卦】

坤属照海（客）通阴跷，离属列缺（主）通任脉。

二脉相合达腰腹，擅治冲任调和子宫暖。

附：预防流产

神阙：食盐炒热填满脐中，灸 20 分钟。

【古医籍名家针灸方】

《千金要方》：妇人绝子，灸然谷五十壮，在内踝前且下一寸。妇人绝嗣不生，胞门闭塞，灸关元三十壮极之。

妇人妊子不成，若堕落，腹痛，漏见赤：灸胞门五十壮，在关元边二寸是也，右边二寸各子户。

妇人子脏闭塞，不受精：疼灸胞门五十壮。

妇人绝嗣不生，漏赤白：灸泉门（曲骨）十壮，三极之。

崩中带下，因产恶寒不止：中极穴在关元下一寸，妇人断绪最要穴，四度针即有子，若未有，更针入八分，留十呼，得气即泻，灸亦佳，但不及针，日灸三七至三百止。

《类经图翼》：命门、肾俞、气海、中极、关元（七壮至百壮）、胞门子户、阴廉、然谷、照海（子宫冷）。

一法灸神阙穴，先以净干盐填脐中，灸七壮，后去盐，换川椒二十一粒，上经姜片盖定，又灸十四壮，灸毕即用膏贴之，艾炷须如指大，长五六分许。

【现代针灸经验方】

《江西中医药》(1986.5)：主穴中极、三阴交，配穴大赫。

《北京中医》(1987.4)：胞门、子户为常用穴。

《中国针灸》(1991.11)：中极、子宫，肝气不舒或痰湿者配三阴交、太冲。

胎位不正，难产

【症状】妊娠7月，产前检查发现枕后位、臀位、横位等胎位。

【承门针灸方】至阴、合谷、太冲、三阴交、列缺、照海。

至阴（双）：灸30～60分钟。

临产时胎位纠正后针刺下穴：

合谷：针3分，留捻（补法）。

太冲：针3分，留捻（补法）。

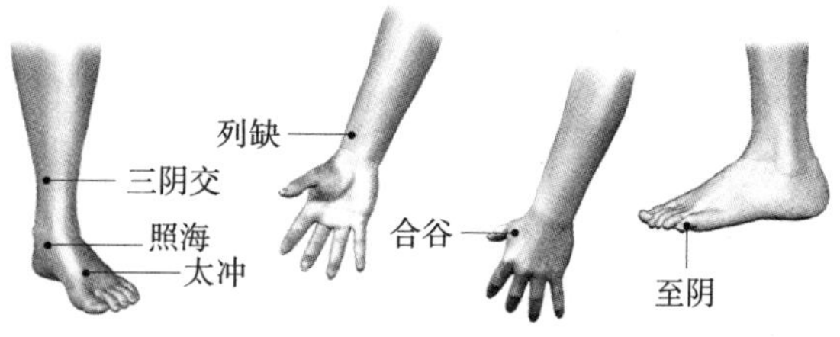

胎位不正，难产取穴

三阴交：针3分，留捻（泻法）。

列缺、照海：各针2分，留捻2分钟。

【方义】至阴穴为矫正胎位异常经验效穴。

【八脉配八卦】

坤属照海（客）通阴跷，离属列缺（主）通任脉。

二脉相合达腰腹，擅助催产胞衣下。

【古医籍名家针灸方】

《医学入门》：妇人通经泻合谷，三里至阴催孕妊。

死胎阴交（泻）不可缓，胞衣照海内关（泻）寻。

《类经图翼》：产难横生：合谷，三阴交。二治横逆难产，危在顷刻。

《千金要方》：难产针两肩井入一寸，须臾即分娩。

【现代针灸经验方】

《河南中医》(1987.7)：合谷、三阴交，针刺得气后行电针治疗。

《针灸治疗学》：气血虚弱：足三里、三阴交、复溜、至阴。

气滞血瘀：合谷、三阴交、独阴。

产后缺乳

【症状】妇女产后乳汁甚少，甚则乳汁全无。产妇既往体质虚弱，加之产后气血不足，无以生化乳汁为缺乳虚证，病在脾胃经。实证在肝郁气滞络脉不通。

【承门针灸方】膻中、乳根、少泽、内关、公孙。

膻中：针 3 分，留捻 2 分钟。

乳根：针 5 分，留捻 2 分钟。

少泽：针 1 分，留针不捻。

（气血亏虚灸脾俞，针足三里；肝郁气滞针太冲）

内关、公孙：各针 3 分，留捻 2 分钟。

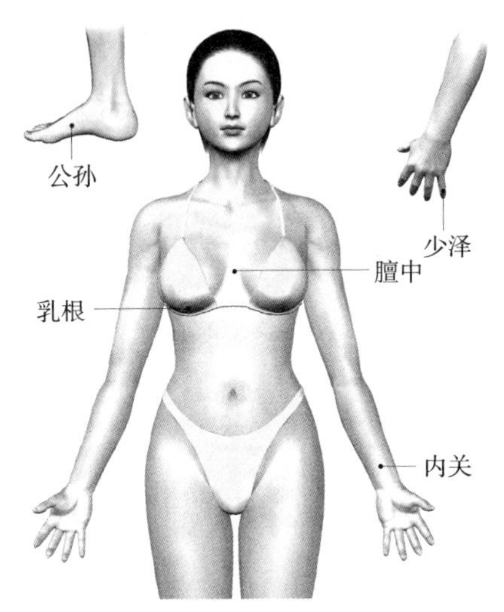

产后缺乳取穴

【方义】气会膻中峻下胸中大气，又可调畅气机；乳根养血生乳下乳；少泽为生乳通泽之经验效穴。

【承门绝技】涌泉，点按 5 分钟或者针刺 1 寸，行提插手法，留针 15 分钟。产后 3 天内针此穴，配合点按肩井穴，更佳。

【八脉配八卦】

乾属公孙（父）通冲脉，艮属内关（母）通阴维。

二脉相合达胸腹，益气补脾宽胸乳自流。

【古医籍名家针灸方】

《针灸捷径》：妇人无乳：合谷、少泽（补）。

妇人妒乳痈肿：肩井、乳根，合谷、少泽、太溪、临泣、鱼际。

《千金翼方》：初针两手小指外侧近爪甲深一分（少泽），两手液门深三分，两手天井深六分，若欲试三，先针，指即知之，神验不传。

《勉学堂针灸集成》：膻中七壮至七七壮，禁针，少泽补。

【现代针灸经验方】

《河南中医》(1981.3)：膺乳穴（位于目内眦斜行上 1.1 厘米攒竹下 1.3 厘米处)。

《中国针灸》(1984.4)：膻中、乳根、通乳Ⅰ、通乳Ⅱ、通乳Ⅲ（通乳Ⅱ在乳头上方与乳根穴相对，通乳Ⅰ、通乳Ⅲ在乳房左右两侧，三穴均在乳房根部与乳头之间 1/2 处）为主穴，肝气郁滞加后溪，气血双亏加足三里。

恶露不下

【症状】产后及产褥期胞宫内遗留的余血、浊液停留不下，或下甚少，多由血虚、气滞血瘀所致。

【承门针灸方】气海、中极、三阴交、太冲、列缺、照海。

气海：针 1 寸，留捻 2 分钟。

中极：针 1 寸，留捻 2 分钟。

三阴交：针 3 分，留捻 2 分钟。

太冲：针 3 分，留捻 2 分钟。

（重者酌灸期门，针泻血海）

列缺、照海：各针 2 分，留捻 3 分钟。

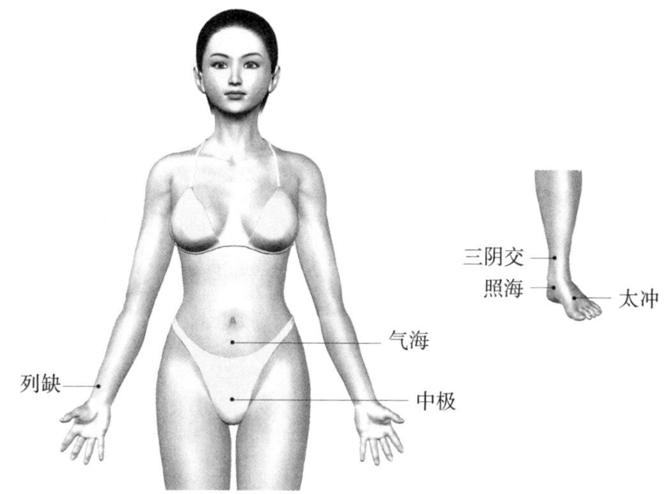

恶露不下取穴

【方义】气海、中极通利冲任，逐下恶露；三阴交泻之活血下瘀；太冲疏肝理气，行血散瘀。

【承门绝技】

（1）三间（健侧），取 1.5 寸细针，沿手第 2 全息掌骨缘平刺到骨叉处，缓慢进针，无痛针感，留针 30 分钟。

（2）三阴交下方贴胫骨最敏感点，贴骨进针 2 寸，强针感，留针 30 分钟。取双侧穴位。

【八脉配八卦】

坤属照海（客）通阴跷，离属列缺（主）通任脉。

二脉相合达腰腹，擅治妇人血积衣不下。

【古医籍名家针灸方】

《卫生宝鉴》：气门二穴，在脐下三寸，两旁各三寸，灸五十壮。妇人产后恶露不止，及诸淋，炷如小麦大。

阴交一穴，在脐下一寸。主妇月事不调，带下，及产后恶露不止，断产绝下经冷，可灸百壮。

关元一穴，在脐下三寸。主妇人带下症瘕，因产恶露不止，断产绝下经冷，可灸百壮。

凡妇人产后气血俱虚，灸脐下一寸至四寸各百壮，炷如大麦大，元气自生。

《针灸捷径》：产后恶露不下，及血块痛，阴交、气海，关元、中极、三阴交、足三里。

【现代针灸经验方】

气滞证：太冲、间使、气海、关元。

血瘀证：中极、气冲、地机。

乳癖（乳腺增生）（附：乳腺炎）

【症状】乳中肿物，形圆，大小不等，边界清，质稍硬，无或轻微压痛。多见于青春期少女，中年或更年期妇女亦可出现。多由情志内伤、肝郁痰凝、积聚胃络乳房所致，或思虑伤脾，郁怒伤肝，肝强脾弱，气机受损，冲任失调而成。

【承门针灸方】膻中、乳根、行间、内关、公孙。

局部肿块：中心点及周围旁开 0.5 寸共 5 点：各针 0.5 ~ 1 寸，捻转出针。

膻中：针 3 分，留捻 2 分钟。

乳根：针 5 分，留捻 2 分钟。

行间：针 3 分，留捻 2 分钟。

内关、公孙：各针 3 分，留捻 3 分钟。

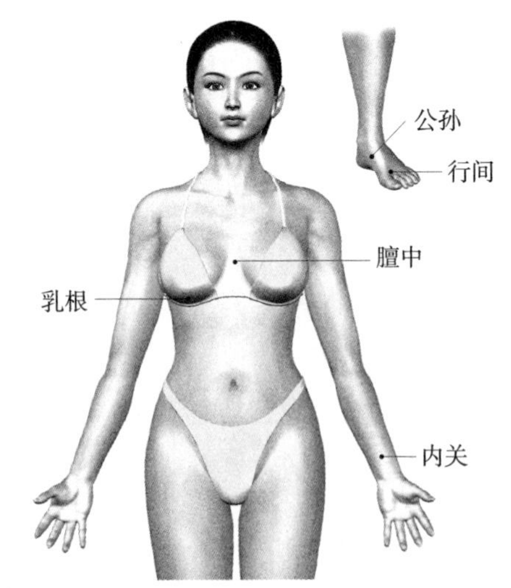

乳癖（乳腺增生）取穴

【方义】局部围刺，可疏通气血，散去瘀滞。气会膻中，能散郁结；乳根疏通络脉，散结消癖；行间疏肝理气，解郁散结。

【承门绝技】

(1) 悬钟、丰隆，取 2 ~ 3 寸针二根，贴腓骨前缘进针，行提插雀啄手法，留针 15 分钟。特效。取健侧穴位。

(2) 乳痛穴（内庭上 1 寸附近敏感点），点按 5 分钟或者针刺 10 分钟。特效。取健侧穴位。

【八脉配八卦】

乾属公孙（父）通冲脉，艮属内关（母）通阴维。

二脉相合达胸腹，宽胸行气任冲和。

附：乳腺炎

天宗（健患侧皆可）：斜向下针 1 寸捻转快速出针后刺血，拔罐。

【古医籍名家针灸方】

《庄氏集》俞穴灸法：乳癖，用粗线两条，各量两乳头中间夹，于两乳头垂下，对两乳于左右肋上各灸七壮，炷如麦粒大。

【现代针灸经验方】

《针灸治疗学》

肝郁气滞：屋翳、行间、内关、膻中。

痰浊凝结：膺窗、丰隆、膻中、脾俞、中脘。

肝肾阴虚：水泉、蠡沟、乳根、肾俞。

子宫脱垂（附：卵巢囊肿、子宫肌瘤）

【症状】 中医称为阴挺，多发生在产后，由中气不足、气虚下陷，或肾气不足，失于固摄，子宫络脉损伤，不能提摄子宫而成。

【承门针灸方】 百会、关元、维胞、列缺、照海、公孙。

百会：针 2 分，留捻 2 分钟，灸 20 分钟。

关元：针 1 寸，留捻 2 分钟，灸 20 分钟。

维胞：针 1.5 寸，留捻 2 分钟，灸 20 分钟。

列缺、照海：各针 2 分，留捻 2 分钟。

公孙：针 2 分，留捻 2 分钟。

（艾灸会阴穴，效果最佳）

【方义】 百会升阳举陷；关元补下焦阳气而调冲任；维胞能提摄子宫；照海、公孙补益脾肾之气，调和冲任阴跷之脉，升阳举陷。

【承门绝技】 百会穴，用 1.5 寸针，往前平刺，滞针手法，留针 15 分钟，或者点按 15 分钟；长强穴，按揉 10 分钟，每天 1 次。

【八脉配八卦】

坤属照海（客）通阴跷，离属列缺（主）通任脉。

二脉相合达腰腹，调任阴维摄胞宫。

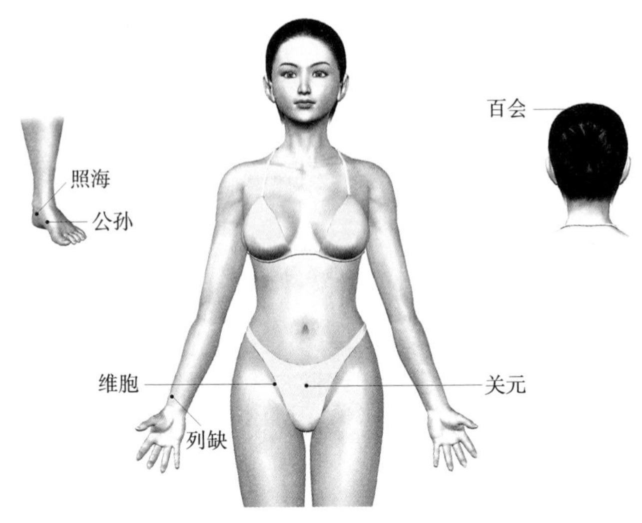

子宫脱垂取穴

附：卵巢囊肿、子宫肌瘤

针气海、大赫、次髎，灸命门、左阳池。

【古医籍名家针灸方】

《医心方·治妇人阴脱方》

治妇人阴挺出方：灸脐中二壮愈。

《针灸玉龙经·针灸歌》：人门挺露号产痨，阴跷脐心二穴主。

《针灸聚英·杂病歌》

阴挺出兮治太冲，少府照海曲泉同。

阴挺出者曲泉焦，照海大敦共三穴。

欲断产兮治合谷，右足内踝上寸烧。

脐下二寸三分灸，灸至三壮阳气消。

复有肩井带在内，从此妊孕绝根苗。

【现代针灸经验方】

《四川中医》(1990.8)：百会，隔附子灸。

《上海针灸杂志》(1990.9)：百会、气海、维道、照海、太冲，针灸并施。

《针灸治疗学》

脾虚：百会、气海、维道、足三里、三阴交。

肾虚：关元、子宫、大赫、照海。

阴痒（附：老年妇女尿道炎）

【症状】妇女内、外阴瘙痒，甚则奇痒。多因肝经湿热下注，或外阴不洁，感染虫类所致。亦有因肝肾不足、精血亏虚、生风化燥形成。

【承门针灸方】曲骨、曲泉、蠡沟、少府、列缺、照海。

曲骨：针 2 分，留捻 2 分钟。

曲泉：针 2 分，留捻 2 分钟。

蠡沟：针 3 分，留捻 3 分钟。

少府：针 2 分，留捻 2 分钟。

列缺、照海：各针 2 分，留捻 2 分钟。

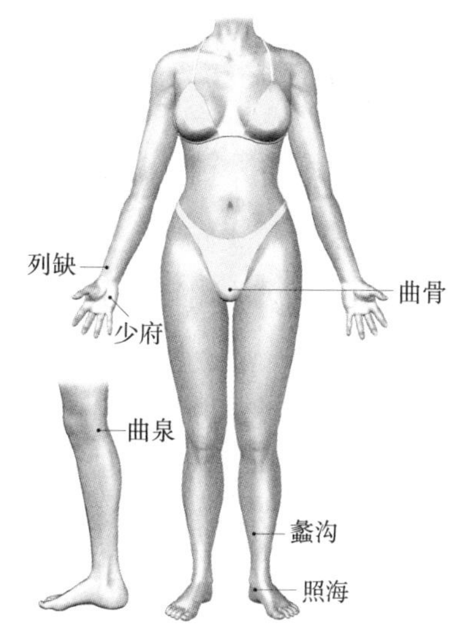

阴痒取穴

【方义】曲骨泻之止阴部瘙痒；曲泉清肝热、祛湿邪，止带浊、疗阴痒；蠡沟能疏肝清热，为疗阴痒经验穴。

【承门绝技】长强穴，点按揉 10 分钟或者针刺 1 寸，留针 10 分钟，每天一次；承山穴点刺拔罐出血。

【八脉配八卦】

坤属照海（客）通阴跷，离属列缺（主）通任脉。

二脉相合达腰腹，擅治湿热带浊又保肾。

附：老年妇女尿道炎

针次髎、阴陵泉，灸中极、三阴交。

【古医籍名家针灸方】

《针灸甲乙经》：女子手脚拘挛，腹痛，疝，月水不通，乳余疾，绝子，阴痒，阴交主之。

腹满疝积，乳余疾，绝子，阴痒，刺石门。

女子禁中痒，腹热痛，乳余疾，绝子内不足，子门不端，少腹苦寒，阴痒及痛，经闭不通，小便不利，中极主之。

【现代针灸经验方】

《针灸治疗学》：中极、下髎、血海、三阴交、蠡沟。

目痒目痛

【症状】白睛红赤肿痛或发痒、羞明多泪为主症的一种急性常见眼科病证。又称天行赤眼，俗称“红眼病”。多由风热外袭、里热炽盛、内外合邪、壅滞脉络而致。

【承门针灸方】睛明、风池、攒竹、上星、太冲、少商。

睛明：针1分，点刺出针。

风池：针3分，留捻1分钟。

攒竹：针1分，点刺出针。

上星：点刺出血。

太冲：针3分，留捻2分钟。

少商：点刺出血。

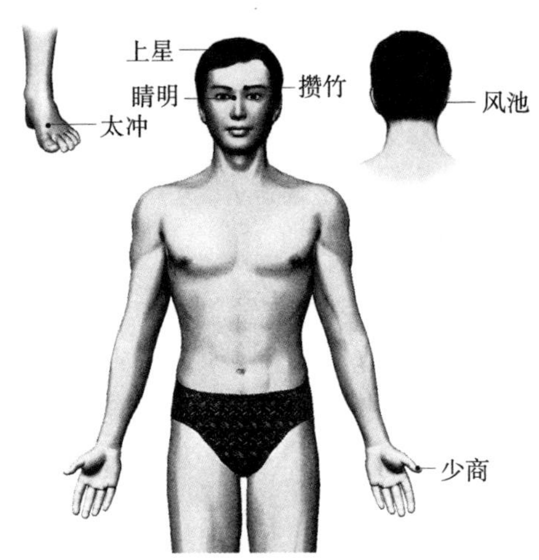

目痒目痛取穴

【方义】睛明、攒竹宣泄局部郁热，通络明目；风池疏风消肿；上星、少商点刺出血能消肿解毒，疏风清热；太冲清肝泄热，养阴明目。

【八脉配八卦】

震属外关（女）通阳维，巽属临泣（男）通带脉。

二脉相合达肝目，擅能清热养肝治目疾。

【古医籍名家针灸方】

眼暴赤肿：神庭、内庭、囟门，前顶、百会（各出血立愈）。

眼赤肿疼痛：阳谷（一分泻之）、至阴。

《针灸捷径》

暴赤眼红肿痛：攒竹、睛明、至阴、丝竹空、合谷、临泣。

《得效方》：赤眼，挑耳后红筋，针攒竹穴即安，穴在两眉头陷中。

【现代针灸经验方】

《上海针灸杂志》(1990.9)：少泽、耳尖，三棱针点刺放血。大椎梅花样点刺加拔火罐。

《中国针灸》(1989.9)：中冲、点刺放血。

《中国针灸》(1988.8)：睛明、太阳、合谷。配内关、间使、行间。

牙　痛

【症状】牙痛是口腔疾病常见症状之一，临床辨证分为实火牙痛、虚火牙痛、龋齿牙痛三类。

【承门针灸方】下关、颊车、合谷、内庭、外关、足临泣。

下关：针1寸，留捻2分钟。

颊车：针5分，留捻2分钟。

合谷：针3分，留捻2分钟。

内庭：针2分，留捻2分钟。

外关、足临泣：各针2分，留捻2分钟。

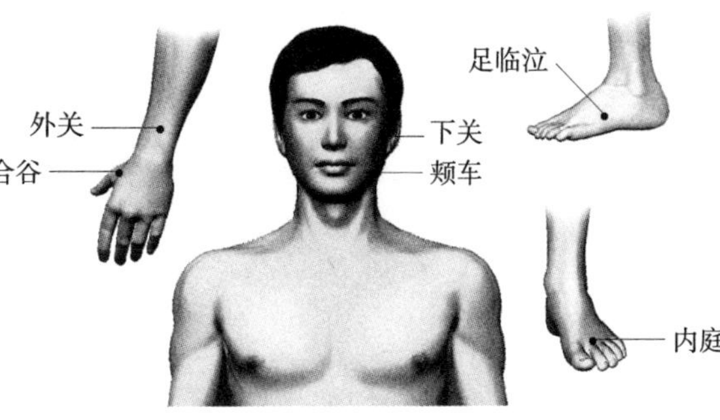

牙痛取穴

【方义】下关颊车疏通局部气血，清热泻火；合谷疏泄阳明经气，消肿止痛；内庭泻之，收泻火之功。

【八脉配八卦】

震属外关（女）通阳维，巽属临泣（男）通带脉。

二脉相合达面颊，祛风消肿止牙痛。

【古医籍名家针灸方】

（1）足内踝尖（治上牙疼，灸之），足三里（灸四十九壮，治上齿痛者立愈），手三里（灸七壮，治下齿痛者，灸之愈），列缺（灸七壮，痛立止，永不再发）。

（2）合谷（治齿龋痛，灸之），内庭（治齿下痛，针灸皆可），阳谷（治下牙），太渊（治风牙）。

《医学入门》：坐牙风肿连面泻手三里、颊车；满口牙痛牙酸，泻合谷；足临泣。下牙痛，泻合谷。

【现代针灸经验方】

《上海针灸杂志》（1987.6）：上牙痛取颧髎、内庭；下牙痛取颊车、合谷。

《中医杂志》（1989.8）：太冲、下关。

《针灸治疗学》：合谷、下关、颊车，风火牙痛配外关、风池，实火牙痛配内庭、劳宫，虚火牙痛配太溪、行间。

暴　盲

【症状】目外观端好，瞳神无障，唯视力急剧下降致盲之眼病。

【承门针灸方】上星、前顶、睛明、翳明、三间、太冲、外关、足临泣。

上星：点刺出血。

前顶：针 2 分，留捻 2 分钟。

睛明：针 2 分，留捻 2 分钟。

翳明：针 5 分，提插针感放射为佳。

三间：针 3 分，留捻 2 分钟。

太冲：针 5 分，留捻 2 分钟。

外关、足临泣：各针 3 分，留捻 2 分钟。

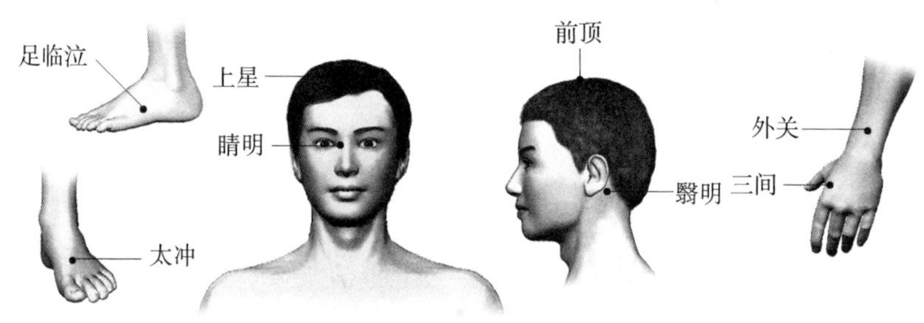

暴盲取穴

【方义】疏通眼部经脉，行气散瘀，通利目窍，清热明目。

【八脉配八卦】

震属外关（女）通阳维，巽属临泣（男）通带脉。

二脉相合达肝目，擅能清热养肝治目疾。

【古医籍名家针灸方】

《景岳全书·眼目》：睛明、风池、太阳、神庭、上星、囟会、百会、前顶、攒竹、丝竹空、承泣、目窗、客主人、承光。以上诸穴，皆可用针，以三棱针出血。风近目之穴，皆禁灸。

大骨空（穴在手大指第二节尖。灸九壮，以口吹火灭），小骨空（穴在手小指第二节尖。灸七壮，以口吹火灭）。上二穴能治迎风冷泪，风眼烂弦等证。

合谷（治阳明热郁，赤肿翳障，或迎风流泪。灸七壮。大抵目疾多宜灸此，永不再发也，亦可针）。

翳风（灸七壮。治赤白翳膜，目不明）。

肝俞（灸七壮。治肝风客热，迎风流泪、雀目）。

足三里（灸之可令火气下降）。

明目二间（灸）。

命门（灸）。

水沟（可针可灸。治目睛直视）。

手三里（灸，右取左，左取右）。

八关大刺（治眼痛欲出，不可忍者。须刺十指缝中出血愈）。

【现代针灸经验方】

《针灸治疗学》：睛明、瞳子髎。肝阳上亢配太冲、光明，气滞血瘀配内关、膈俞。

《河北中医》（1989.11）：睛明、丝竹空，点刺；足三里、内关、肝俞、肺俞、肾俞。

迎风流泪（附：老花眼）

【症状】多由肝肾亏虚、肝风内动、目失所养所致。

【承门针灸方】上星、睛明、大骨空、小骨空、外关、足临泣。

上星：针 2 分，留捻 2 分钟，灸 15 分钟。

睛明：针 1 分，留捻 1 分钟。

大骨空：灸 15 分钟。

小骨空：灸 15 分钟。

外关、足临泣：各针 2 分，留捻 2 分钟。

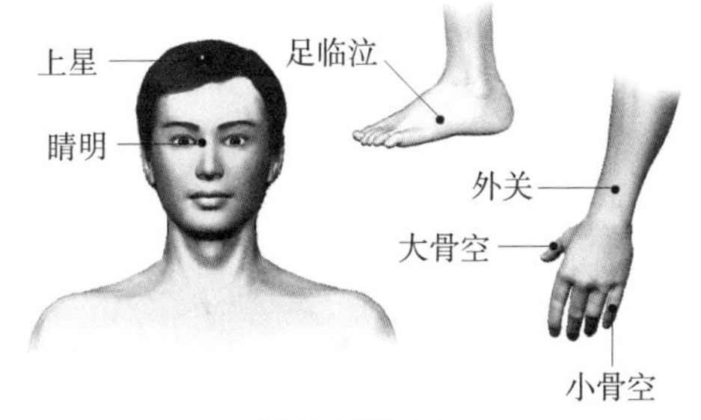

迎风流泪取穴

【方义】上星疏通诸阳之邪；睛明通调局部气血；大骨空、小骨空是治迎风流泪之经验效穴。

【承门绝技】耳尖点刺放血。食指第一节尺侧（赤白肉际处）敏感点，按揉 5 分钟。

【八脉配八卦】

震属外关（女）通阳维，巽属临泣（男）通带脉。

二脉相合达肝目，擅能清热养肝治目疾。

附：老花眼

针灸上星、百会、肝俞，针攒竹、风池。

【古医籍名家针灸方】

《勉学堂针灸集成》

迎风冷泪：睛明、腕骨、风池、头维、上星、迎香。

《针灸捷径》

目迎风冷泪：头临泣、大骨空、肝俞、攒竹、小骨空、风池。

《神家针灸图经》：治风眼、流冷泪及热翳遮睛，一切眼疾，灸之。

风池二穴、瞳子髎二穴，肩井二穴，曲池二穴，合谷二穴。

上用花椒、葱、艾煎水，不时洗之。

【现代针灸经验方】

《针灸治疗学》

冷泪证：睛明、攒竹、风池、肝俞、肾俞。

热泪证：睛明、攒竹、合谷、阳白、太冲。

目偏视

【症状】目珠偏离正位，或左或右，失其常态之病症。多由脏腑气血亏虚、风邪乘虚而入，致筋脉弛张不收。

【承门针灸方】血轮、攒竹、睛明、丝竹空、风池、太冲、鱼腰、承泣、外关、足临泣。

血轮：针 1 寸，不捻，留针 30 分钟。

攒竹、睛明：各针 2 分，留捻 2 分钟。

丝竹空：针 2 分，留捻 2 分钟。

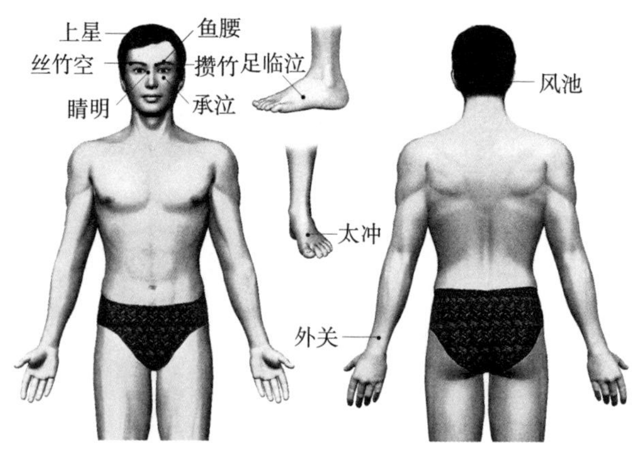

目偏视取穴

风池：针 5 分，留捻 2 分钟。

太冲：针 3 分，留捻 2 分钟。

下斜配鱼腰、上斜配承泣。

外关、足临泣：各针 2 分，留捻 2 分钟。

【方义】血轮疏风散邪，疏通目络；攒竹、丝竹空疏风开窍明目；风池疏风通络；太冲疏肝解郁，清肝明目。

【八脉配八卦】

震属外关（女）通阳维，巽属临泣（男）通带脉。

二脉相合达肝目，擅能清热养肝治目疾。

【古医籍名家针灸方】

《古今医统大全·眼科》：睛明、风池、太阳（刺出血）、期门（灸四穴，治胬肉攀睛）。

水沟，针灸治目睛直视。

二间、合谷（宜针灸治迎风冷泪）。

神庭、上星、囟会、百会、前顶（上五穴，宜三棱针刺出血，以盐涂之，专治目不能夜视）。

肝俞（灸七壮，治肝风客热，迎风冷泪，雀目亦治）。

合谷（灸七壮，治阳明热郁，翳障赤肿。大抵目疾多宜灸此穴，永不再发也）。

攒竹、丝竹空（凡近目之穴禁灸，唯刺之血出而已）、翳风（灸七壮，治赤白翳膜，且不明）。

承泣、承浆、商阳、偏历、手三里、目窗、上关、承光（上穴皆治目瞑眩）、命门、肝俞、八关大刺（治眼痛欲出，不可忍者。须刺十指缝中，出血愈）。

【现代针灸经验方】

《新中医》（1990.1）

（1）外斜症：内正穴（目正视瞳孔正中水平内眦偏上睑）。

（2）内斜症：外正穴（目正视瞳孔正中外眦偏下睑）。

（3）上直肌上斜肌麻痹所致斜视：上正穴（目正视瞳孔正中上方，介于上直肌上斜肌间）。

（4）两肌麻痹所致上斜及鼻侧上转障碍：下正穴（目正视瞳孔正中下方，介于下直肌下斜肌间）。

目 翳

【症状】眼内外所生遮散视线之目障。在此仅指引起黑睛混浊或溃陷的外障眼疾及病愈遗留于黑睛的瘕痕。多由风热壅盛、肝肾阴虚、气血郁滞、火热熏蒸肝胆之络，上攻于黑睛所致。

【承门针灸方】方一：上星、睛明、攒竹、翳明、太冲、外关、足临泣。

上星：点刺出血

睛明：针 2 分，点刺出针。

攒竹：针 2 分，留捻 1 分钟。

翳明：针 5 分，提插麻电感出针。

太冲：针 5 分，留捻 2 分钟。

外关、足临泣：各针 2 分，留捻 2 分钟。

方二：灸耳尖、耳后紫络点刺出血。

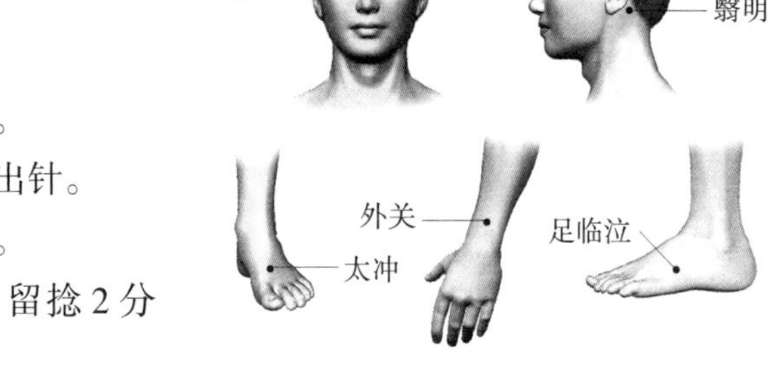

目翳取穴

【方义】睛明、攒竹能清肝活络明目；太冲能滋阴养肝，清热明目；翳明是治目疾特效穴；上星能清散眼目热邪。

【八脉配八卦】

震属外关（女）通阳维，巽属临泣（男）通带脉。

二脉相合达肝目，擅能清热养肝治目疾。

【古医籍名家针灸方】

《针灸捷径》：瞳子髎、上星、睛明、风池、肝俞、至阴、合谷、关冲。

《医学纲目·目疾门》：风眼卒生翳膜疼痛，中指本节尖上（灸三壮小麦大，左灸右、右灸左）。

《景岳全书·眼目》：合谷（治阳明热郁，赤肿翳障，或迎风流泪。灸七壮。大抵目疾多宜灸此，永不再发也，亦可针）。

翳风（灸七壮。治赤白翳膜，目不明）。

【现代针灸经验方】

《针灸治疗学》：攒竹、睛明、瞳子髎。风热目翳配风池、足临泣；肝肾阴虚配肝俞，肾俞、大骨空、小骨空。

青盲（附：眼底出血）

【症状】目外观端好，瞳神无障，唯视力渐降至盲之眼疾。多因七情内伤、肝气郁结，或因暴怒痰火升动、气滞血瘀等致使玄府闭塞，神气出入升降受阻；或因气血亏损、肝肾阴虚、阴虚火旺，或肾阳虚衰，而致脏腑之精血不能上荣于目。

【承门针灸方】攒竹、血轮、风池、肝俞、命门、光明、商阳、外关、足临泣。

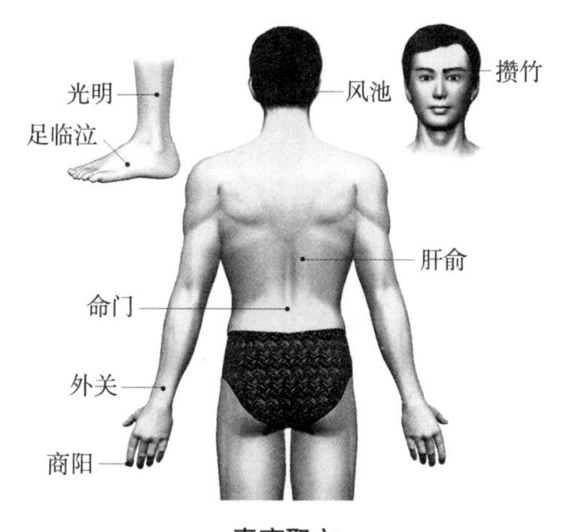

青盲取穴

攒竹：针2分，留捻2分钟。

血轮：针1寸，留针30分钟。

风池：针5分，留捻3分钟。

肝俞：针5分，留捻2分钟，灸10分钟。

命门：针5分，留捻2分钟，灸20分钟。

光明：针5分，留捻2分钟，灸20分钟。

商阳：点刺出血。

外关、足临泣：各针2分，留捻2分钟。

【方义】攒竹、血轮疏通局部气血经络；肝俞、命门滋肝养肾；光明治目疾之经验效穴；商阳清阳明经热，调畅气血。

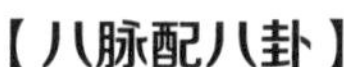

【八脉配八卦】

震属外关（女）通阳维，巽属临泣（男）通带脉。

二脉相合达肝目，擅能清热养肝治目疾。

附：眼底出血

针风池、天柱，灸合谷。

【古医籍名家针灸方】

《针灸玉龙经》：眼目暴赤肿痛，眼巢红：太阳（出血），大、小骨空（灸）。

青盲、雀目，视物不明：丘墟（灸，针泻），足三里、委中（出血）。

《类经图翼》：眼目疼痛：合谷（痛而不明），外关、后溪（头目痛）。

青盲眼：肝俞、胆俞、肾俞、养老（七壮）、商阳（五壮）、光明、足三里。

【现代针灸经验方】

《上海针杂志》（1988.7）：膈俞、肝俞、肾俞、风池、天柱、三阴交。治疗青光眼。

《中医杂志》(1988.5)：主穴取球后（在眶下缘外1/4与内3/4交界处），配穴翳明（耳后乳突最高点直下与耳垂平行线的交点处）。治疗视神经萎缩。

《上海针灸杂志》(1987.6）常用穴：睛明（刺1寸深)、攒竹、瞳子髎、合谷；备用穴：风池、阳白、目窗、头临泣、光明。治疗视神经萎缩。

白内障

【症状】晶体混浊，视力缓降，渐至失明之眼病。本病多见于老年人，因最终在瞳神之中出现圆形银白色或棕褐色的翳障，中医又称圆翳内障，如银内障。

【承门针灸方】攒竹、血轮、肝俞、翳明、风池、太冲、光明、外关、足临泣。

攒竹：针2分，留捻2分钟。

血轮：针1寸，不捻留针30分钟。

肝俞：针5分，留捻2分钟。

翳明：针5分，提插针感放射为佳。

风池：针5分，留间捻30分钟。

太冲、光明：各针5分，留间捻30分钟。

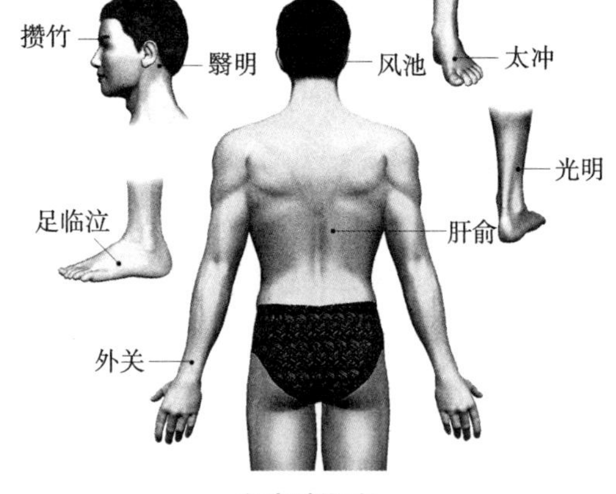

白内障取穴

外关、足临泣：各针2分，留捻2分钟。

【方义】血轮、攒竹疏通局部气血；风池配肝俞通经活络，养血明目；翳明、光明为明目经验效穴。

【八脉配八卦】

震属外关（女）通阳维，巽属临泣（男）通带脉。

二脉相合达肝目，擅能清热养肝治目疾。

【古医籍名家针灸方】

《医学明目·目疾门》：睛明、四白、太阳、百会、商阳、厉兑、光明（各出血)。合谷、三里、命门、肝俞、光明（各灸之)。

《针灸集成》：问曰：此证从何而得？用此法针之不效，何也？答曰：怒气伤肝，血不就舍，骨水枯竭，血气耗散，初患时不能节，将恣意房室，用心过多，故得证者难治，可刺后穴：太阳、合谷、临泣、睛明、光明、风池、天府。

《扁鹊心书》：两眼昏黑，欲成内障，乃脾肾气虚所致，灸关元三百壮。

附骨疽（附：脱骨症）

【症状】病邪深沉，局部肿、附筋着骨、推之不移、疼痛彻骨，重则破溃伤骨。好发于儿童长骨。

【承门针灸方】曲池、外关、行间、足临泣。

病变局部：围刺放血。

曲池：针 3 分，留捻 2 分钟。

外关：针 3 分，留捻 2 分钟。

行间：针 2 分，留捻 2 分钟。

足临泣：针 2 分，留捻 2 分钟。

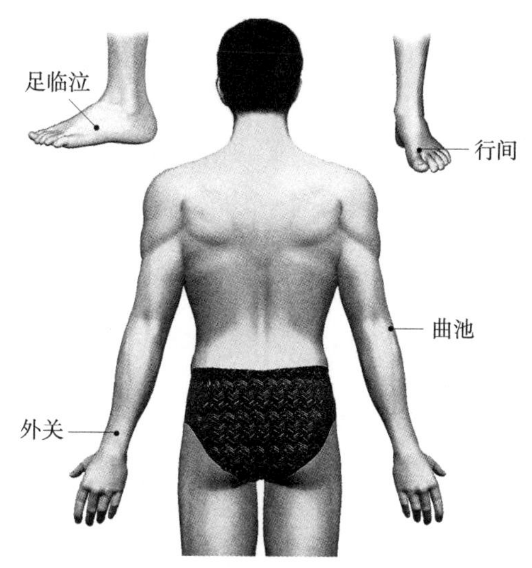

附骨疽取穴

【方义】解毒散结，疏风清热，行瘀通络。局部围刺放血，使毒邪外泄。行间、曲池泻之能疏风清热活血；外关疏理气机，使阳气得振，气血调畅。

【八脉配八卦】

震属外关（夫）通阳维，巽属临泣（妻）通带脉。

二脉相合达阳络，清热散郁化瘀痛。

附：脱骨疽

灸悬钟，针曲池、行间、内庭。

【古医籍名家针灸方】

《勉学堂针灸集成》：二白穴在间使后一寸，灸随年壮，立瘥。

《类经图翼》：环跳穴痛，恐生附骨疽也。大陵、悬钟（三七壮）。

【现代针灸经验方】

《针灸治疗学》：气滞血瘀：膈俞、关元俞、气海、足三里、三阴交、商丘、丘墟、照海。

气阴两伤：关元、太溪、足三里、太渊、血海、内关。

蛇串疮（带状疱疹）

【症状】蛇串疮是成簇的水疱沿身体侧呈带状分布的一种疾病，其形状如蛇行，多好发于腰胁间，又称“缠腰火丹”，常骤然发生。多因肝火旺盛，温热内蕴所致。

【承门针灸方】肝俞、胆俞、内关、阳陵泉、太冲、外关、足临泣。

疮疹局部：刺络拔罐放血。

肝俞：针5分，留捻2分钟。

胆俞：针5分，留捻2分钟。

内关：针1寸，针感下传为佳。

阳陵泉：针3分，针感下传为佳。

太冲：针2分，留捻2分钟。

外关、足临泣：各针2分，留捻2分钟。

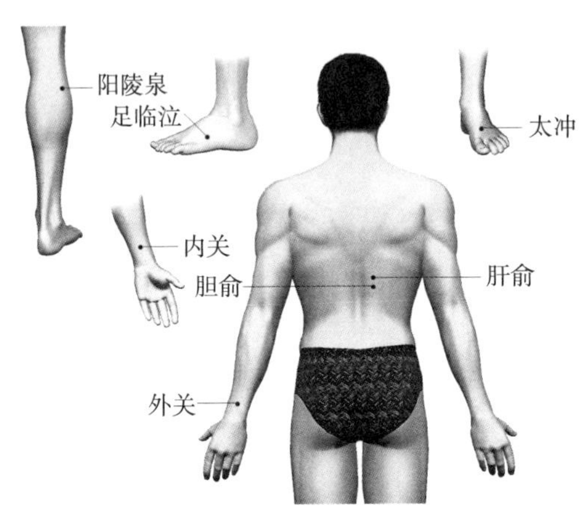

蛇串疮（带状疱疹）取穴

【方义】局部刺络拔罐可清泻火毒，活血化瘀；肝俞、胆俞、阳陵泉、太冲可清肝利胆，止胁痛，内关、外关能疏经通脉，理气止痛。

【八脉配八卦】

震属外关（女）通阳维，巽属临泣（男）通带脉。

二脉相合达胁肋，清肝利胆泻胁痛。

【现代针灸经验方】

《针灸治疗学》

风火证：局部围针、期门、曲泉、足窍阴、中渚。

湿热证：局部围针、内庭、外关、侠溪、公孙。

《陕西中医》(1989.10)：颜面部取合谷，头项部取列缺，胸胁部取内关，腹部取足三里，少腹部取三阴交，腰背部取委中，臀部取环跳，四肢取阳陵泉。灯火灸。

《山东中医杂志》(1989.8)：病灶周围，梅花针叩刺。

《针灸学报》(1990.6)：太冲、阳陵泉、内关，强刺激；病灶四周围刺，施以电针。

荨麻疹（附：皮肤瘙痒症）

【症状】皮肤黏膜血管扩张，通透性增强，而产生的一种瘙痒，局限于暂时的表皮或黏膜的风团状水肿反应。

【承门针灸方】肩髃、曲池、百虫窝、大陵、气海、委中、后溪、申脉。

肩髃：针 1 寸，留捻 3 分钟，灸 15 分钟。

曲池：针 5 分，留捻 3 分钟，灸 20 分钟。

百虫窝：针 5 分，留捻 3 分钟，灸 20 分钟。

大陵：针 2 分，留捻 2 分钟，灸 15 分钟。

气海：灸 30 分钟。

委中：点刺出血 3 ~ 5 滴。

后溪、申脉：各针 2 分，留捻 2 分钟。

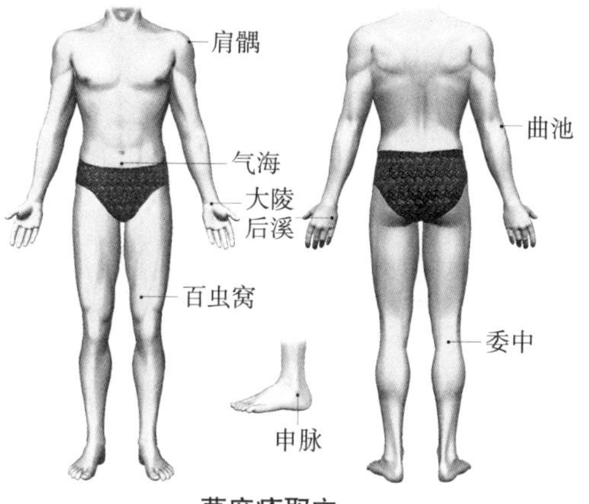

荨麻疹取穴

【方义】疏风解表，清理寒热，调补气血。

【八脉配八卦】

兑属后溪（夫）通督脉，坎属申脉（妻）通阳跷。

二脉相合达诸阳，疏风解表寒热清。

附：皮肤瘙痒症

针曲池、血海、风池、风市，灸神阙、瘙痒局部。

【古医籍名家针灸方】

《千金要方》：瘾疹，灸曲池二穴，随年壮，神良。头痛瘾疹，灸天窗七壮。

《针灸玉龙经》：风毒瘾疹，遍身瘙痒，抓破成疮：曲池（灸、针泻）、绝骨（灸、针泻）、委中（出血）。

肺风满面赤疮暴生者：少商、委中（泻）。其疮年深者，合谷（泻）。

《针灸聚英》：至阴屏翳，疗痒疾之疼多。

【现代针灸经验方】

《皮肤病针灸疗法》

（1）风池、血海及相应脊柱两侧穴位。

（2）两组处方：①血海、膈俞、神阙，灸疗法各三壮。②肩髃、涌泉、曲池、曲泽、合谷、至阴、大杼，艾灸各一壮。

脂溢性脱发

【症状】 多由胃肠湿热、气血热盛、气滞血瘀、肝肾阴虚所致。

【承门针灸方】 百会、四神聪、风池、曲池、血海、华佗夹脊穴、后溪、申脉。

百会：针 2 分，留捻 2 分钟。

四神聪：针 2 分，留捻 2 分钟。

风池：针 3 分，留捻 2 分钟。

曲池：针 3 分，留捻 2 分钟。

血海：针 5 分，留捻 2 分钟。

华佗夹脊穴（胸段 2、4、6、8、11、12）：针 5 分，点刺出针（前额脱发重，加针上星、头维）。

后溪、申脉：各针 2 分，留捻 2 分钟。

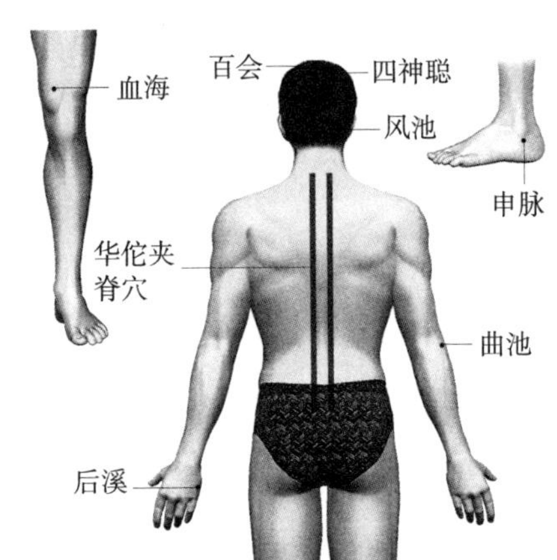

脂溢性脱发取穴

【方义】 疏风清热，疏通局部血脉，养血荣发。

【承门绝技】 三商穴（少商、中商、老商）点刺放血。中商在拇指爪甲正中根部上 1 分许处，老商在拇指爪甲角尺侧 1 分处。严重者，在拇指末节指背中线附近青筋点刺放血（拇指根部可用皮筋扎紧）。双手同时用，隔 3 日 1 次。

【八脉配八卦】

兑属后溪（夫）通督脉，坎属申脉（妻）通阳跷。

二脉相合达诸阳，疏风清热血脉通。

【现代针灸经验方】

《皮肤病针灸疗法》

（1）大椎穴周围局部三支针点刺放血拔罐。适用于实证、热证、瘀证。

（2）脱头局部呈纵横网状样皮肤针叩刺。

（3）指针：右手按摩患者双风池穴，左手扶持前额部至微汗出。

《江苏中医杂志》(1982.3)：头三针：防老（百会后 1 寸），健脑、两鬓脱发者加头维；瘙痒者加大椎；油脂多者加上星。

《江苏中医》(1988.9)：百会、头维、生发（风池、风府连线之中点）为主穴，配穴翳明、上星、太冲、风池、鱼腰、丝竹空、四神聪、安眠。

白癜风

【症状】多由气血不足、肌肤失养或肝气郁、痰湿阻、经脉瘀，气血达不到肌肤所致。

【承门针灸方】侠白、曲池、风池、血海、气海、后溪、申脉。

皮患局部：灸 30 分钟，使白斑高度充血为佳。

侠白：点刺放血拔罐。

曲池：针 3 分，留捻 2 分钟。

风池：针 3 分，留捻 2 分钟。

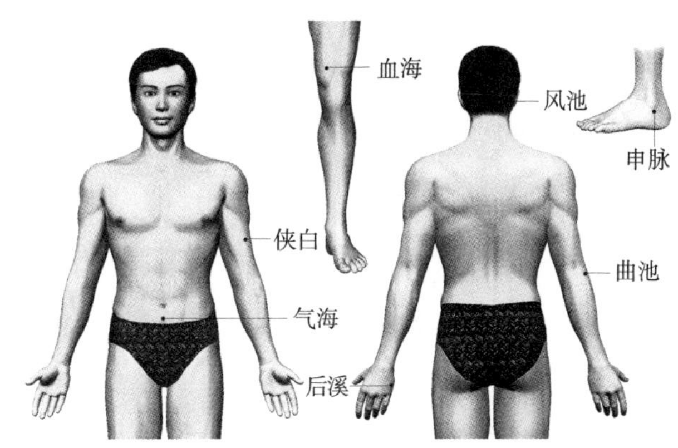

白癜风取穴

血海：针 5 分，留捻 2 分钟。

气海：灸 20 分钟。

后溪、申脉：各针 2 分，留捻 2 分钟。

【方义】调补气血，活血祛瘀，疏通脉络，祛风除燥。

【八脉配八卦】

兑属后溪（夫）通督脉，坎属申脉（妻）通阳跷。

二脉相合达诸阳，祛风散瘀血荣肌肤。

【古医籍名家针灸方】

《千金要方》：白癜、白驳、浸淫、疠疡著头及胸前，灸两乳间。随年壮，立瘥。

《北京中医学院学报》（1989.12）

（1）侠白（点刺出血再行拔火罐）、白癜风（掌侧中指末节指横纹中点至中冲穴连线的中下 1/3 交点处，点刺放血）。

（2）风池、曲池、合谷、气海、血海、足三里、三阴交。

（3）肺俞、心俞、膈俞、肝俞、脾俞、胃俞、肾俞。患处艾灸。

《北京医学》（1980.2）：梅花针局部叩刺，晚间搽 30% 的补骨脂酊。

痔疮肿痛（附：痔漏脱肛）

【症状】脏腑气机失常，湿热蕴结，气血阻滞导致肛周痔核肿胀疼痛。是痔疮急性发作的表现。

【承门针灸方】曲骨、中极、小海、承山、列缺、照海。

曲骨：针5分，留捻2分钟。

中极：针1寸，留捻2分钟。

小海：针3分，针感下传为佳。

承山：针3分，留捻2分钟。

列缺、照海：各针2分，留捻2分钟。

【方义】曲骨、中极、小海能清热利湿，散瘀消肿；承山清泄湿热而行肛周气血。

【承门绝技】龈交穴（上嘴唇内中间细筋，多见一个米粒大的白点），挑破或者剪掉。

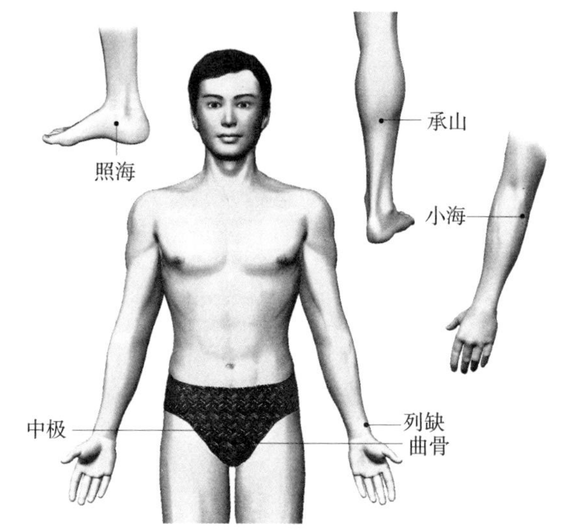

痔疮肿痛取穴

【八脉配八卦】

离属列缺（主）通任脉，坤属照海（客）通阴跷。

二脉相合达肠肛，擅长清热利湿消肿痛。

附：痔漏脱肛

针承山、长强、二白。

【古医籍名家针灸方】

《医学纲目》：治痔疮。大蒜十片，头垢捏成饼子，先安头垢饼于痔头上，外安蒜片，艾灸之。

灸法：长强（一寸，大痛方到穴，泻三吸，如灸，可七壮，虽灸不愈者，亦效）。

又法：脊骨凸处与脐平对是穴（灸七壮），承山（二寸半，补一呼，如灸可七壮）。

《类经图翼》

痔漏：命门、肾俞、长强（五痔便血最效，随年壮灸之），三阴交（痔血），承山（灸痔）。

《景岳全书》

一法：治痔疾大如胡瓜，贯于肠头，发则疼痛僵仆。先以荆芥汤洗之，以艾灸其上三五壮，若觉一道热气贯入肠中，必大泻鲜血秽血，一时许觉痛甚，后其疾乃愈。

【现代针灸经验方】

《中国针灸》(1984.4)：八髎、腰俞、长强。挑治加针刺治疗。

《四川中医》(1986.4)：长强、承山。

《中国针灸》(1988.8)

湿热内蕴型：大椎、十七椎；气血亏损：涌泉、足三里、命门。

气滞血瘀型：脊中、八髎。均艾炷灸十壮。

痔疮（附：痔疮出血）

【症状】多因脏腑虚、久疲劳，怀胎、中气虚，又久坐久立，导致肛周血瘀，久而成痔。或因过食辛辣酒醇而致，风燥湿热一注，瘀血浊气结滞，下注肛门而成痔。

【承门针灸方】次髎、长强、承山、二白、丰隆、列缺、照海。

次髎：针 1 寸，针感下传会阴部。

长强：针 5 分，留捻 2 分钟，灸 20 分钟。

承山：针 3 分，留捻 2 分钟。

二白：针 3 分，留捻 2 分钟。

丰隆：针 5 分，留捻 2 分钟。

列缺、照海：各针 2 分，留捻 2 分钟。

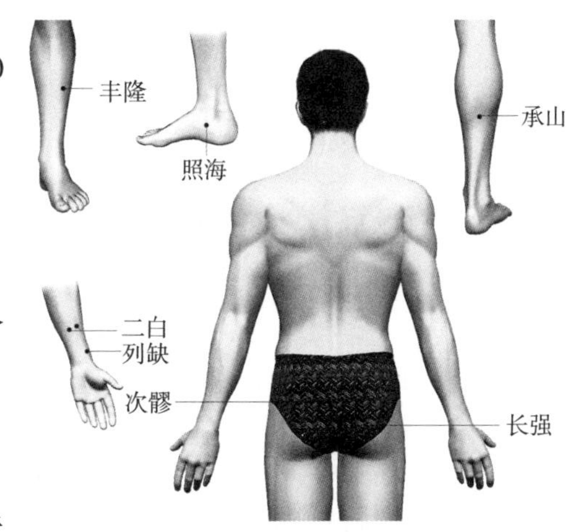

痔疮取穴

【方义】次髎配长强可疏通瘀滞，通畅肛周气血；二白为治痔之经验穴，擅长化瘀散结消痔；承山清泄湿热而行肛周气血；丰隆清热利湿化痰浊。

【八脉配八卦】

离属列缺（主）通任脉，坤属照海（客）通阴跷。

二脉相合达肠肛，擅长导湿化热散瘀结。

附：痔疮出血

针百会，灸会阴。

【古医籍名家针灸方】

《千金要方》：久冷五痔便血，夹脊中百壮。五痔便血失屎，灸回气百壮，穴在脊穷骨上。针痔法：长强、在穷脊骨下宛宛中，主下漏五痔甘虫食下部，针入三寸，伏地取之，以大痛为度。针足太阳穴，在内踝上一夫，一名二阴交，亦主大便不利，针入三分。

《圣济总录》：诸痔宜灸回气三七壮（穴在尾骨上一寸半）。又连岗穴主之，在回气穴两边相去三寸是也，各灸三七壮。

《针灸捷径》：长强、二白、百会、大肠俞、承山，肠风脏毒：脾俞、长强、列缺、大肠俞。

【现代针灸经验方】

《针灸治疗学》

湿热瘀滞：次髎、长强、会阳、承山、二白。

气虚下陷：百会、神阙、关元俞，膈关。

《中国针灸》(1986.6)：龈交穴。挑刺或割治法治疗。

《湖北中医杂志》(1985.5)：大肠俞。三棱针挑破穴位表皮向内深刺挑出白色纤维样物。

丹　毒

【症状】皮肤突然鲜红成片，色如脂涂丹染，迅速蔓延的急性感染性疾病，多由足癣感染而至。下肢丹毒多见。

【承门针灸方】夺命、阿是穴、委中、内庭、少商、外关、足临泣。

夺命（曲池上5寸）：灸60分钟。

阿是穴：点刺放血加闪罐。

委中：点刺放血3～5滴。

内庭：针2分，留捻2分钟（泻）。

少商：点刺出血3～5滴。

外关、足临泣：各针2分，留捻2分钟。

【方义】清热泄毒，凉血化

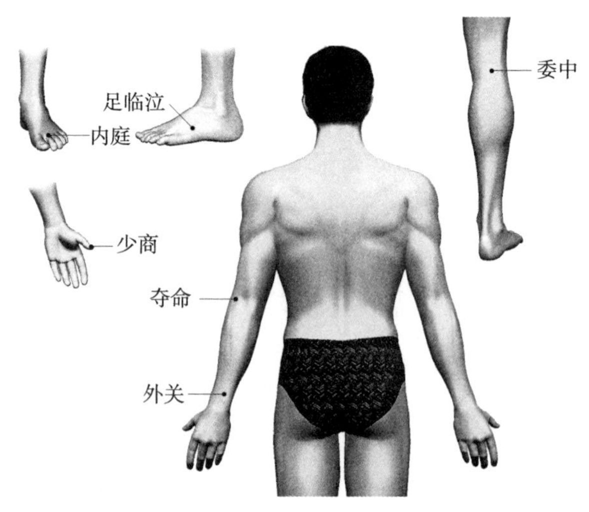

丹毒取穴

瘀。

【八脉配八卦】

震属外关（夫）通阳维，巽属临泣（妻）通带脉。

二脉相合通阳络，清热化毒散瘀肿。

牛皮癣

【症状】此病又称银屑病，多由营血亏损、生风生燥、肌肤失养而成。

【承门针灸方】曲池、血海、风市、华佗夹脊穴、列缺、照海。

曲池：针 3 分，留捻 2 分钟。

血海：针 5 分，留捻 2 分钟。

风市：针 5 分，留捻 2 分钟。

华佗夹脊穴（胸腰双数穴）：针 5 分，点刺出针。

皮损局部：快速散在点刺，拔罐出血（重者艾灸之）。

列缺、照海：各针 3 分，留捻 2 分钟。

【方义】清热凉血，疏风活络，养血荣肌。

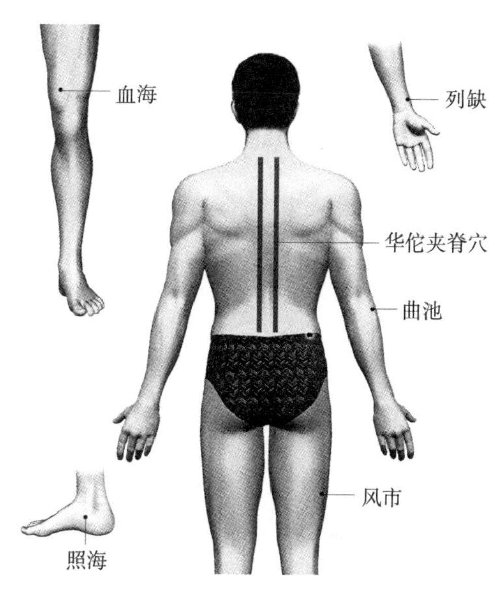

牛皮癣取穴

【承门绝技】耳尖及耳后青筋点刺放血，交替使用；伏兔穴及周围，浅点刺拔罐放血，取双侧穴位。隔一二日 1 次。

【八脉配八卦】

离属列缺（主）通任脉，乾属照海（客）通阴跷。

二脉相合达肺脾肾，擅能祛风清热养营阴。

【现代针灸经验方】

《皮肤病针灸疗法》：自血疗法：肺俞为主穴，配穴足三里、曲池。

《针灸治疗学》：风湿化热：阴陵泉、太白、太渊、风池、阿是穴。血虚风燥：曲池、血海、三阴交、膈俞、阿是穴。

《上海针灸杂志》（1982.4）

（1）大椎、肺俞，膈俞或督俞、风池。

（2）四神聪、曲池、血海或丰隆、足三里。两组交替使用。患部皮肤针叩打后拔火罐。

神经性皮炎

【症状】皮肤苔藓样变伴阵发性剧痒，多由风湿热之邪蕴于肌肤，日久血虚生风生燥所致，常与情绪有关。

【承门针灸方】曲池、血海、风池、华佗夹脊穴、列缺、照海。

曲池：针3分，留捻2分钟。

血海：针5分，留捻2分钟。

风池：针5分，留捻2分钟。

华佗夹脊穴（胸腰双数穴）：针5分，点刺出针。

皮损局部：快速散在点刺，拔罐出血（重者艾灸之）。

列缺、照海：各针2分，留捻2分钟。

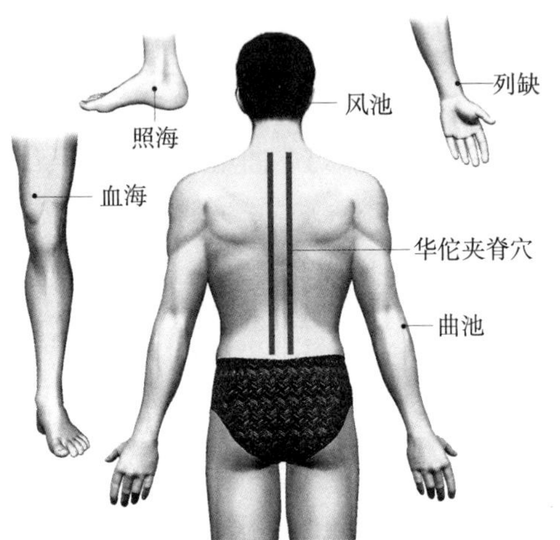

神经性皮炎取穴

【方义】清热凉血，疏风活络，养血荣肌。

【承门绝技】耳尖及耳后青筋点刺放血，交替使用；伏兔穴及周围，浅点刺拔罐放血，取双侧穴位。隔一二日1次。

【八脉配八卦】

离属列缺（主）通任脉，乾属照海（客）通阴跷。

二脉相合达肺脾肾，擅能祛风散热清血燥。

【现代针灸经验方】

《皮肤病针灸疗法》

（1）皮肤针治疗：皮损局部，消毒后取皮肤针重叩法，由里向外圈叩打至局部潮红，微出血，然后该处拔罐，隔日1次。

（2）火针治疗：肺俞、心俞、膈俞、皮损区。配穴：肝郁化火配肝俞、阳陵泉；风湿蕴阻配风门、脾俞；血虚风燥配风市、血海。

（3）灸法：皮损局部涂大蒜汁，艾灸之。

《吉林中医药》(1982.1)：围刺法：用1.5寸针在皮损区周围沿皮向中心进针0.5～1寸，10～30针不等，在皮损中心直刺1～3针，深0.3～0.5寸，均不留针，隔日1次。

肥胖症

【症状】过食肥甘厚腻、贪图安逸、久卧久坐、情志不畅，导致脾胃运化失常，水湿及痰浊内停，溢于肌肤，蓄积于皮里膜外而成本病。

【承门针灸方】中脘、石门、天枢、支沟、足三里、列缺、照海。

中脘：针 1.5 寸，留针，灸 60 分钟。

石门：针 1.5 寸，留针 60 分钟。

天枢：针 1.5 寸，留针 60 分钟。

支沟：针 3 分，留针 60 分钟。

足三里：针 5 分，留针 60 分钟。

列缺、照海：各针 2 分，留捻 2 分钟。

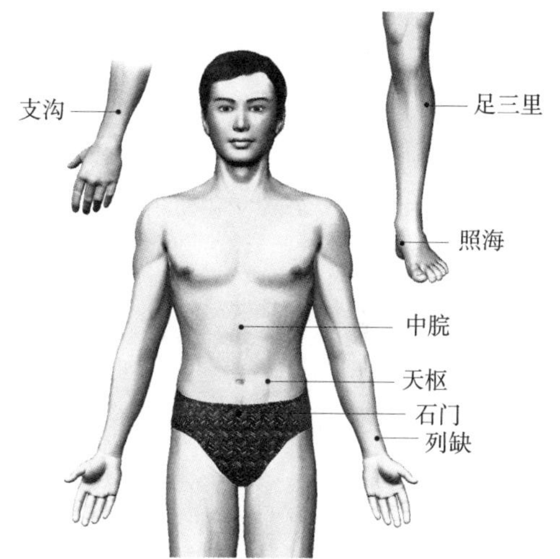

肥胖症取穴

【方义】中脘、足三里健脾和胃，祛湿化痰；水分、石门配支沟利湿行水，通利三焦；天枢、腹结调解大肠气机，促进代谢。

【八脉配八卦】

离属列缺（主）通任脉，乾属照海（客）通阴跷。

二脉相合达肺脾肾，二便通利痰湿消。

股外侧皮神经炎

【症状】股前外侧皮肤持久性疼痛，感觉迟钝或蚁走感、烧灼感、沉重感等，站立行走时加重。

【承门针灸方】风市、伏兔、梁丘、血海、后溪、申脉。

风市：针 2 寸，针感上下传导为佳。

伏兔：针 3 分，留捻 2 分钟。

梁丘：灸 30 分钟。

血海：针 5 分，留捻 2 分钟。

后溪、申脉：各针 2 分，留捻 2 分钟。

【方义】温经散寒，活血化瘀，疏经通络止痛。

【承门绝技】

（1）三间（健侧），取 1.5 寸细针，沿手第 2 全息掌骨缘平刺到骨叉处，缓慢进针，无痛针感，留针 30 分钟。

（2）陷谷（患侧），取 2 寸针，针刺透刺涌泉，行提插细频震颤手法，留针 30 分钟。

【八脉配八卦】

兑属后溪（夫）通督脉，坎属申脉（妻）通阳跷。

二脉相合达腰腿，擅使卫气盈满经脉畅。

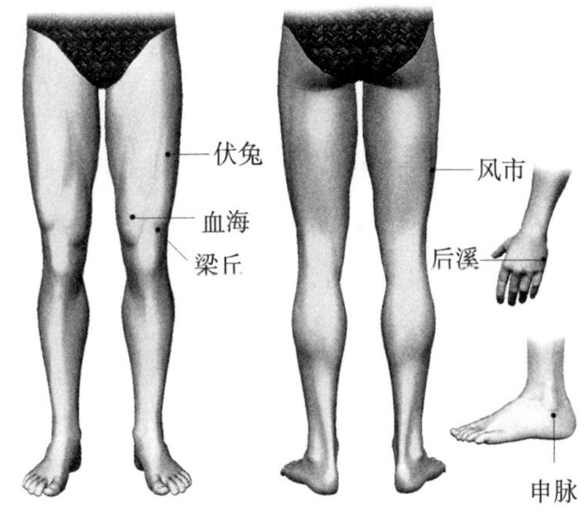

股外侧皮神经炎取穴

【现代针灸经验方】

《皮肤病针灸疗法》

（1）水针治疗：阿是穴、髀关、伏兔、风市，维生素 B_{12} 穴位注射，每穴 0.1 毫克。

（2）循经叩刺，取患肢足少阳经及足阳明经，自上而下皮肤针叩打，致皮肤微出血。隔日 1 次。可配合拔罐。

（3）刺血加艾灸治疗，病损区先皮肤针叩击，后艾灸 20～30 分钟。

上眼睑下垂

【症状】上胞不能自行提起，掩盖瞳神（重症肌无力多见此证）。

【承门针灸方】方一：攒竹、鱼腰、丝竹穴、合谷、风池、后溪、申脉等。

攒竹穴及穴下 0.5 寸穴：横刺 1 分，不留针。

鱼腰穴及穴下 0.5 寸穴：横刺 1 分，不留针。

丝竹穴及穴下 0.5 寸穴：横刺 1 分，不留针。

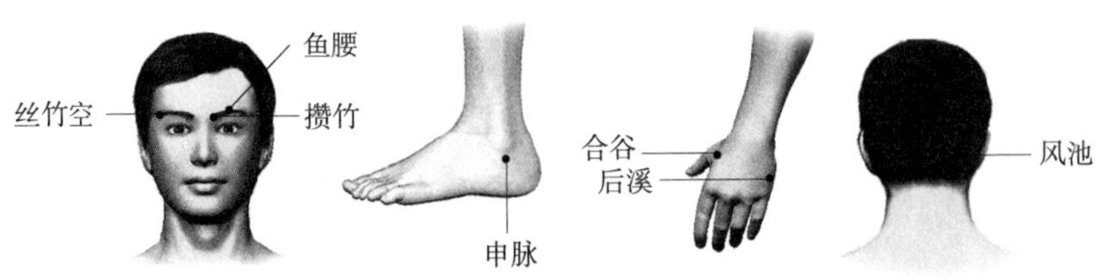

上眼睑下垂取穴

合谷、风池：各针 5 分，留捻 2 分钟。

酌情艾灸百会、足三里、气海。

后溪、申脉：各针 3 分，留捻 2 分钟。

方二：针攒竹、丝竹空，灸阳谷。

【方义】激发局部经气，温经通脉活络，祛散风邪，升提阳气，利眼睑之开合。

【承门绝技】

(1) 三间（健侧），取 1.5 寸细针，沿手第 2 全息掌骨缘平刺到骨叉处，缓慢进针，无痛针感，留针 30 分钟。

(2) 液门透中渚（健侧），取 1.5 寸针，贴第 4 掌骨缘进针透刺到骨叉处，行提插刺激手法，留针 30 分钟。

【八脉配八卦】

兑属后溪（夫）通督脉，坎属申脉（妻）通阳跷。

二脉相合达诸阳，跷通气盈利开合。

中耳炎

【症状】耳内疼痛，又称聤耳，多有脓液经穿孔的耳膜流出。

【承门针灸方】方一：听宫、翳风、风池、液门、外关、足临泣。

听宫：针 5 分，留捻 2 分钟。

翳风：针 5 分，提插针感放射为佳，留针，灸 20 分钟。

风池：针 3 分，留捻 2 分钟。

液门：针 3 分，留捻 2 分钟。

外关、足临泣：各针 3 分，留间捻 2 分钟。

方二：滑肉门深刺，针液门，针灸翳风。

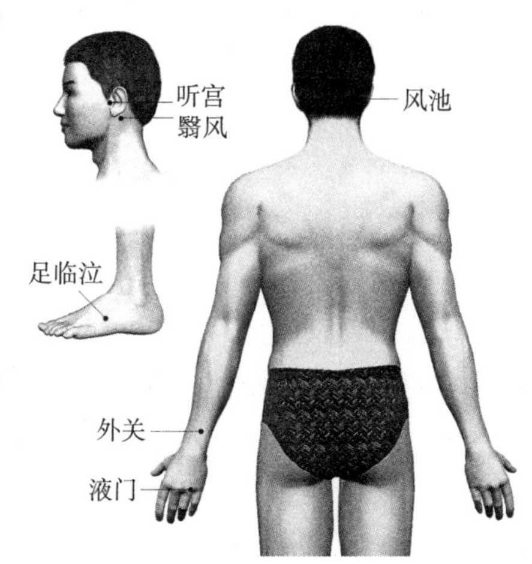

中耳炎取穴

【方义】听宫、翳风疏风通络，清利耳窍；风池疏风清热；液门、足临泣清肝胆湿热。

【八脉配八卦】

震属外关（女）通阳维，巽属临泣（男）通带脉。

二脉相合肝胆耳，疏风利胆清耳窍。

鼻 炎

【症状】鼻流浊涕，量多不止或流清涕，喷嚏。中医称鼻渊，多由感冒经久不愈而引起，本病常伴有头痛、鼻塞、嗅觉减退。

【承门针灸方】迎香、上星、风池、合谷、列缺、照海。

迎香：针5分，上透上迎香，留捻2分钟。

上星：针2分，留捻2分钟，灸15分钟。

风池：针2分，留捻2分钟。

合谷：针2分，留捻2分钟。

列缺、照海：各针2分，留捻2分钟。

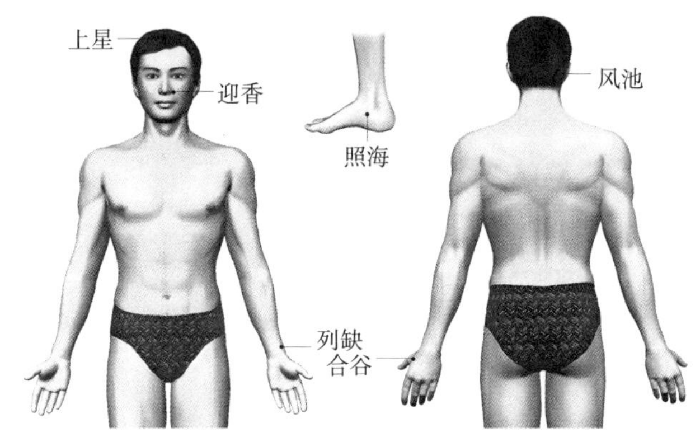

鼻炎取穴

【方义】迎香、上迎香是治鼻疾要穴；上星泄热通窍；风池疏风清热通窍；合谷泻阳明郁热通鼻窍。

【承门绝技】

（1）三间（健侧），取1.5寸细针，沿手第2全息掌骨缘平刺到骨叉处，缓慢进针，无痛针感，留针30分钟。

（2）陷谷（患侧），取2寸针，针刺透刺涌泉，行提插细频震颤手法，留针30分钟，中间运针3次。

【八脉配八卦】

离属列缺（主）通任脉，乾属照海（客）通阴跷。

二脉相合达鼻肺，疏风宣肺疗鼻疾。

鼻 衄

【症状】鼻中出血，多因肺胃热盛、肝火上炎、肝肾阴虚、脾不统血所致。

【承门针灸方】耳禾髎、阴郄、上星、列缺、照海。

禾髎：针2分，留捻2分钟。

阴郄：针2分，留捻5分钟。

上星：针2分，留捻2分钟，灸20分钟。

（重者拔去风府上三五根头发即止）

列缺、照海：各针 2 分，留捻 2 分钟。

【方义】 清泻热邪，凉血止血。

【承门绝技】 三商穴（少商、中商、老商），点刺放血。中商在拇指爪甲正中根部上 1 分许处，老商在拇指爪甲角尺侧 1 分处。双手同时使用。

【八脉配八卦】

离属列缺（客）通任脉，乾属照海（主）通阴跷。

二脉相合达肺鼻，清热凉血止鼻衄。

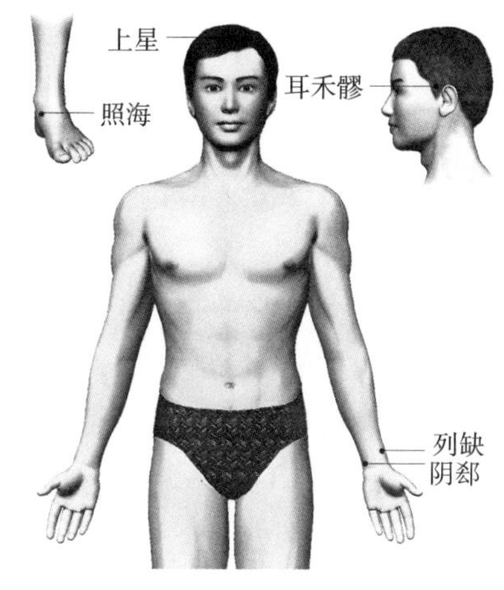

鼻衄取穴

口疮（附：口臭）

【症状】 口疮指在口腔黏膜上如豆样大的溃疡点。

【承门针灸方】 合谷、少商、舌下、列缺、阴郄。

合谷：针 3 分，留捻 2 分钟。

少商：针 1 分，不捻转留针 10 分钟，拔针出血。

舌下：点刺出血。

列缺、阴郄：各针 2 分，留捻 2 分钟。

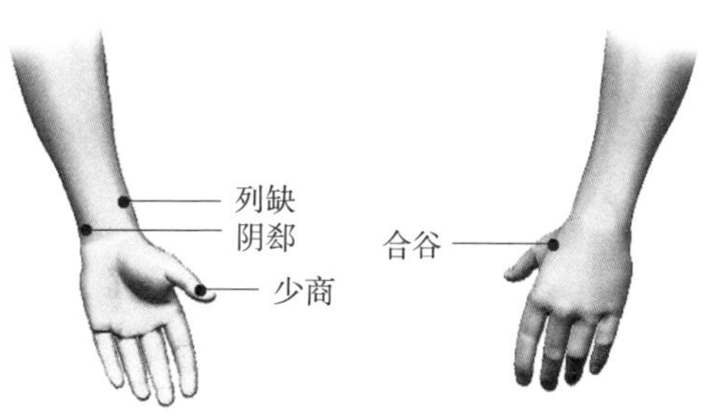

口疮取穴

【方义】 清火止痛，消肿生肌。

【八脉配八卦】

离属列缺（客）通任脉，乾属照海（主）通阴跷。

二脉相合达肺胃，清热养阴消肿痛。

附：口臭

针水沟、大陵，舌下点刺出血。

失 音

【症状】 失音指喉喑而言，其症声音不扬，甚至嘶哑失音。

【承门针灸方】 廉泉、天突、列缺、照海、合谷。

廉泉：针 1 寸，留捻 1 分钟。

天突：针 5 分，留捻 2 分钟。

列缺：针 3 分，留捻 2 分钟。

照海：针 3 分，留捻 2 分钟。

合谷：针 2 分，留捻 2 分钟。

【方义】廉泉引经气上行，以利咽喉；天突化痰利咽开音；列缺主治失音。

【承门绝技】食指指肚螺纹中点针刺，留针 10 分钟，拔针后放血。

失音二穴（膝内侧中点及后方 2 寸点），取 1 寸针四根，皆垂直刺向委中方向，行提插刺激手法，留针 30 分钟。

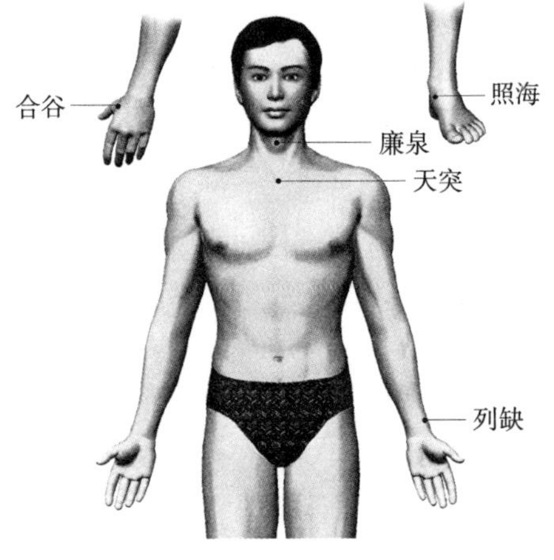

失音取穴

【八脉配八卦】

离属列缺（客）通任脉，乾属照海（主）通阴跷。

二脉相合达咽喉，宣肺利咽开喉音。

咽喉肿痛（附：慢性咽炎）

【症状】咽喉肿痛指咽喉部红、肿、热、痛。中医又称喉痹。

【承门针灸方】合谷、少商、鱼际、风池、翳风、列缺、照海。

合谷：针 2 分，留捻 2 分钟。

少商：点刺出血。

鱼际：针 2 分，留捻 1 分钟。

风池：针 5 分，留捻 1 分钟。

翳风：针 5 分，向对侧穴下刺提插 3～5 下出针。

列缺、照海：各针 2 分，留捻 2 分钟。

【方义】少商清肺热利咽喉；合谷疏泄阳明经郁热；鱼际泄肺热清咽喉；翳风清利咽喉局部郁热。

咽喉肿痛取穴

【八脉配八卦】

离属列缺（客）通任脉，乾属照海（主）通阴跷。

二脉相合达咽喉，清热利咽消肿痛。

附：慢性咽炎

翳风：向对侧穴提插强刺激手法，灸 20 分钟。针刺合谷、照海，少商点刺出血。